U0023559

吃的抉擇

翻轉全球化飲食浪潮，從個人生活打造純淨健康、
在地美味的聰明擇食指南

The Way We Eat Now：

How the Food Revolution Has Transformed
Our Lives, Our Bodies, and Our World

碧‧威爾森（Bee Wilson）著

常常生活文創

此致李奧（Leo）

「永遠是食者與飲者，永遠是上升與落下的太陽，
　永遠是空氣和不停歇的浪潮。」

—— 沃爾特 · 惠特曼（Walt Whitman），

〈自我之歌〉（Song of Myself）

目錄 *Contents*

從第一階段採集狩獵、第二階段農業時代、第三階段工業時代、到我們現在所處全球飲食一致性的第四階段，就連最不可能的冰島也種出了香蕉！即使現代人很難知道怎麼吃最好，還是有跡象讓我們一探翻轉飲食困境的契機何在。

為何印度的嬰兒雖瘦體脂卻這麼高？飲料與點心之間的分界又在何處？事實是，這是一個熱量過剩的世代，同時又是一個營養素缺乏的時代，供與需之間的落差，就是我們當下追求飲食健康該面對的問題。

關於我們吃下肚的東西，也有著蝴蝶效應！因為在世界另一端的我們想要吃一碗素食藜麥沙拉配火烤根莖類蔬菜，世界藜麥產量成長三倍，玻利維亞國內藜麥的使用量反而少了三分之一，因為價錢太高，當地農人不再吃自己栽種的藜麥，只能吃比較便宜的進口即食小麥製麵條。每一種食材背後都牽動著一連串的經濟政策，提昇關於食物品質的意識，刻不容緩！

序論
採集與狩獵

　　拾起一串綠葡萄、洗淨、取一顆放入口中，用舌尖感受葡萄，體會果體的清涼與沁人：清脆的表皮搭配如果凍般口感，口中的滋味是如此溫潤、香甜。

　　人類吃葡萄的歷史悠久，古希臘人及羅馬人都相當嗜吃葡萄，也愛喝葡萄釀製的葡萄酒；名著荷馬史詩《奧德賽》（Odyssey）中亦曾提到：「成熟、富饒的葡萄藤，掛滿纍纍結實。」而十七世紀荷蘭靜物畫中生蠔盤裡散落的葡萄，看起來也與現代並無二致，但是如果仔細觀察那串剛從冰箱裡拿出來的綠葡萄，可以發現其實葡萄並非一成不變，正如同許多其他食物一樣，葡萄為滿足現代食客已經變成基因工程下的產物。像是現在基本上已經不需要吐葡萄籽了（除非在西班牙或中國，有籽葡萄仍舊是飲食文化的一部分），無籽葡萄的培植已經有數世紀之久，但也是到了近二十年，無籽葡萄才變成葡萄的常態，省去吐籽的不便。

　　葡萄另一個奇特的改變，就是在主流超市裡常見的葡

萄品項如湯普森無籽葡萄（Thompson Seedless）或緋紅火焰（Crimson Flame）四季皆甜，不帶苦味、酸味，也不像康考特葡萄（Concord grape）帶有狐騷味（foxy），亦不如義大利麝香葡萄（Muscat）擁有誘人香味，僅僅只是單純的甜，就像糖一般。古代人們在咬下葡萄的當下，並不知道這口葡萄是甜還是酸，我個人的經驗也是如此，直到九〇年代末期之前，吃葡萄仍像是在玩俄羅斯輪盤，真正甜的葡萄很少見，也因此相當特別。

現在基本上找不到不甜的葡萄了，因為正如同其他現代水果，如紅葡萄柚及粉紅佳人（Pink Lady）蘋果一樣，萄葡經過人為細心育種、熟化，以滿足消費者嗜甜的慾望。不過培育出較甜的水果，並非一定代表犧牲水果的營養價值，但是現代「去苦味」（de-bittered）的水果大多含有較少的植物營養素（phytonutrients），使得現代蔬果較缺乏防衛抵抗力；綠葡萄中的植物營養素多存在於葡萄籽中，所以無籽綠葡萄基本上不含任何植物營養素，而現代的無籽紅及紫葡萄仍含有高單位的酚類化合物（phenolics），是因其多存在於果皮的色素中（酚類化合物有助於降低某些癌症的罹患風險）；這類缺乏植物營養素的蔬果依舊能提供我們身體運作的能量，但是對於我們期望的健康益處就毫無助益了[1]。

能夠這樣輕鬆愜意大啖無籽葡萄是最近的事，我還記得當年除非生活在葡萄盛產國家，不然吃葡萄是種特殊又昂貴的活

動；反觀現代，數以百萬計的中產階級也能夠像電影中羅馬皇帝般，一顆接著一顆把葡萄送入口中。就全球而言，相較於2000年，我們生產、消耗兩倍以上的葡萄，而葡萄的產量也是個經濟繁榮的飲食指標，因為水果正是當我們有多餘收入時第一考慮的奢侈品。再者，四季皆有葡萄可吃也象徵著全球農業經歷巨幅變遷；五十年前，餐桌上的葡萄是種時令水果，僅栽植於少數幾個國家、僅收成於每年特定季節，而今日葡萄栽植足跡遍佈全球，同時也不再有當令與否的問題[2]。

　　葡萄的各個面向都經歷劇烈又快速的改變，然而當放眼所有食物，葡萄僅僅只是一小部分，更巨大宏觀又千變萬化的變遷，近年來正急劇改變人類飲食的種類及方式，影響我們的土地、身體以及餐盤（現在我們甚至都不用盤子了）。

　　對當今世界上絕大多數的人來說，生活的確更舒適了，但是飲食條件卻每況愈下，這正是我們現代人面臨的飲食大哉問，不健康的食物、快速進食等，似乎是我們生活於自由便捷時代需要付出的代價，即便單純如葡萄，如此甜、便利又隨手可得，也代表著食物供給失控的警訊。相較於祖父母輩，我們的生活更加自由也更加舒適，這種自由來自於大規模且成功地解決全球飢餓問題，許多面向也都顯示著我們的社會正在改善、進步，像是識字率、智慧型手機持有率提升、勞務協助裝置普及（如洗碗機），或者是越來越多國家認同同性戀有結婚的權利；然而，我們美好、舒適的生活正在被日常飲食鯨吞蠶

食，食物正在扼殺我們，並非缺乏而是過於豐沛、空洞的富足^(註)。

　　飲食習慣導致的疾病與死亡已經遠超過吸菸及飲酒；2015年約有 700 萬人死於香菸、330 萬人死於酒精，但是有 1,200萬人死於「飲食風險」，如鮮少攝取蔬食、堅果及海產，或是過度攝取加工肉製品及含糖飲料等，說真的，「飲食風險」概念既矛盾又哀傷，因為好的食物，從風味到營養兼顧的食物，曾經是我們用來評量生活品質的重要指標，要是沒有好的食物，邏輯上人類不可能獲得有品質的人生[3]。

　　人類曾一度活在瘟疫或結核病的恐懼陰影下，而今世界上最主要的死因則是飲食[4]。飲食上絕大部分的問題都來自於我們尚未適應的狀況，無論是生理或心理上的，許多舊時代的飲食觀念不再適用，不過我們也不清楚因應現代生活步調調整飲

註：有些人認為現代人傾向死於非傳染型慢性疾病（NCDs），而非急性感染型疾病，代表我們是多麼幸運！人終有一死，相較於二十五年前，人均壽命延長，所以大家的死因多是慢性症狀如心臟病及癌症等，而不是孩童時期因為營養不良或不乾淨的飲用水而夭折；但從另一角度來看我們毫無進展，因為世界上大部分的死亡與疾病是由不良飲食所造成而非慢性疾病，現在全世界百分之八十的失能校正人年（Disability Adjusted Life Years，簡稱 DALYS）皆由非傳染型慢性疾病所造成，消耗掉我們健康的人生。

食模式所代表的真正意涵，只能接收大環境釋出的訊息，然而此時食物供給方近乎洗腦地告訴我們什麼才是「正常食物」，這就是問題。「適可而止」一詞似乎在一般超級市場裡格格不入，每樣產品不是太甜就是過度調味，現代人已經不知道到底該怎麼吃才好，有些人放縱需索無度、有些人則過度限制飲食、有些人篤信昂貴的「超級食物」（superfoods）能夠帶來一般食物無法提供的好處；另外還有些人徹底走向另一個極端，對於固體食物完全喪失信心，只願意食用新型的代餐飲品，曾幾何時，一杯令人起疑的米色飲品竟能夠變成人人渴望的營養聖品。

對我們的祖父母輩來說，無法相信飢餓的人不吃會比有得吃好，那是因為老一輩人所處的飲食文化遠不及現代詭譎。

綜觀古今，不曾見到哪個時期食物取得如現代這般便利，這也是見證人類文明光榮的一刻；人類歷史中絕大多數時間必須親自捕獵或採集食物，直到現在，人類取得食物的過程才大幅簡化，我們可以在任何地點、任何時間取得各式食物，不論是黑墨魚汁或是冬天的草莓；能夠在布宜諾斯艾利斯吃到壽司、東京一嚐三明治，世界各地也遍佈義大利餐廳。不久之前，要是想吃口道地的拿坡里披薩，唯一的方法就是親自去拿坡里一趟，才能享受那周圍因高溫炙燒而膨起的餅皮；現在不論是首爾還是杜拜，都可以找到使用披薩窯烤的拿坡里披薩。又因新型送餐到府應用程式如戶戶送（Deliveroo）的普

及，任何餐點都能在短短的時間內送上門。

　　採集者不曾如此輕鬆愜意過；在採集捕獵時代，如果想要吃些比水果還要甜的食物，必須召集勇者踏上九死一生的遠征，攀登陡峭岩壁採取岩縫中的野生蜂蜜，絕大多數時刻蜂蜜獵人會無功而返；現在想嘗點蜂蜜，只要出門、走進附近商店，預備一些零錢，不曾無功而返。

　　雖然食物容易取得有許多好處，但也代表著面對食物的網羅，我們無處可逃。

　　我們是史上第一個需要擔憂被我們所吃的食物獵捕的世代！自數萬年前起農耕誕生，多數人即非捕獵者，但我們從來不曾受到食物這般死命的追獵；卡路里悄悄地從視野死角接近，在超市結帳通道及咖啡店櫃檯上誘惑我們，轉開電視就會聽到朗朗上口的廣告歌，各式社群媒體持續放送誘人短片，讓我們難以逃離食物的魔爪，甚至還以免費試吃的模式直接送進我們的嘴裡，高熱量食物撫慰痛苦的同時，只會同時變成新的殤慟，偽裝在「健康零食」標籤下欺騙父母與孩童，實際含糖量跟其他所謂「不健康」的零食一模一樣。

　　談論現代飲食的缺失需要謹慎小心，因為食物是個相當敏感的議題：沒有人喜歡自己的飲食方式受到批評！這也是許多健康飲食倡議失敗的主因。容易摧毀身體健康的食物大多與人們過往記憶有深厚的情感連結，通常是孩童時期最快樂的回憶，甚至有人提倡應該停止使用「垃圾食物」一詞，因為不宜

用偏頗的負面字眼描述他人的喜悅來源。但是，當垃圾食物成為當今世上最主要的致死原因，我認為有點偏頗、負面也只是剛好而已，不過我針對的並非垃圾食物愛好者，而是那些嚴重危害身體健康的食品[5]。

全世界不斷攀升的肥胖率及飲食相關疾病，與速食、含糖汽水飲料、加工肉品及大廠牌零嘴行銷全球息息相關。持平而論，我們的文化中對於垃圾食物愛好者傾向過於嚴苛的批評，但對於產出垃圾食物而獲利的大廠反而相對寬容，社會花了許多篇幅討論個人面對不健康食物的意志力與罪惡感，卻不檢討大型食品公司的道德缺失，不斷向社會貧困的消費階層推銷破壞健康的食物，也不追究放任這些大公司的政府責任。一項調查在訪問 3 百多位國際政策制定者後，發現仍有超過九成相信，個人動機——就是個體意志力薄弱——是肥胖問題的主因[6]。這樣調查結果顯示的荒謬真是令人不敢置信！

若是相信世代肥胖是個體意志力的問題，就表示我們認為自六〇年代開始，不論年齡、種族、性別，整個世代經歷一場意志力的崩盤，但自六〇年代起，顯而易見的改變絕非是我們的集體意志力，而是高熱量、低營養食品的行銷與普及。

這些改變迅疾如風，因此難以掌握；2011 至 2016 年間，速食世界銷售量成長 30%、包裝零食銷售量成長 25%；2016 年平均每 7 小時就有一間達美樂披薩店在世界某個角落盛大開幕[7]，而甜點零食的銷售量更是遠遠超過五年前。巨無霸巧克

力棒隨處可見；最近一次我去逛超市時，簡直不敢相信我所看到的——士力架巧克力棒不是一條一條賣、甚至不是以巨無霸巧克力棒賣，而是以 10 條一組的方式在賣，一組特價才 1 英鎊！如果這不是一種過度飲食的誘因，那什麼才是！？

　　誘使大眾購買超過所需的或最初所預計的份量，正是大型食品公司的主要行銷策略。漢克·卡爾德羅（Hank Cardello）在九〇年代中期前，接連為數間世界巨型食品公司擔任顧問一職，他曾揭露包裝食品業界一句名言：「基本上美國人什麼都吃，端看你怎麼賣。」而當西方對於包裝食品的接受度終於飽和，這些食品大廠便將目光望向海外市場；現在，這些大廠食品在全球開發中或中等收入國家無孔不入，魔爪伸進每個家庭中。透過直接貿易，跨國食品大廠正將觸手伸往世界最偏遠的村莊，積極網羅低收入消費者[8]。

　　事實上食品公司執行長也不是故意要讓消費者變胖的壞人，只不過誠如卡爾德羅所說，他所合作過的大型食品公司並不會考量消費者的健康幸福，「我們所在意的僅僅只有擴張市場以及公司的底線」[9]。食品與飲料製造商直接表明「重度使用者」是市場主要客群；以含糖飲料及甜點為例，80%的產品都是由 20％的顧客買走，這些「重度使用者」其實就是「狂歡飲食失調症」（BED）患者。

　　不過垃圾食物絕對不是肥胖的唯一因素，背後原因複雜且多面向。不論國籍、社經地位，也不論我們是在家自己煮、還

是買速食當晚餐,相較於祖父母那一輩,我們的確吃得比較多。現在的盤子、酒杯也都比五十年前大的多,我們對於食物分量的拿捏也相對失控;現在除了三餐之外,我們還多了一些點心時刻、飲料時間,找理由灌進一堆高熱量的液體,其中也包含號稱排毒蔬果汁及排毒手工汽水;不用懷疑,不論是昂貴有機手作蘋果塔還是大杯牛奶咖啡都會讓你體重增加,與便宜的速食炸雞、可樂效果一樣。就如同先前葡萄的例子,比起祖父母輩,我們多吃的不只是漢堡、薯條等速食之流,我們也吃進更多的水果、堅果雜糧棒、酪梨吐司、優格冰淇淋、沙拉醬及更多更多的「無罪惡感」羽衣甘藍脆片。

世界上大部分的國家都在過去五年、十年或是五十年間,經歷巨大的飲食習慣改變,多年來營養師致力推廣「地中海式飲食」作為健康飲食的典範,希望各國人們都應該效法。不過近期世界衛生組織(WHO)報告顯示,即便是生活於西班牙、義大利及希臘克里特的孩童,飲食中也不見富含橄欖油、海產及番茄[10],完全看不到任何「地中海式飲食」的影子。根據 2017 年統計,地中海區域的孩子是歐洲地區體重過重問題最嚴重的一群,他們不愛吃鮮魚與橄欖油,開始嗜食高糖分汽水及包裝點心食品。不論在哪片大陸上,普遍可見飲食習慣的變遷,從喜愛食物原味變成只愛甜食、從正餐變成點心、從小型獨立食品行變成大型連鎖超市、從自家烹調的晚餐變成外食或外帶餐點。

　　世界已開發國家中如澳洲，近 10％的學齡前兒童對特定食物有過敏反應，如貝類、雞蛋及堅果等，現在人們對於該吃些什麼感到困惑，令人害怕的，更在於有許多所謂的專家持續宣傳對食物的恐懼及看似時髦的偏方 —— 變遷的時代總是讓自信滿滿的詐欺師得以大放異彩[11]。當周遭萬物皆在改變，過去的經驗不再可靠，我們對於騙子完全沒有抵抗力；有些飲食大師告誡我們應注意所有穀物、又有些說我們應該要避免所有產生酸性物質的食物如肉類及咖啡，這類新穎的飲食法最好還是視為是在一個失調的食物供給體系中失調的處置回應，換言之，就是嘗試在一個有毒的世界裡提供虛假的無毒願景。同一時間，世界各地飲食失調的情形，無論在男性或女性身上皆持續加劇。

　　擁有幸福的餐桌意謂著你與食物要能相處融洽，所以目前的發展令人擔憂；飲食像是一場零和遊戲，各類食物極度兩極化；好與壞、萬靈丹或是毒藥。在同一城鎮、同一條街上，有人吃著巨大多層肉及醬料的漢堡，也有人吃著羽衣甘藍、海帶搭配發酵紅茶菌氣泡茶飲，有飲食專家告誡我們應避免麥麩以防萬一，還有人要我們懼怕起司。我擔心人們追求完美飲食的決心將變成日常餐點的大敵，因為當我們對於某些神奇食材有執念，原本理當供給不足的食材將出現在日常自家餐桌上。

　　這個問題，一部分可歸咎於我們不再信任自己選擇食物的品味，如果我們可以辨識眼前食物，我們就不會輕易落入極端

飲食的陷阱。但無論是集體或個人，現今人們對食物的辨別能力似乎變得相當不足，這有可能是因為現在飲食文化中，食物呈現的樣貌不再以原形為主，而是透過層層包裝及裝飾。

要是我們不再具備真實食物的相關知識，我們將接著失去傳統進食方法的相關知識能力，這有可能意味著從傳統窠臼中解放，但也可能意味著混亂且毫無章法。1958 年研究數據顯示，近四分之三的英國成年人在晚餐會搭配熱茶，因為傳統禮俗如此規範；現在類似這樣的約定俗成已漸漸消逝，就好比「午餐時間」究竟是幾點也沒人能說個準了。

這個世代，不只在食物種類上經歷革命性的變化，飲食方法上也是如此；過去我們的食慾胃口都是由一些看不見的禮俗儀式所決定，也規定我們該如何拿刀叉，但是現在禮俗幾乎消失殆盡，刀叉的身影也越來越罕見。

我們每餐的營養成分及飲食心理大幅度改變，所有飲食近況都處於混沌不明的狀態，我們沒有規矩框架得以依靠，主要原因在於曾一度是每日日常的自家烹調已不復存在。傳統料理其中一項功能，就是形塑出原料應有的搭配共識，有時候這些規則令人覺得備受束縛、惱人，如義大利人堅持魚類料理與起司絕對不會有加乘的美味效果（但還是有人相當享受魚排佐切達起司），不過，這些烹飪規則建置了日常飲食的架構，不論你選擇遵守與否。反觀現在，我們的飲食毫無章法可言，整天分不出何為正餐，好像都是些模糊曖昧不明的點心。2017 年

我曾訪問一名英國大型超市的產品開發人員，她告訴我，現今英國人主要飲食習慣在過去十年間大幅改變，消費者行為變得難以預測且無法分類；在一個購物車裡，可以見到人們在兩種極端間擺盪，裡面有素食、健康食品如燕麥奶，也有大肉量的「兄弟食物」（dude food）如手撕豬肉披薩。

有天下午五、六點，我搭著火車，環視周圍乘客時注意到幾個特別現象：第一，基本上大家都在吃東西；第二，大家吃的東西及方式就傳統角度來說相當詭異；一位男士一手拿杯卡布奇諾、一手拿著氣泡飲料交替飲用；一位女士戴著耳機啃著裝在紙盒裡的杏桃塔，接著拿出高蛋白點心棒配上兩顆水煮蛋及生菠菜；坐在她對面另一位男士則從歷經風霜的公事包裡拿出一瓶草莓奶昔和一塊沒吃完的焦糖巧克力。

就像現今其他食客般，這群通勤者正在發明自己的飲食規則，但真正令人驚訝的是，這種現象 —— 從伯明罕到倫敦城市間通勤飲食 —— 正發生在世界的每個城市中。我在構思本書的初期，原是希望探討不同國家人們飲食有多麼不同，不過當我遇見越來越多世界各地的人，我發現現代各地飲食的同質性異常地高。真是令人匪夷所思！明明我們可以選擇的食物種類更多也更容易取得，但是卻都選到同一種食物。從孟買到開普敦、米蘭到南京，大家都不斷告訴我，跟父母輩相比，飲食習慣經歷了非常巨大的改變，更遑論與祖父母輩相比；傳統家庭料理式微了，而麥當勞式速食、吃飯配電視習慣的崛起。人們

也提到，下定決心靠自己改變，用各式策略來應對糟透的現代食物體系。現在的強勢文化讓每個人盲目地追求完美體態，卻忘了真正的問題在於無論體型胖瘦高矮，都應該避免傷害健康的不均衡食物系統；沒有人可以單靠吃就活得完美健康，也不可能逃過死神召喚，但這些對於完美的無畏追求會使人瘋狂。人生本就充滿不公平，有些人可能一輩子不放過所有吃深綠色蔬菜的機會但還是得了癌症，不過即使食物並非萬靈丹也不能預防所有疾病，但也不該是我們致死的原因。

　　現代飲食最大的問題在於失衡，不論是每日各餐進食時機點，或是每餐中所含的營養，「均衡」都是關鍵。有人抱怨，認為現代營養知識正處於混沌不明當中，科學無法準確告訴我們究竟該怎麼吃才能獲得健康，但這並不正確；世界頂尖營養學家們（沒有從含糖飲料公司及培根相關產業拿錢的那些）系統式檢視一系列相關數據，發現顯著的因果關係，定量的某些食物大大降低罹患慢性病的風險，如心臟疾病、糖尿病及中風等 [12]。

　　均衡且多元飲食才是重點，不必迷信特定某種食材，不過還是可以依照個人信仰、喜好、消化能力及食物過敏等，加入某些特定食材。這類保護型食物大多相對低度加工，包含堅果種籽類、豆類、禾穀類及高油脂魚類（罐頭沙丁魚可做替代品）；另外還有發酵食物類，如優格、克菲爾優格菌（kefir）及韓式泡菜等，對人體的好處很多，從提升腸道健康到降低糖

尿病罹患風險,而我們才剛開始認識它們而已。多吃高纖食物也是好處多多,特別是蔬菜、水果及全麥食品,沒有必要跟風搶購所謂超級食物,如現正流行的羽衣甘藍,每一種蔬菜都有效果,重點是盡可能增加蔬菜種類。

好的飲食無須錙銖必較,掌握大體比例即可;以蛋白質為例,現代肥胖危機其中一個隱藏原因,可能就是目前人們飲食中蛋白質的比例之於碳水化合物越來越低。2005年大衛·勞本海默(David Raubenheimer)及史蒂芬·辛普森(Stephen Simpson)兩位營養學家正式記錄此一現象,稱之為「蛋白槓桿假說」(protein leverage hypothesis),取絕對值而言,富裕國家人們的蛋白質攝取量早就超過人體所需,並且大部分從紅肉中攝取;然而真正下滑的,其實是我們每餐裡蛋白質相對於碳水化合物及脂肪的比例,因為我們的食物環境供給大量廉價的脂肪及精緻澱粉(包含糖類),美國一般民眾就總能量攝取量而言(為一般大眾理想狀態,並不適用健美人士),蛋白質比例從14%至15%滑落至12.5%,於是我們即使攝取過量的卡路里,蛋白質依舊攝取不足。勞本海默及辛普森對許多人類以外的其他物種進行蛋白質攝取不足的實驗後,發現當蟋蟀蛋白質攝取不足時,會吃食自己同類;蝗蟲則會不斷覓食各式食物直到攝取足量蛋白質。人類不及蝗蟲有智慧也不及蟋蟀兇殘,在面對蛋白質攝取不足的情況,人類則會以碳水化合物替代,結果就是攝取過量卡路里。如果勞本海默及辛普森理論正

確，現代肥胖除了是個棘手的問題，更是普遍蛋白質攝取不足的症狀。

　　「蛋白質槓桿假說」也能夠解釋為何許多人在現今食物系統中，發覺低碳飲食對於減重有立竿見影之效（至少短期而言），低碳飲食之所以有效，主要就是因為蛋白質含量較高（而糖類含量較低）。不過還是有一些替代作法可以溫柔地將蛋白質占有率調回正軌而不用發誓這輩子再也不碰麵包了！你可以先從減少含糖飲料做起，早餐裡增加優格及雞蛋，或是一天中有一餐少吃點澱粉，亦或者從綠色蔬菜及豆類中攝取蛋白質，這類食物曾被認為富含豐富的胺基酸[13]。

　　我並非在強調碳水化合物有問題（除非你是第二型糖尿病患者），畢竟人類文明也因富含碳水化合物飲食而興盛，正如營養學家大衛・凱茲（David Katz）曾說，碳水化合物種類包羅萬象，一路從扁豆到棒棒糖都屬於其範疇，在這個營養狂熱的時代，人們希望將每種食物對應到某種營養素，不過以扁豆為例，內含 25％碳水化合物及 25％蛋白質，我們應該將扁豆歸類為蛋白質還是碳水化合物呢？或許我們可以換個角度思考，想想什麼食譜會讓我們想吃扁豆（撒上茴香籽、加入奶油我就很愛了），忘記扁豆所代表的營養素，而是以食物的角度接受它，因為它就只是食物而已。

　　我們正處於飲食文化的轉捩點，有相當數量的人正準備拋下過往、迎接改變，跳脫目前荒謬的飲食輪迴，創造出真正適

合現代生活的飲食模式；雖說許多當下的飲食方式在上個世代的眼中都不正常，但是現下的飲食方式我相信在未來世代的眼中也不會正常。在世界各個角落，我發現一些希望的曙光，象徵得以翻轉飲食習慣，帶領人類迎向更健康、歡樂的未來；我把本書最後一章節留下來讚揚這些不同飲食文化裡的新曙光，終能使營養充足與風味豐富兩者攜手共存。

要能恢復現代飲食帶來的傷害，需要從現今社會許多面向進行改變；農業模式需要革新、民眾對於蔬菜的態度需要改變、我們還需要調整世界對於繁榮富足的評量標準，不是用銀行的存款多少，而是用高品質食物的取得容易度來衡量；我們還需要不同的食物市場，注重城市在地特色；透過教育或經驗，讓人們的飲食喜好多元化、多樣化，如此一來，我們就不會集體同時渴望對身體有害的垃圾食物。上述這些願景現在看來都很困難，但並非毫無希望，如果我們現正經歷的飲食文化改變將教會我們什麼，那就是人類只需要一個世代的時間，就能改變世界飲食的樣態。

第一章
飲食文化變遷

　　今日飲食文化背後有兩個大故事，彼此截然不同；一個有點像童話故事，另一個則像是恐怖故事，不過兩個都是鐵錚錚的事實。

他們從此就不再挨餓了

　　快樂大結局的童話故事開始囉！自有人類以來，人類從來不曾像我們現在一樣吃得這麼好、這麼飽，一直到六〇年代，要是走進任何一間開發中國家醫院，你還是可以發現小孩因營養不良罹患誇休可爾症（kwashiorkor），由於蛋白質的攝取極度不足導致周身浮腫、腹部尤其腫脹。短短二十年後，誇休可爾症基本上已經絕跡，其他類似疾病如壞血病（Scurvy）、糙皮病（pellagra）及腳氣病（beriberi）等，雖然偶有案例，但都已經是上個世紀的印象了，其背後大功臣正是現代奇蹟——飢餓不再，而「不再挨餓了」也正是許多童話

故事的歡喜大結局。[1]

直到二十世紀，全世界人類存亡仍受到飢荒威脅，只要收成不佳，人們就會挨餓，除了富裕的族群外，對其他人而言，食物並非唾手可得；即便在英國及法國，一般人也常餓著肚子入睡，並且一半的薪水都花在換取主食如穀類及麵包等；而在以米食為主食的亞洲經濟體，饑荒經常可以殺死一整個村落的人口。

消弭飢荒是這時代的重大奇蹟之一，根據 1947 年聯合國食物與農業組織（FAO）研究，全世界超過半數人口長期食物攝取不足，但到了 2015 年，即使這段時間人口數量激增，食物攝取不足的比例亦大幅下降至 9 人中僅有 1 人。全球赤貧階級人數大幅下降，所謂赤貧，是指每天花費不到 1.9 美元（依通膨調整），同時必須負擔食物、衣服及住所等開銷，而到了 2017 年起赤貧階級每天大約減少 25 萬人[2]。

飢餓在現代已經相當罕見。2016 年瑞典歷史學家約翰・諾堡（Johan Norberg）甚至在其著作《進展》（*Progress*）中認為食物不足的問題已根絕，20 世紀的農業科技進展大大提升作物產量足已餵養多數人；一台合併收割機每 6 分鐘的產能曾經需要 25 個男人工作一整天，另外現代冷藏技術也能避免穀物敗壞而浪費[3]，全世界每年平均產出的食物總量大幅增加。

或許這一切都應該歸功於 1910 年代「哈伯－博施法」

（Haber-Bosch process）的發明，人類開始能夠合成氨水並且以非常經濟實惠的方式製作氮肥；加拿大土地使用及食物生產專家瓦茨拉夫・斯米爾（Vaclav Smil）曾計算證明，直至2002 年，世界 40％的人口都必須感謝哈伯－博施法，但是有誰聽過呢？要是沒有哈伯－博施法，大部分今日的我們都不復存在，然而其知名度卻遠不及哈根・達斯（Haagen-Dazs），一個 1961 年由紐約布朗克斯商人所想出來的偽丹麥冰淇淋品牌。我們對於哈伯－博施法的一無所知也顯示我們多麼幸運，表示大多數人不再需要為了生存終日憂慮，只需要考慮冰淇淋口味就好[4]。

植物農藝學家諾曼・布若格（Norman Borlaug）同時也是 1970 年諾貝爾和平獎得主，發明矮稈高產小麥品種拯救數十億人免於飢餓之苦，感謝布若格的神奇小麥，加上現代農業技術，造就了如印度及巴基斯坦在 1965 年與 1970 年農產量整整翻了一倍之多的奇蹟。

許多現代人都渴望傳統飲食模式：自己烤麵包、做義大利麵餃，但是沒有人希望回到過去餓肚子的日子，我們有時會忘記人類歷史中絕大部分人均壽命都很短，即便是在富裕國家，人們也會因為食物嚴重不足，把樹皮混進麵粉裡藉此充飢。即使有幸沒有遭遇飢荒，一般家庭在烹調及飲食的開銷也會讓經濟變得拮据困窘，特別是在冰箱尚未問世的冬季，飲食都以穀物當主食搭配醃漬肉類為主，鮮少看見綠色脆爽蔬

菜，更不用說是香料，美味與否也無暇顧及了[5]。

時至今日，我們無時無刻都能輕易取得大量食物，而且食物的新鮮程度與多樣性是我們祖父母輩無法想像的；在我居住的城市，從我家無論往哪個方向走，三分鐘的步行距離就一定可以找到存貨滿滿的食物商店；如果我往東走，路上有中國超市、鮮肉舖、南亞雜貨行，商品琳瑯滿目，從新鮮薄荷葉、各式香料到手作法拉費（鷹嘴豆泥）及薩莫薩三角煎餃（印度咖哩餃）都有；往北走則可以找到健康食品合作社，提供當地自製酸麵糰、古代麥子及有機蘋果，還有一間匈牙利熟食鋪，擺賣各式各樣我認識的起司，還有好些是我叫不出名字的；往西及南方走可以發現四間競爭激烈的超級市場，每間都陳列滿滿各式新鮮蔬果、穀物、肉類及海鮮、油及醋、薑及蒜等。

食物豐沛程度堪稱奇蹟，但我發現自己認為這樣的豐沛是我應得的；雖說相當罕見，但有時候當我想買的東西竟然賣完時（禮拜天晚上別想買到帕馬森起司），我竟然無法接受！我覺得錯愕，因為想要在特定時間、吃特定食物的期待被干擾了。

已開發世界正處於新「美味時代」，從過去戰後撙節風氣中釋放，飢餓消失過程中同時迎接美味紀元的曙光，廚師又開始學習醃漬及發酵食物技法，不過這次是為了美味而非生存必要；拿鐵上各式的拉花更宛如藝術一般美麗。智慧型自家烹調器具讓煮食變得比十年前更多變化且開放，昔日如果還沒精通

數十種法式料理醬汁或海鮮濃湯，就別稱自己懂烹調，懂烹調的驕傲早已不復存在；網路資訊讓各式食譜、食材比例唾手可得。羅馬時代的人們只能盯著自己盤中沒有調味的肉塊及兩根青菜，而我們已經發展出全球尺度的品味：土耳其雞蛋搭配鹽膚木香料或青芒果與萊姆沙拉。食物不再只是稀少、無趣的能量來源，而是始終存在、風味豐富、有時甚至異國感濃厚的體驗，至少在城市是如此，想想看我們現在多常接觸卡拉瑪塔橄欖（Kalamata）及庫司庫司（couscous），就好像本地自產食材一般。

然而，無處不在的食物也產生全新的挑戰。隨處可得的便宜食物可以是美夢成真，也可以是一場噩夢。諾堡早先的豪語認為食物問題已根除，看著現代飲食造成的死亡與疾病，我完全無法認同。成也食物，敗也食物，一度拯救人類脫離飢荒的食物，同時也正在殺死我們。

2006年全球體重過重、肥胖的人數首次超過食物攝取不足的人數，那年有8億人口仍舊吃不飽，但有10億人過重或肥胖；對於食物不足的祖先來說，擁有吃不完的食物根本就是個彩虹彼端應許之地，但是那些過多的熱量對我們身體造成的傷害和快樂結局一點關係也沒有[6]。

問題其實不只是有些人吃太多、有些人吃太少，缺乏足夠熱量來抵禦難熬的飢餓（當然對有些人來說這的確是真實殘酷的困境），新的難題是全球數十億人口同時飲食過量但營養不

足：熱量過多但缺乏營養。全球新型飲食模式充斥糖分及精緻澱粉，卻缺乏重要的微量營養素如鐵質、微量維生素，營養不良已經不只關乎飢餓及生長遲緩，同時也與肥胖息息相關；營養不良的真實意涵並非飢餓，而是低品質飲食，包含各式攝取不足。如果各國政府沒有及時著手處理現代飲食所造成的健康問題，很有可能是因為營養不良的表徵並不如我們所預期。

儘管飢餓問題緩解，全地球人口每三人就有一人有營養不良的問題，許多國家如中國、墨西哥、印度、埃及與南非正同時經歷過度飲食及營養不足，攝取過量的卡路里，但是身體卻嚴重缺乏維持健康所需的營養素及蛋白質，結果就是不只西方世界，而是全球人類罹患高血壓、中風、第二型糖尿病及可預防的癌症比例越來越高，這類型疾病的主因營養學家稱其為「次優飲食」（suboptimal diet），但是對一般大眾來說就只是每日的食物[7]。

我們祖先的食物來源並不穩定，但是現在食物導致的問題截然不同，市場裡無時無刻皆充斥大量食物，只是這些食物沒有盡到身為「食物」的本分，也就是滋養我們。

走進任何一間一般超市，除了看到一些新鮮食材外，便是一望無際、一走道又一走道的高油脂、高鹽分點心、包裹糖霜的玉米片、沒有經過任何發酵過程的麵包、色彩繽紛的含糖飲料、理當健康卻含了比本身更多糖的優格。

現代飲食習慣巨大的改變與許多社會變遷同步發生，包含

汽車、電動食物調理機、電動篩選器具的普及，讓我們跟上個世代比起來較為懶惰，即使健身房會員數增加。目前農場的運作機制，能夠餵養數十億人口，但是也讓農夫們（與大多數的我們一樣）都過著久坐不動的生活模式。

就在近幾十年間，飲食習慣的改變對我們的健康留下不可抹滅的印記。以第二型糖尿病為例，症狀包含疲勞、頭痛、飢餓、口渴等，真實病因現科學家還爭執不休，但是屏除基因原因不提，沒有任何疑慮的是，如果你習慣吃高含糖飲料、精緻澱粉、加工肉類，但少吃全麥食品、蔬菜及堅果，罹患第二型糖尿病的風險會大大提高。2016 年英國超過六百位孩童確診罹患第二型糖尿病，然而在 2000 年時沒有任何一位孩童有這個病症[8]。

所以，我們究竟是活在食物天堂還是地獄？現代食物兩種面向似乎無法相容，但是 2015 年美國、英國及歐洲有群科學家設計系統性評量機制評估世界飲食習慣，發現兩種面向皆為真，世界飲食同時正在改善及惡化。

找到平衡點

在一個陽光逐漸消逝的冬日裡，我與 38 歲的科學家今村文昭（Fumiaki Imamura）在一間位於劍橋大學的咖啡店裡面對面坐著；他喝黑咖啡，我喝英式早餐茶，今村先生梳著披頭

四的頭、繫著亮紫色的領帶，他是個土生土長的日本人，但是已經飄洋過海來西方世界超過十五年，他專注研究飲食與健康之間的關連性。今村先生說：「食物裡真的有許多謎團。」其中一個謎團就是到底有沒有所謂完美健康飲食。

全球每種人類族群飲食內容都混合健康與不健康的食物，不過真正的問題在於如何取得兩者之間的平衡，今村文昭的研究顯示，大部分國家現在吃掉健康食物的量是有史以來最高，不過不健康食物的量同時也顯著增加，許多人面對食物的時候都會有分裂人格，食物供給上不意外也常見精神分裂的狀況，我們每天都能接觸到有史以來最大量的新鮮蔬果，但同時也充斥含糖玉米片及炸薯條。

今村文昭是個營養流行病學家，企圖透過研究全人口的飲食習慣，建立食物與健康之間較為準確的關連性。他的研究室位於劍橋大學生化學院醫學研究委員會流行病學部，參與美國及歐洲數間大學之研究團隊，總部設立於波士頓塔夫茲大學，由現代應用大數據研究世界國家及營養問題領頭羊 —— 莫薩法里恩（Dariush Mozaffarian）教授擔任計畫主持人。

2015 年今村文昭以第一作者身分於《刺胳針》（The Lancet）醫學期刊上發表論文，為營養科學界投下一顆震撼彈，他與流行病學家團隊希望能夠比較 1990 至 2010 這二十年間，人們飲食的改變與健康情況變化的關係[9]。

讀到這裡，你可能會想，到底什麼可以稱之為高品質飲

食？有些人會以正面表述，關注攝取蔬菜、高油脂魚類的量，而有些人會以負面表述，關注在於避免攝取含糖飲料及垃圾食物，當然這兩種表述方式相當不同，不過大部分的飲食與健康研究融合兩者。舉例來說，有研究推斷健康魚類攝取量提升，自然會降低不健康高鹽食品的攝取量，但是人類天性就是「不一致」；日本在富裕國家健康飲食排行榜總是名列前茅，但研究顯示，其健康食品如魚類及不健康高鹽食品的攝取量皆提升；精製白米（不健康）的攝取量提升，同時深綠色葉菜類（健康）攝取量也相當驚人。今村本身飲食習慣仍以蔬菜與魚類為主，但還是會攝取到許多鹽分，以醬油或其他形式，即使身為流行病學家，他很清楚許多研究證實高鈉攝取與高血壓息息相關，不過他也了解世界上沒有任何一種人的飲食僅僅由營養學家建議的健康食品所構成。

　　現在已經有許多研究致力測定世界飲食的健康程度，但是大部分研究都過度預設人類飲食的理性，將健康食物與不健康食物的高攝取量看做同一件事。今村的論文之所以如此傑出，同時也更貼近我們現代飲食的現況，就是因為將健康與不健康食物攝取量分別單獨研究。今村與研究夥伴設計出一份十種健康食物清單：水果、蔬菜、魚、豆及豆莢、堅果及種子、全麥食品、牛奶、多元不飽和脂肪酸（多存於種子如葵花子中的脂肪）、植物 Omega-3S 及膳食纖維，以及另一份不健康食物清單：含糖飲料、未加工紅肉、加工肉品、飽和脂

肪、反式脂肪、膽固醇及鈉（今村知道兩份清單收列的食物會
引來許多爭議，目前營養學家們對於飽和脂肪與不飽和脂肪的
健康程度都尚未有定論；看起來飽和脂肪的關鍵問題並不在於
討論它是否健康，而是要關注我們用什麼替代飽和脂肪，科學
證據顯示，如果是加工精緻澱粉會對心臟健康有害，但如果是
橄欖油或核桃則對身體有益[10]，然而就現在流行病學家對於飲
食習慣與健康的理解，前開兩份清單已是盡力之作。）接著研
究人員嘗試為每個國家歸納出健康與不健康食物攝取習慣。

　　「說真的，我們不知道人們到底吃進去什麼。」今村帶著
解惑的神情告訴我，啜飲一口黑咖啡後說：「測量評估飲食真
的非常困難。」我們手上的資料絕大多數是市場數據，這個
國家進口了多少某種產品，或是人們一年內買了多少某項產
品，我們只能使用這類生產與供給數據代表人們真正吃進去的
東西，對於比對大規模的改變很有幫助，如顯示鮭魚攝取量提
升及鯡魚下降；通常來說，大尺度市場供需數據可以告訴我們
透過觀察每日消費明細無法得知的資訊。

　　但是市場數據有缺陷，其一是僅能提供國家平均值，不能
告訴我們食物進入個體家庭後發生什麼事，究竟消費者買了一
包豌豆後怎麼處理？清蒸後搭配烤沙丁魚嗎？還是塞進冰箱深
處腐敗？

　　另一個評量飲食的方法，就是訪問人們每天或是每週吃了
什麼，今村告訴我，他偏好訪談調查資料勝過市場數據，因為

可以更明確知道消費者與食物的互動實況。不過麻煩的是，人們與食物的互動其中一項本質就是謊言：我從來不曾買超量起司玉米餅來吃、我每天都吃五份蔬果……等等，同時人們也經常忘東忘西，如剛剛趁會議空檔塞進嘴裡的士力架巧克力棒。

　　有種方法可以提升數據精確度，我們可以測量人體上的生物跡證，就像是法醫分析屍體。近年，流行病學家開始研究人體血清、毛髮及腳指甲中的飲食跡證（用腳趾而非手指甲是因為腳趾比較少暴露於環境汙染），腳指甲是測量體內硒（Selenium）元素含量最準確的方法，營養學家對體內硒濃度感興趣，濃度過低與罹患第二型糖尿病及兒童肥胖有相關連。

　　最通用且普及的測量飲食習慣生物跡證方法就是驗尿。不同於指甲需要花幾週時間才能長回來，尿液是取之不盡、用之不竭，而且可以測量多種飲食跡證，這是其他檢體種類無法比擬的。我們現在雖然還無法做到僅透過一份尿液檢體就能夠告訴研究員你中午吃菠菜、晚餐吃南瓜燉飯等，但是那一天亦不遠矣；另外，尿液也經常拿來測量體內鈉含量，提供大部分全球成人鹽分攝取量的相關數據[11]。

　　在撰寫本書時，今村的研究是全球尺度下人類飲食品質調查中最完整的縮影，同時也討論飲食習慣與疾病的關係，總體來說，研究員找到88.7％的世界成人人口數據，基此堆砌出兩個人類飲食不同的角度：其一，每個國家吃了多少健康食物；其二，吃了多少不健康食物。就個體而言，某人可以喜

歡吃一片新鮮的哈密瓜,同時也熱愛把油膩的洋蔥圈塞進嘴裡;就國家而言,這種矛盾也是所在多有。自 1990 年起,這個星球上健康食物攝取量無庸置疑大幅上升,但這並不表示人們擁有健康的飲食習慣與模式。自 1990 年起,世界蔬菜攝取量持平,但是水果攝取量每人每天平均約增加 5.3 公克,對於負擔得起水果的人來說,各式新鮮水果,不論是葡萄還是西瓜,變成世界上最受歡迎的點心之一;水果要價不菲,一般家庭要是有餘裕,水果會是家長第一個想到要買來給孩子吃的產品。水果消耗量的提升証實了先前那則現代食物的童話故事(先別提現代水果通常較缺乏營養成分),187 個國家中,除了其中二十幾個,所有人的健康食物攝取量都有所提升,特別是水果及堅果,通常做為餐間點心[12]。

　　不過今村的研究也同時證實了食物是一個恐怖故事;數據明確顯示於 1990 至 2010 年間,含糖飲量、反式脂肪及加工肉品變得越來越普遍;2010 年,已有超過半數的國家相較於 1990 年飲食中加入更多不健康食品,增加幅度常常很驚人。不健康食物的增加速度遠比健康食物快得多,但是並非各地都以相同速率增長,研究數據呈現一個出乎意料的現象,世界上最高品質的飲食並不是出現在富裕國家,而是在非洲大陸上,大部分是在低度開發的撒哈拉沙漠南部區域。十個飲食習慣最健康的國家,依健康程度由高至低排列如下:

查德共和國

馬利共和國

喀麥隆共和國

蓋亞那共和國

突尼西亞共和國

獅子山共和國

寮國

奈及利亞聯邦共和國

瓜地馬拉共和國

法屬圭亞那

同時十個飲食習慣最不健康的國家，依不健康程度由高至低排列如下：

亞美尼亞共和國

匈牙利

比利時

美國

俄羅斯

冰島

拉脫維亞

巴西

哥倫比亞

澳洲

　　今村證實健康食物絕非富裕國家所獨有，他的研究發現獅子山共和國、查德共和國、馬利共和國居民的飲食比較接近今日健康指南，且遠勝德國與俄羅斯；非洲撒哈拉沙漠南部的飲食習慣相當反常地含有低比例的不健康食物、高比例的健康食物，如果你想要找到吃最多全麥食品的族群，要不是去找富裕的北歐國家，仍舊保留吃黑麥麵包的習慣，不然就是去非洲找撒哈拉以南的貧窮國家，依舊習慣用高營養價值的穀物如高粱、玉米、小米及苔麩製作健康主食，通常還會搭配燉菜、湯品或醬汁等一起食用。非洲撒哈拉以南區域也攝取大量的豆類、豆莢及蔬菜；辛巴威國民每人平均每天吃進 493.1 公克的蔬菜，瑞士僅有 65.1 公克[13]。

　　今村研究結論證實非洲高品質飲食勝過世界其他國家，報告震撼了世界公共衛生界，但非洲飢荒及資源稀少的問題呢？辛巴威在蔬菜攝取量上可能遠勝瑞士，但健康絕不只是多吃菜而已，就平均壽命而言，辛巴威僅 59 歲，但瑞士卻高達 83 歲。有些科學家認為，非洲及亞洲之所以顯示較低的不健康食物攝取量，是因為飲食資源各面向皆貧瘠所導致，如果說喀麥隆人民攝取較少糖分及加工肉品，有部分原因是因為整體的食物攝取量也比較少[14]。

今村並不否認某些非洲國家食物資源相當匱乏，不過這並非研究重點，「我們著眼的是飲食的品質。」他的研究假設世界每人平均每日攝取 2,000 大卡，今村也清楚這個假設並不適用於非洲撒哈拉以南區域，根據聯合國糧農組織統計，當地營養不足比例高達 24％，但是研究團隊希望重點仍放在食物品質而非食物的量。

今村觀察到，傳統公共衛生營養研究過分執迷於處理飢餓問題，所以花很多力氣關注人們能夠取得食物的量，而忽略所取得的食物是否有益於人類健康[15]。

非洲飢餓問題容易使人盲目，忘記非洲大陸上人們享有的食物品質及多樣性，《慢性病》（*Chimurenga Chronic*）雜誌（宗旨為宣傳泛非洲文化）的南非籍記者格雷姆・阿蘭特斯（GraemeArendse），對於今村的研究結果並不意外。2017 年阿蘭特斯曾撰專文挑戰西方世界對於非洲飲食的刻板印象——剝削及苦難並不是非洲食物的本質。晴朗的冬季，坐在他位於開普敦市中心泛非洲市場旁的辦公室，阿蘭特斯告訴我，「非洲很貧瘠的刻版印象並不正確」，非洲傳統飲食其實相當多元並且非常健康。

從他的辦公室走幾步路就可以到達一間馬利菜餐廳，阿蘭特斯喜歡外帶一份鮮魚搭配糙米飯，其他日子看心情，也可以去另一間奈及利亞簡餐店，叫一碗伊古西瓜子湯搭配海鮮及帶苦味的綠色蔬菜，僅需負擔跟麥當勞一份套餐一樣的價錢。

　　阿蘭特斯擔心，除非傳統非洲美食包含各式湯品及燉煮物能更受歡迎，不然將逐漸式微，被速食及便利食品所取代，因為這類食品在南非越來越受歡迎；過去幾年來，他也逐漸發現公車通勤族的早餐竟然會吃薯片配可樂，這是前所未見的事。

　　非洲的飲食習慣正急遽惡化，南非也無法倖免，近年來許多南非人放棄傳統玉米粉料理，開始喝瓶裝氣泡礦泉水、吃烤蔬菜沙拉佐羊乳酪以及各式酪梨吐司；同時包裝點心及含糖飲料的消費量也大幅增長，南非人的飲食平衡也漸漸受到破壞，不再以蔬菜與燉煮物為主，而是仿效西方飲食，喜愛炸雞、漢堡及明顯過量的義大利麵[16]。

　　「年輕人都把胃口養大了」，2016 年一位年長的南非黑人告訴我，不敢相信現在的孩童突然間每天都覺得餐桌上應該出現炸物及肉類，中等收入國家如南非，正同時經歷食物的童話故事及恐怖故事，2016 年南非營養不足與營養過剩的族群超過總人口 30%；南非傳統飲食包含多種類野生水果，以玉米或高粱濃粥當早餐，點上幾滴醋來調味即可，但現在早餐最常見的則是營養不足的機器製白麵包抹上植物奶油或果醬，因為糖分攝取增加，南非現在也面臨嚴峻的蛀牙問題[17]。

　　南非營養師姆福・奇庫杜（Mpho Tshukudu）曾說過，南非土地貧瘠、土壤條件較差，就飲食來說絕對稱不上人間仙境，並沒有飲食的黃金時代可以緬懷，但是南非人也不曾需要面對今日如此進退維谷的飲食兩難課題。一位四十多歲的母親

來到奇庫杜門診憶起當年，小時候她每天都要走數英哩的路回家吃飯，每餐都一定有蔬菜或豆莢，沒有人有肥胖問題，也根本不用看醫生；但現在她與丈夫及三個孩子一起住在市中心，孩子們經常外食，也常感到身體不適，九歲大的女兒肥胖問題嚴重，她必須去成人區才能買到她女兒的衣服[18]。

其實南非新型不健康飲食模式發展歷程是這個國家獨有，可歸咎於種族隔離政策實施那幾年的不公義；在種族隔離時代，國家控制誰能搬進城市、誰必須留在鄉下，沒有黑人農夫能夠在其故鄉之外擁有土地，住在黑人城鎮的成年人需要花許多時間通勤到白人城鎮上下班，大大壓縮自家烹調的時間，直接導致傳統料理的式微。

不過南非飲食習慣最極端且突然的改變，發生於種族隔離完結後的九〇年代中期，也就是曼德拉擔任總統時期。數以千計的黑人首次成功脫貧，也擁有了居住遷徙的自由，大規模移進城市；就許多層面來看，生活的確變好也更容易了，但就飲食品質來看，南非人吃得越來越不健康；身為一個新興經濟體，速食文化與加工食品大舉入侵，滲透進每個家庭，自2005至2010年間，南非的加工點心棒銷售額增加超過40%[19]。

新自由迎來城市活絡、新點心、新型肥胖與第二型糖尿病，自九〇年代起，南非的飲食與健康模式經歷劇變，改變的速度令人眼花撩亂，但是變化的模式卻相當熟悉，就好像南非及許多其他國家跟著固定的劇本，走上美洲約55年前的老路。

第四階段

巴里‧波普金（Barry Popkin）成長於五〇年代的美國威斯康辛州，每天早餐只喝自來水跟牛奶，有時候會搭配一小杯柳橙汁，他的父親則習慣喝茶、母親喝咖啡，週末的時候，誠如其 2009 年著作《世界是肥的》（The World is Fat）中所描述，他的父母親會給自己倒杯葡萄酒，波普金家族裡沒人會喝加糖的拿鐵或任何含糖能量飲料，家族裡的成年人也都沒有養成喝酒的習慣，餐桌上不曾出現冰沙，也沒有白巧克力摩卡星冰樂；波普金任教於北卡羅來納大學教堂山分校營養學系，決志傾畢生之力研究現代人飲食模式大幅改變的原因，並且去蕪存菁，留下好的部分，除去不良習慣[20]。

在為撰寫本書研究初期，我發現波普金的名字不斷出現，不論是我在找嗜吃點心、嗜吃糖的證據，還是調查中國過去十年的飲食變遷，波普金的名字都會出現在關鍵研究論文上。波普金也曾經與墨西哥、智利、哥倫比亞及巴西政府合作，協助制訂更良善的飲食政策；他的個人網站上放著一張個人照，是一位開朗、白鬍七十多歲的男人，不過由於實在是太過活躍，我曾懷疑波普金是否確有其人，或者其實是一個營養學者研究團隊，在不知道哪個工廠裡日以繼夜不斷產出。

當我首次聯繫波普金安排電話會議，他本人直接回信說他這週忙得喘不過氣，但是可以在禮拜一東部標準時間早上 9 點

打電話給他。那天我致電，電話那頭一個粗啞的男性聲音接起，隨即滔滔不絕開始解釋近年來食物如何極端地改變，不只是個人，更是全世界數十億計的人正在面對的改變。他曾與政府高層談及油炸及即食商品的行銷問題，以及高含糖飲料攝取量不斷上升、自家烹調觀念式微等議題。波普金告訴我：「這是個極端的改變，如要翻轉，將有一場大仗。」他曾寫到其對營養學的興趣始於 1965 至 1966 年的印度行，那時他還是個主修經濟學的大學生，住在舊德里（Old Delhi）的貧民窟，印度行無疑對波普金來說是一場文化衝擊，經歷小康但無虞的典型美國童年，首次這麼近面對面體會飢餓，回國後立志要用經濟學來改善人們的飲食狀態，他當時認為，飢餓就是營養問題的唯一形式[21]。

然而到了八〇年代，波普金卻發現肥胖問題逐漸取代飢餓成為西方世界最主要的營養問題，更震驚的是，全球竟然都被同一系列疾病席捲侵擾。波普金是首批認為肥胖是全球營養問題的專家學者之一，不僅僅只限於西方世界。波普金提出「營養變遷」（nutrition transition）新辭彙，以解釋國家經濟發展而逐漸富足所連帶發生的飲食變化；國家越富足、越開放全球市場，國民越無一例外經歷飲食變遷，包括油脂、紅肉、糖及點心攝取量提升，但全麥及豆類製品攝取量下降；他更發現只要是上述飲食樣態者，通常代表生活條件較好，同時也表示是許多疾病的優良宿主[22]。

　　人類歷史也可以看作是一連串飲食變遷，每個階段的轉變背後都有著經濟及社會、科技、氣候及人口數相關的原因。初期人類習慣採集狩獵的生活、低脂肪的飲食樣態，攝取多種綠色葉菜、莓果及野生動物。舊石器時代晚期，約五萬年前，飲食組成過半來自植物，剩下才是以動物補充，由於食物取得不易，人們被迫合作採集而出現簡單社會結構，該時代已知用火但還不會烹煮食物、人均壽命很低，如果不考慮因為暴力衝突而死於非命，傳染病也會要了你的命！不過考古學家發現，這個時代的人如果能存活成年，大多健康狀況良好（當然也須考慮住在世界的哪個區域），不常有營養不足的問題。

　　第二階段為農業時代，始於西元前兩萬年，飲食改以穀物為主，同時人口大幅增加，也有了黏土製的煮食器具及更有效的磨刀石，採集捕獵的飲食樣態不復存在，取而代之的是以穀物當主食，如中國以稻米及小米、美索不達米亞以大麥。農業活動誕生巨大好處，是歷史上首次出現食物過剩的榮景，所以釋放許多原本從事採集捕獵的人力，締造有如印度河流域（現在巴基斯坦區域）新穎遼闊的文明。穀物能夠相當有效率地產生卡路里，沒有農業就不會有我們今天所認知的城市、政治及人類文明誕生。

　　然而農業的壞處，在於讓人類飲食種類從多元走向單一。第二階段中我們不只觀察到以穀物當主食，更發現饑荒及飲食相關問題突然激增等現象，要是人類長期處於食物質與量皆不

足的狀態，會罹患一系列營養不良的疾病。第一與第二階段人類健康的主要差異，在於原始人飲食法（Paleo Diet）背後的理論概念，現代人希望可以把時間倒回一萬年，回到農業時代之前的飲食模式。

但如果只是要比現代多數人吃得更健康，其實不需要回到萬年前，在歐洲，只需要回到幾百年前的第三階段，波普金稱之為「饑荒減退期」（receding famine）；農業進步，運用輪耕及肥料，多元且多量化人們的飲食，減少澱粉為主的穀物，增加許多種類的葉菜類及動物蛋白質，人類也開始嘗試各式烹飪技法，發現新的乾燥、保存及醃製手法，甚至連死亡率都下降了。許多營養不足導致的疾病，如壞血病及腳氣病皆逐漸消失，因為人們的飲食營養充足。依據波普金的飲食階段，許多撒哈拉沙漠以南的非洲國家都處於這個階段，這也是為什麼今村的研究會認為這些國家的飲食相對其他工業化國家較為健康。

接著迎來第四階段，也就是我們現在所處的時空。食物的質量與其他階段截然不同，飲食變化速度之快，導致人類健康處於極端狀態，經濟模式從人工轉變為機械系統機制，人們往都市聚集、每日消耗的能量減少；食品加工技術及行銷手法革新，讓脂肪、肉類及糖分攝取量激增，纖維攝取量卻反而大幅下降。因為食物不足相關疾病的減少及現在醫學的突破，人類平均壽命在第四階段創下新高，但同時卻也發現越來越多人都

因飲食相關慢性疾病所苦，「營養變遷」的情況在二戰後十年間遍及整個西方世界，現在更以更快的速度席捲中度及低度發展國家。「營養變遷」現象可以解釋為什麼人類日常食物正在毒害我們自身，問題並非不足，而是過量。第四階段是個飲食歷史的明確分野，重新發明、定義食物對於人類生活的角色，其中一項特色就是食物的同質性。隨著農業變成大型跨國貿易種類，全球人類不論身在何處，都開始僅僅依賴那幾種農作物。

幾世紀來，人們習慣以罪惡的炸物如油炸餡餅或甜甜圈來慶祝、紀念重要的日子或特殊節日，但時至今日，你會看到有些人抱著一大箱馬鈴薯炸物、小麥製澱粉產品，佐以大量的烤肉醬汁，陷在沙發裡一口接一口，不是為了慶祝某事、甚至不是因為飢餓，只是因為無盡的無聊煩悶感，也只有在第四階段，可以在地球另一端發現另一個人、在同一個時間、吃著相同的炸物、同樣陷在沙發，也同樣處於有點無聊的狀態。

全球標準飲食

營養變遷並非只發生在供給端，同時也改變了每個人的食欲，讓我們都想吃同一種類食物，相比六〇年代與今日，人們不再有屬地或屬人的食物風格，地方及家族特色料理不復存在，反而開始吃遠從別的大陸而來、不屬於這片土地的食

物。不消多久，越吃越多，我們就越發習慣這些外來食物，不再覺得不適應，不只改變我們的餐點，也改變了我們烹調的基本食材。

世界各國歷史上都經歷許多次飲食習慣的變遷，畢竟番茄的產地並非義大利，不過近期我們所觀察到全球尺度的飲食同質化是前所未見，一轉眼間，各地數十億食客突然開始使用相同類型的食材，這般尺度的飲食習慣改變不曾發生過，又加上這個現象同時橫跨各大洲，好像有個效力無限的開關，一轉換，我們根本來不及反應，甚至沒有機會注意到改變這件事；這也像天空色彩瞬間自藍轉綠，在我們還沒時間抗議拒絕之前，我們的眼睛就自行調整，並接受成為新的正常。

過去，不同地方的人類吃不同食物是根深柢固的事實，這也是我們雜食天性基因提供的能力，讓人類能夠適應世界各角落不同的飲食環境。如果你問人們「什麼是食物？」不論是在奈及利亞拉各斯還是法國巴黎，都應該要期待聽到截然不同的答案。

過去，「食物」一詞絕對不會代表單一事物，而是依據當地農作物、食材及風俗而有各自特色。

八〇年代，我還只是個孩子，我記得英國的大人用驚嚇的口氣說，日本人竟然愛吃……生魚肉！聽他們的語氣，感覺完全無法接受，甚至還覺得噁心，這些英國人甚至想像日本人會不會也懂得生吞青蛙！我根本不敢想像同一群英國人，只是老

了一點、頭髮白了一點，會走進一間正常的店鋪、輕鬆自在地點了一盤壽司當午餐。我們現在處於一個擅長複製的世界，你可以在北京叫到披薩、羅馬點到中式餃子，而且沒有人發覺這件事的違和感。

就文化交流層面，我們樂見飲食變遷的某些面向，還可以大飽口福，許多舊有文化隔閡及偏見因為飲食的全球化而不復見；西方人曾對於任何蒜味重、香辣、味道濃郁的食物敬而遠之，但現在非常樂意大口吃下韓式烤肉及香辣夠勁的泰式咖哩。

我們的餐盤某方面來說變大了，但是同時也縮小了，特別是在食材層面。當「食物」有共通意涵時，我們便開始用與祖先不同的方式在理解「食物」，地球上不論哪個角落，人類的飲食習慣都有相當顯著的同質化現象發生。

2010 年早期，由美國籍植物多樣性學家科林‧庫里（Colin Khoury）帶領一隊研究人員，運用聯合國糧食及農業組織（FAO）的數據，希望可以量化 1961 至 2009 這 50 年間世界飲食習慣如何改變。對於他們能拿到數據的每個國家（共計 152 國，占世界 98％人口），測量其國民攝取穀物的種類以及各種食物所提供的人均卡路里及其他營養素。整體來說，研究團隊調查 53 種不同食物，從柳橙到米飯、芝麻到玉米[23]，發現自六〇年代開始，飲食有巨大的轉變，不論你居住在世界哪個角落，你與距離千里之外的另一個人都能取得相同

的核心食材，所以有相似的菜單，這個現象庫里團隊稱之為「全球標準飲食」（Global Standard Diet）[24]。

我開始檢視聯合國糧食及農業組織網站上的數據，試著確認六〇年代人們的平均飲食與現代人飲食差異究竟在何處，然後我發現我問錯問題了！因為六〇年代根本沒有國際平均飲食的概念，只有許多特定、迥異的飲食習慣，如巴西吃玉米、蘇丹吃高粱、英國愛牛排腰子派、匈牙利吃燉牛肉湯等，所以沒有道理硬要塑造出一個平均飲食概念，因為此概念並不存在。

根據庫里研究，直到現在，我們才能歸納出全球標準飲食，因為現在人類才開始以類似的模式進食。改變中最明顯的部分在於我們進食的份量：六〇年代每人平均每天進食約 500 大卡（1961 年 2,237 大卡、2009 年 2,756 大卡），現代全球標準飲食不論是哪一類都比過去吃得多，自六〇年代起，我們開始吃比較多的精製澱粉及脂肪、攝取較多酒精，簡單來說，我們就是吃進比較多的食物；我們吃了很多糖及米飯，但是非常少豆類，飲食習慣基本上變得更甜、更油、更多肉，並且高度依賴產地距離我們居住地非常遠的食物，無論那是在何處。

庫里及其他研究人員計算出每個國家有超過三分之二國內所需的穀物是進口的[25]。

一個晦暗有雨的春晨，我與庫里通電話，他那時在科羅拉多州的美國國家種子銀行任職，他告訴我，他的專業並非營養學而是植物科學，他說：「我是個多元的人。」他也相信地球

的未來取決於我們建康生態系中生物多樣性的極大化，庫里與同事開始蒐集全球食物供給的數據，發現全球飲食逐漸變得一致，大家都漸漸選擇類似的食物。

庫里的家鄉丹佛，早餐捲餅是當地非常受歡迎的選擇，特別是周末早晨，熱賣於各大大小小的餐廳或咖啡廳，油滋滋、令人欣喜的捲餅，麵粉製外皮，包著雞蛋、馬鈴薯、綠辣椒、起司及各式肉類（墨西哥肉腸、培根或是牛排都有），另外，三明治也是丹佛當地的驕傲，好比費城的起司牛排。

對於熱愛者來說，丹佛的早餐捲餅是一大福音，但是從另一個角度來說，這種所謂當地美食，卻完全與當地特色無關；培根與雞蛋是來自愛荷華州大型食品商、煎蛋的大豆油是來自巴西，而餅皮的麵粉與大部分美國貝果、切片「奇妙麵包」（Wonder Bread）、熱狗麵包等來自相同的麵粉精製廠、來自相同全無風味的現代小麥植株，各項原料產地可能有些變化，但是基本上丹佛早餐捲餅與紐約漢堡薯條及菲律賓義式臘腸披薩的原料都是來自相同一群供應商。

庫里告訴我：「全世界人類吃的穀物都很類似，地方上的飲食正經歷巨大改變，但是深度觀察會發現，飲食原料種類就那麼幾種而已。」進入第四階段，有點類似第二階段農業誕生期，飲食的種類大幅減少，帶來新型疾病，如果除去包裝、食譜及品牌名稱，從里約到拉各斯，各地人們絕大多數能量來源皆是糖、肉類、精製麵粉、米飯及精製植物油，而這些主食都

需經過全球國際貿易網絡，才能出現在當地店鋪架上及餐盤中。現代人每日所需約 1,576 大卡，而大部分的熱量僅來自於六種食物，臚列如下：

1. 動物類食物
2. 小麥
3. 米飯
4. 糖
5. 玉米
6. 黃豆

上述六大類食物，其中動物性食品及小麥各占 500 大卡、米飯及糖占 300 大卡、玉米占 200 大卡，剩下 76 大卡來自黃豆，其他食物所占的比例微乎其微[26]。

世界多元的傳統料理式微，轉向單一飲食樣態，有著類似的甜鹹調味，怎麼吃也離不開米、麥、肉三巨頭。

而這種同質性、單一飲食習慣所造成的影響，可以從腸胃健康進行觀察；與富裕的西方國家相比，坦尚尼亞中北部哈扎（Hadza）部落仍然維持採集狩獵的生活模式，飲食包含相當多元的根莖類、漿果及野生肉類，腸道內微生物多樣性比現代人平均多了 40%（人類微生物群系〔microbiome〕即為人體腸道內微生物有機體叢）。現今已證實肥胖與第二型糖尿病皆與

腸道微生物多樣性不足有關[27]。

　　但對某些國家來說，全球飲食同質化頗有助益，庫里表示：「相較於 50 年前，時下飲食同質化對某些地區而言還算是幫助增加飲食多樣性。」取平均值而論，現在的飲食較六〇年代來得均衡，前提是飲食均衡的定義必須是不論種類多寡，但是吃進去的各種份量一致。不久前，許多東亞國家將生命線僅繫在單一米飯做為主食，除了造成生活單調外，單一主食飲食習慣更有相當危險性，如十九世紀發生的愛爾蘭馬鈴薯大饑荒，當單一主食收成不如預期時，就會有相當大的災情。現在拜全球市場機制之賜，東亞國家如越南現在開始多元攝取小麥及馬鈴薯，不只提升飲食安全，更增加營養多元性。

　　不過對大多數區域而言，新型全球標準化飲食窄化了我們的飲食光譜，世界大約有 7,000 種可食用穀物，但是其中三種就占了人類所吃的 95％；身為雜食性動物，人類天性本就適合多元飲食，所以現在單調的飲食樣態有違天性，應該什麼環節出了問題[28]。

　　有件事你可能會很震驚（我本人確實如此），世界上最接近全球標準飲食的國家竟然不是美國！我原以為飲食平均值會趨近美國習慣，但事實上美國的飲食習慣相當極端，之所以說極端，舉例來說，美國人相較於全球平均多從肉類中攝取兩倍以上的卡路里（大約 1,000 大卡，全球平均是 500 大卡），糖分及甜食的攝取量也高過世界平均許多。

　　如果你希望找到最接近目前世界飲食平均值的國家，應該找找開發中國家，特別是拉丁美洲國家，這些地區就好像一面鏡子，忠實呈現當代全球飲食改變趨勢。純粹就穀物攝取而言，最接近世界平均值的國家是哥倫比亞，該國四大主要熱量來源由多至少是玉米、動物產品、糖、米飯，但是現在次序已經改變，變成動物產品（518大卡）、糖（404大卡）、玉米（368大卡）、米飯（334大卡），相較於六〇年代，現代的哥倫比亞人能取得更多的小麥、糖及精煉油脂[29]。

　　哥倫比亞的飲食習慣竟然會趨近於現在世界均值，不久前還難以置信，但現在哥倫比亞人的飲食已經不只與歐洲與美國不同，還與其他拉丁美洲國家不同，雖說是均值，不過哥倫比亞人的飲食可一點也不一般；早餐吃雞蛋牛奶湯，佐青蔥與香菜，當地人稱為「強瓜」（changua），如果沒吃過的話，其實口感很接近粥或雞湯；另外一個哥倫比亞的飲食特色，是喜歡將當地獨特、豐富的熱帶水果入菜。

　　2017年我前往西班牙旅行，有幸能跟哥倫比亞籍暢銷作家、著有魔法奇幻小說《女人的哀傷配方》（Recipes for Sad Women）的埃克托爾·阿瓦德（Hector Abad）有一段愉快的談話。在日落前我們一起漫步在聖賽巴斯坦城鎮中，他告訴我對於古書與傳統方式的熱愛，他記得第一次從哥倫比亞來到義大利旅遊時，他很驚訝發現義大利人是餐後才吃水果而不是餐前，在哥倫比亞 —— 阿瓦德小時候 —— 水果是富裕家庭每天晚

餐的開胃菜，哥倫比亞的水果種類很多，從美味的紅心芭樂到獨具熱帶風情的刺果番荔枝（Guanabana）都有。阿瓦德後來跟我描述刺果番荔枝有著如恐龍般的外皮，內層卻像甜蜜多水的棉花，非常容易咀嚼。

當阿瓦德八歲時，大約是六〇年代，有位美國學生凱斯來拜訪他們一家，阿瓦德的母親早上為凱斯準備強瓜湯，他卻無法下嚥、反胃作嘔，也不愛吃阿瑞巴玉米餅（Arepa）—— 一種哥倫比亞的玉米麵包，需要每天現磨、現烘、現烤上桌。凱斯抱怨為什麼在麥德林（Medellin）都找不到一間漢堡店，阿瓦德也一直到青少年時期才第一次嚐到奇特、熱量超標的罪惡食品 —— 披薩。

現在阿瓦德與妻子仍舊堅持吃哥倫比亞優質傳統佳餚，或者說，盡力在現在飲食環境中維持，他們自己煮了很多湯類及魚類料理，也有些肉類、米粉及蔬菜餐點，不過他們家現在吃的傳統佳餚已經不是哥倫比亞的飲食常態，阿瓦德相信如果凱斯現在再來一趟哥倫比亞，要找到跟他家鄉洛杉磯一樣的食物完全不成問題。

阿瓦德注意到年輕的哥倫比亞人不再跟他吃一樣的食物了，同時這個改變來得急如閃電，五到十年內就發生了，年輕人放棄阿瑞巴玉米餅，早餐改吃切片的小麥製麵包，他也發現年輕人放棄米飯、豆類，轉而投向漢堡，不再喝新鮮果汁而是豪飲汽水，從七喜到哥倫比亞那汽水（當地的飲料，阿瓦德覺

得那比糖漿還甜）。

　　阿瓦德有些感嘆，覺得整個國家好像都忘了自己傳統美食的驕傲，他的母親現年 94 歲，只要身體不舒服仍舊會幫自己煮碗強瓜湯，但他不知道除了母親外，現在還有誰這麼做了。哥倫比亞現在正經歷的過程其實許多國家也正發生，世界各地的孩童都異常地吃著相當類似的食物，你不會相信，一個葡萄牙孩童與中國孩童下課放學後回家吃的點心竟然一樣，有項研究調查自 2011 至 2013 年間，12 個國家中超過 7,000 位 9 至 11 歲孩童，發現有非常相近的飲食習慣，特別是飲食習慣不健康的孩童，吃的東西基本上並無二致：包裝餅乾、穀物棒、大廠牌糖果、巧克力及脆餅 [30]。

　　無論是在澳洲或印度、芬蘭或肯亞，各地孩童不論貧窮或富足，都熟悉且攝取相同的東西，但是這些食品與當地傳統餐食毫無關係；他們吃著類似食品，如炸薯條、喝汽水、甜甜圈、薯片、蛋糕、冰淇淋等。印度班加羅爾與加拿大渥太華的九歲孩童能夠取得相同品牌的汽水、相同包裝的零食。但是不只是飲食習慣不良的孩子，各國習慣健康飲食的孩童也有類似的飲食種類（除了印度孩童大部分都喝全脂牛奶，而芬蘭都喝脫脂牛奶），他們大部分都攝取大量深綠色葉菜、橘紅色葉菜及豆類食品、魚類及起司、還有水果（特別是香蕉）[31]。

　　香蕉真的完美體現當代全球飲食種類的單一性；香芽蕉（Cavendish banana）現在普及於世界各地廚房，在許多飲食

文化中，香蕉並不是常見的水果，但是這種金黃新月形水果卻
成功攻佔全球日常飲食，也是我們食物系統缺乏多樣性的鐵
證，如今香蕉是世界上最受歡迎的水果，同時也是世界前十大
攝取食物[32]。

冰島香蕉王國神話

世界上最不可能生產香蕉的地方就是冰島，距離北極圈僅
幾百英里，冰島顯而易見並不是適合種植熱帶水果的地方，北
歐區域的冬季，日照時間每日僅四個小時，溫度也經常低於零
度，但在冰島南方接近惠拉蓋爾濟（Hveragerei），有著一片
熔岩地，擁有足夠的地熱能，為當地溫室加溫，種植神奇的北
歐香蕉[33]。

冰島自產香蕉相當神奇，同時也助長了現在全球逐漸不具
獨特性的飲食趨勢，千禧年間流言四起，說冰島是歐洲最大的
香蕉共和國，也說冰島嘗試以國產香蕉達到自給自足[34]。

不過，冰島香蕉王國神話終究也僅是個神話，冰島能產香
蕉這件事本身就已經相當驚人了，但這不代表冰島可以產出國
際商業尺度的香蕉產量；四〇年代，當時植物科學家首度發現
冰島可以種植香蕉，全國各地都一窩蜂嘗試營運香蕉農場，不
過都入不敷出、無法獲利，因為冰島香蕉的耕期很短，採收期
僅從 4 至 6 月，很快地，冰島香蕉田的老闆都放棄了，把剩餘

植株捐給惠拉蓋爾濟附近農業大學，於是你在當地商家找不到任何一根地熱香蕉，因為當地農業大學皆為公立學校，不能有任何營利行為，所以每年少少的產量（約一噸）都變成學校師生及遊客的小點心[35]。

為了滿足香蕉需求，冰島人跟其他高緯度及西方國家一樣，向大型跨國企業購買低緯度國家種植的香芽蕉，冰島超市裡的香蕉（相當大量）大部分都貼有藍色金吉達（Chiquita）貼紙，上面印著一位容光煥發的女士（金吉達小姐），戴著一頂用水果裝飾的卡門米蘭達招牌生水果帽，背後老闆是一間註冊在北卡羅萊納州的美國公司，金吉達是最大的國際水果企業之一，在七個國家設有分部，販賣中南美洲所產的香蕉，主要來自瓜地馬拉及墨西哥兩國。明明不是香蕉產地，但冰島現在跟其他國家一樣習慣吃香蕉蛋糕，事實上，香蕉蛋糕是雷克雅維克主要的蛋糕種類，冰島人也非常熱衷隨手一根新鮮香蕉，當作快速補充能量的食物來源。直至 2000 年，根據聯合國糧食及農業組織數據，冰島人均香蕉進口量是 12.46 公斤，是俄羅斯的 4 倍[36]。

香蕉是當代最典型的食物，過度種植於熱帶地區，提供溫帶國家食用，大多種植於開發中國家，以滿足已開發國家的口腹之欲及營養補充，我們對於香蕉的依賴反映了發人深省的現實──人類越來越傾向吃外來食物而非產自當地的食物。

香蕉原本只產於特定區域，現在卻是世界各地的日常必需

品，熟悉程度好比本地農產，對我們祖父母輩來說，除非他們曾住過熱帶國家，香蕉無疑是異國食物，能吃到一定是一個很特殊的體驗，但現在香蕉一點也不稀奇、毫無異國感，有時候還是超市裡最便宜的水果。

香蕉現在也是義大利、阿曼、德國及印度的日常水果，同時無論你在世界何處吃香蕉，絕大多數也只有香芽蕉這個品種，占據國際香蕉貿易的主體，即使該品種絕非最美味，也占世界香蕉總產量47%（在中國及英國則是幾近100%）。香蕉議題困擾我許久，有時聽大戰世代的英國人提起多麼想念戰時香蕉的風味，戰後也渴望能再度嘗到香蕉滋味，我一直不了解為什麼他們會有這種想法，因為香芽蕉真的不好吃！後來我知道，因為當時他們吃的香蕉品種不同；在香芽蕉之前，世界香蕉市場由大麥克香蕉（Gros Michel）主導，據說較香芽蕉美味許多，相當罕見舊世代水果竟然較新世代水果甜，而且不只甜度較高，質地也較綿密、有著濃郁、深邃、如陳釀般豐富滋味，就像你平常接觸過的香蕉風味甜點，那股濃烈甜膩的香氣比較接近大麥克香蕉品種。問題在於，因為香蕉黃葉病（Panama disease），大麥克香蕉於五〇年代全滅[37]，之後需要找到消費者能接受的替代香蕉植株品種，聯合水果公司（United Fruit Company）—— 一間美國企業，控制世界絕大多數香蕉園，轉向找到香芽蕉品種，味道完全比不上大麥克香蕉，聯合水果的合作果農發現香芽蕉風味遠不及前者，質地亦

較乾扁，但外觀非常接近且耐放方便長途運輸，最重要的是對
香蕉黃葉病免疫，所以雖然大家對它的味道不苟同，但香芽蕉
取而代之成為世界主要的香蕉品種，有部分原因也是因為外觀
符合人們對於香蕉的期待（在我寫作的當下，香芽蕉正遭遇另
一種香蕉黃葉病的侵襲，讓大家開始質疑香蕉產業在單一品種
的香蕉投資這麼多是否正確）[38]。

　　人們運用基因工程創造無籽香蕉，所以每根香芽蕉都有著
一模一樣的基因，香蕉是單一作物栽培的代表，目前世界上有
超過一百種的香蕉品種甚至還有紅皮香蕉，但是你不知道，以
為香蕉只有一種，因為超商裡從來不曾見過，除非你的飲食文
化裡有烹煮大蕉的習慣，你不常聽到有人談論不同種類的香
蕉，因為你期待香蕉吃起來都一樣，不是最美味的東西，但相
比其他水果卻是廉價、有飽足感、對健康有益。超市裡香蕉的
行銷手法大多不是在於口味不同而是大小尺寸不同；小根給小
孩吃、大根給我們。

　　發生在香蕉身上的故事，其他水果雖然沒這麼極端，但
大方向也差不多相似；單單英國產地的蘋果就有 6,000 種，無
味、香甜、柔軟、脆口、黃、綠、紅色都有，但是在英國商業
化栽植的蘋果種類只有大約十種，大多外觀可靠、形狀良好、
香甜可口，但是品種簡化對於人類的健康有負面影響；不同的
蘋果有不同濃度與種類的植物化學成分（phytochemicals），
有些含有預防某特定癌症與心血管疾病關鍵的維生素，如果我

們只吃同一種蘋果，我們可能無法得到吃水果應該獲得的健康益處[39]。

至少就蘋果而言，我們還對其他品種有印象，記得我們曾擁有的傳統蘋果品種，這得感謝秋天時節小農市集持續喚醒我們的記憶，但就香蕉而言，我們對其他品種完全沒有期待，香芽蕉符合我們現代食物原型，無論季節都可以看到它黃澄澄的外皮，包裹著乾淨的果肉，提供我們健康所需的養分，要是你在正確的熟成階段，每根香蕉的口味一致性堪比可口可樂，不論在炎熱的杜拜夏天或是冰島的凜冬，從不斷貨。

不久前，冰島還是個缺乏新鮮水果的地方，三〇年代冰島人甚至需要醫生處方簽才能購買新鮮水果，由此可知為什麼對四〇年代植物科學家而言，認為冰島產香蕉是個多麼美好的計畫；二十一世紀初期，冰島人仍然只有夏天有新鮮水果可以吃，而且只有三種當地產的莓果：黑果越橘（學名 Vaccininum myrtillus）、篤斯越橘（學名 Vaccininum uliginosum）及巖高蘭（學名 kroekiber），巖高蘭是種小型、黑色莓果，生於發芽的灌木叢中，帶有刺口的酸味，冰島食物作家娜娜・羅格瓦達托蒂（Nanna Rögnvaldardóttir）曾說，任何國家只要有產莓果都不會覺得巖高蘭好吃。冰島曾將巖高蘭與苔癬、海帶、煙燻內臟、酸奶（skyr）及鹽漬鱈魚並列特色美食，數世紀以來，冰島居民為克服艱困環境，飲食習慣與世界其他地方大不相同，只能吃在地取得的食材，小麥基本上是不可能種植於冰

島的，所以冰島人不是吃麵包，而是吃魚乾配奶油[40]。

在香蕉普及前（與全球標準飲食改變發生前），冰島人懂得珍惜有限食材間各種小小的差異，傳統冰島人因為太常吃鱈魚，變得非常專精於一尾鱈魚各部位不同的口感與風味，從臉頰肉到魚眼睛都不浪費，單單就鱈魚頭，冰島語中就有109個單字來描述各個不同部位[41]。

孕育這種多元語言的文化已經消失了！現在冰島的食物，與世界其他地方一模一樣，羅格瓦達托蒂記得曾經冰島上唯一的香料就是鹽與胡椒（還有肉桂，做蛋糕用），但現在冰島除了寒冷天氣一致外，你可以找到大量的初榨橄欖油、日曬番茄乾及大蒜。

自六〇年代起，冰島進口的水果量節節攀升，所以再也沒有需要去吃酸溜溜的巖高蘭，除非你是為了重溫往日情懷，現在冰島人平均每天從水果攝取109大卡，相較於六〇年代的46大卡增加許多。羅格瓦達托蒂工作的出版社，每天都會有一籃新鮮水果送到辦公室，其中一半是香蕉，不過雖然水果種類不少，但她總覺得少了點什麼，她曾說：「現在冰島的水果基本上都是進口的，我們漸漸對於季節變化無感了。」香蕉廣受冰島人喜愛，因為相對便宜，而且無時無刻都能在市場上找到，即使是冬天。冰島人對於這些新食物的了解並不如對鱈魚或巖高蘭那麼深刻，現在冰島平均每人每年吃111根香蕉，但對於描述這麼常見的香蕉，冰島語只有一個概括式的詞彙——

香蕉（banani）。

　　我無法抱怨香芽蕉的存在，不只因為我的廚房裡常見它們蹤跡，讓我可以即時餵飽飢餓的孩子，或是可以切片搭配早餐麥片粥，要是沒有香芽蕉的話，數以百萬計收入較低的消費者甚至會無法負擔新鮮水果，同時它也是鉀離子、膳食纖維及維他命 B6 非常好的來源。不過，單一作物種植水果其實是市場偏好便宜、大量、不在意口味所造成的症狀，但現在香蕉現實狀態是，每個家庭廚房都有太多香蕉，根本無法在香蕉皮變咖啡色前吃完。

過量飲食簡史

　　我們日常生活中充斥著過量食物絕非偶然，一切都是計畫好的。現今食物系統發展需回溯至第二次世界大戰結束，那時各國政府都傾力確保人民在慘烈大戰後不會餓肚子，歐洲及美國的農人獲得政府補助，提供更多、更大量的糧食，直至今日，我們仍活在這重量不重質的遺毒中。

　　二戰前，大部分的農人耕作習慣是多種穀物輪耕，以維持土壤肥沃並控制病蟲害；戰後，農人開始走向單一作物種植，純粹為了極大化土地產能。舊時的炸彈工廠改行製作氮肥，退役的坦克車也改裝成聯合收割機，美國馬歇爾計畫自 1947 年開始至 1952 年，全力協助歐洲戰後重建，投入超過

130 億美元，這筆金援很大一部分都做為動物飼料及作物肥料之用，豐盛的世代正式開啟[42]。

戰後食物系統有個難以解釋的悖論：整個歐美正經歷當時世界前所未見、規模最廣的農業版圖擴張，但是同時也在發生大規模的農人出走潮；1985 年僅 3％美國人為農夫，100 年前則超過半數人口皆務農，但歸功於現代科技及肥料，農場運作不再需要這麼龐大的人力。

1950 至 1990 年間，世界小麥、玉米及各類穀物的產量成長三倍，其中以美國成長幅度最大，這些額外生產的穀物需要找到出口，大多變成飼料餵養牲畜家禽，以滿足逐漸發展的肉品市場[43]。

在這場土地革命中，我們失去數以千計的小農，換來巨大的卡路里供給，完全符合戰後政府所設立的目標與計劃；1950年平均每位美國人所攝取的熱量為 3,100 大卡，2000 年增加至 3,900 大卡，雖說每個人活動度不同，但這已經是常人每日所需熱量的兩倍。換句話說，如果打算避免過度飲食，就必須主動拒絕一半送到嘴邊的熱量，每天都必須如此，雖說不是不可能，但也絕非易事，畢竟人類的天性就是不放棄吃的機會[44]。

這些改變促進了大型跨國食物企業的崛起，利用這些多餘熱量提供新的價值，也增加了公司利潤，戰後數十年間，這類跨國食品公司所累積的實力不容小覷，直至 2012 年，單單雀巢公司的年收益就高達 1,000 億美元，是烏干達國內生產總值

所使用的平均能量對比所需要的平均能量

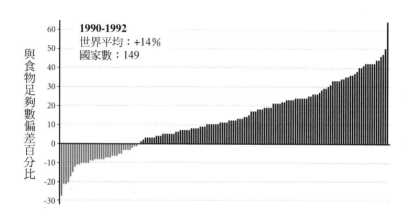

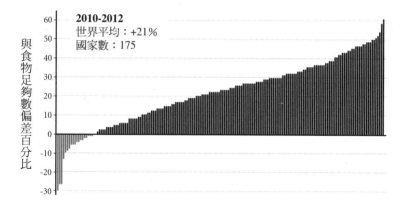

來源：聯合國糧食與農業組織食物安全統計數據。

備註：0 = 100%足夠；< 0 = 不足夠；> 0 = 過量（自聯合國糧食與農業組織估計國家供給量）

（510 億美元）的兩倍，歐美政府補助超量生產其實肥了食品公司，農夫本人卻只能賺取蠅頭小利，分析美國食品經濟可以發現農人僅分得 10.5％的收益，大部分利益都在食品加工產業，所以當你購買一盒早餐玉米片，穀物本身根本不值什麼錢，你花錢買的都是裡面所添加的調味劑、甜味劑、脆口添加物、食品包裝及讓小孩逼你花錢的廣告[45]。

　　九〇年代初期，歐洲各政府仍舊維持補助，鼓勵農人生產大量食物，過量的食物最終會進入世界市場機制，讓窮困國家裡的農人難以生存、無法競爭。1995 年，世界貿易組織成立，宗旨在於終止不公平的政府補助及消弭貿易障礙，提供開發中國家較友善的貿易環境，新型、自由化的全球市場並不代表更公平的貿易機制，但肯定沒有帶來更健康的飲食樣態，富裕國家持續大力補助國內農民，同時又收他國減少農業補助之利益，讓國內農人成功打進開發中國家的新興市場；另一方面貧窮國家的食物市場投資規範大大寬鬆，吸引大量販賣高度加工食品的企業外資，這一切市場機制與運用導致亞洲及南美洲的營養變遷現象[46]。

　　西方世界已經進入多糖的第四階段數十年，現在還有許多較貧窮的國家前仆後繼步上我們的後塵。六〇至七〇年代是富裕國家飲食習慣改變的關鍵時段，許多人大規模地改變飲食習慣，擁抱高糖飲料及高度加工食品，八〇年代加拿大平均每人每天已從動物產品（大多數是肉類製品）攝取超過 1,000 大

卡、從油脂與糖各攝取 300 大卡，我們這個世代見證飲食革命，全球的人都漸漸開始習慣這類高油、高加工的飲食 [47]。

第四階段相當驚人的原因之一在於發生速度之快，人類從採集狩獵發展至農業社會（第一到第二階段）花了一千多年，歐洲及美國的工業革命效應花了幾世紀（第二到第三階段），不過現在大家正經歷的改變更快，從自家烹調配自來水變成包裝點心配含糖飲料只花了幾十年。巴西、墨西哥、中國及印度的變化速度更快，只花了十年不到；在南美洲，營養變遷速度顛峰在九〇年代，自 1988 至 1999 僅僅十一年間，墨西家過重及肥胖人口就多了一倍，從總人口的 33.4％增加至 59.6％ [48]。

墨西哥飲食改變速度極快，1994 年美國、墨西哥及加拿大三國簽署北美自由貿易協定（NAFTA）後，完全斷了墨西哥自產玉米的活路，墨西哥境內充斥美國產的廉價黃玉米，不論是品質、口味及營養價值，根本無法與舊時自產玉米相提並論；傳統墨西哥玉米餅（tortilla）的原料是適應當地水土的各種玉米品種，每種都有自己獨特的風味及營養成分，烹調之前，人們會將玉米進行鹼化溼磨處理（nixtamalised），就是將玉米浸泡於鹼性溶液中，協助穀物釋放營養成分；傳統玉米餅大多搭配豆類一同食用，這種飲食搭配也反映當時的種植樣態，原先墨西哥玉米與豆子是同時種植的作物，得以增加土壤沃度，現在玉米與豆子並不常一起出現，不論是在田裡還是盤

上，豆子反而被高度加工食品所取代，而加工食品的市場銷售量在 1995 至 2003 年間增加了 5%至 10% [49]。

　　就像南非一樣，墨西哥飲食模式已經改變了，來得又快又急，我們現在說的不是偶爾喝杯可樂或週末來份炸雞，而是全面食物供給的轉型，同步發生的正是九〇年代全民健康的急轉直下。1999 至 2004 年間，墨西哥 7-11 便利商店的數量增加一倍，當時還有一些國內城鎮自來水供給斷斷續續，但可口可樂比起瓶裝水存貨更充沛；同時 1988 至 1998 年間過重及肥胖人口增加 78%，到了 2006 年，超過 8%的墨西哥人患有第二型糖尿病 [50]。

　　巴西正在經歷類似的營養變遷慘案，許多國民都同時有營養不良及肥胖問題，巴西四處可見「雙重負擔家庭」，部分成員（通常是孩童）過輕、部分過重（通常是母親）[51]。許多巴西青少女同時患有貧血及肥胖，表示她們的飲食雖然量足但缺乏關鍵營養素，特別是鐵質 [52]。

　　對美國人而言，垃圾食物已經見怪不怪了；「好傢伙玉米花」（Cracker Jack）是種黏膩包裝甜食，由爆米花、糖漿及花生混合而成，1896 年於芝加哥首度問世，但現在已經遍布全球各個角落，深入非洲及南美洲偏遠鄉鎮。自九〇年代起，跨國食品公司不遺餘力地把商品推銷到偏僻地區，希望商品能夠出現在最偏遠的非洲鄉鎮雜貨店架上，只要當地有供電，你就會看到可口可樂的蹤跡，提供店家免費的冰箱、飲料

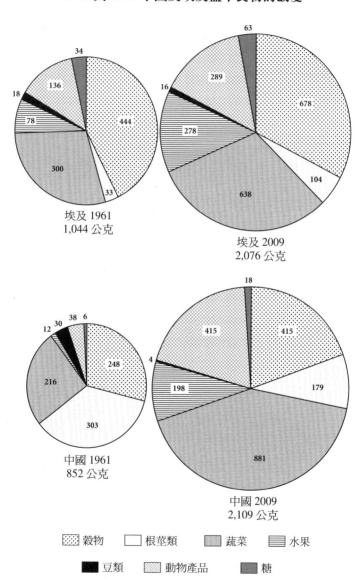

1961 與 2009 中國及埃及盤中食物的改變

埃及 1961
1,044 公克

埃及 2009
2,076 公克

中國 1961
852 公克

中國 2009
2,109 公克

⬚ 穀物　　☐ 根莖類　　▨ 蔬菜　　☰ 水果

■ 豆類　　▤ 動物產品　　▦ 糖

亭擺放他們的產品,現在食品公司把這種行銷手法升級,雇用銷售人員直接販售給家庭[53]。

2017 年,紐約時報記者追蹤報導一些巴西婦女擔任雀巢公司的業務,挨家挨戶販賣巧克力布丁、含糖優格及重度加工穀物,消費者還誤以為購買這些產品是為家人好,因為銷售話術大多會稱其產品添加維生素及礦物質,挨家挨戶的銷售手法讓大型食品廠能打入以一般手段無法打進的巴西偏遠區域[54]。

雀巢公司於官網公佈一份 2012 年報告,認為這種逐戶推銷手法是變相的企業社區參與,因為賣到家家戶戶的食品有添加維生素,不過報告中沒有提及這些食品都含有過量的糖、精緻澱粉,取代傳統營養的巴西飲食。目前雀巢有 7,000 名業務執行逐戶銷售計畫,目標預計要增加至 10,000 名,雀巢宣稱這類業務工作讓女性獲得獨立感同時也提供重要的家庭收入,但不用說也知道,雀巢不會告訴大眾,許多業務員婦女與她們的顧客一樣,現在都受飲食相關疾病之苦,有一位 29 歲的雀巢女銷售員瑟蓮娜・德席爾瓦(Celene da Silva)重達 200 磅並且罹患高血壓疾病,曾接受紐約時報專訪,說她每餐都要配可口可樂[55]。

這個故事不只與食品產業有關,更與社會變遷有關,巴西及世界其他大型跨國食品企業的崛起,只是各種社會變遷的一部分,其他包含薪資提升、工作樣態改變、都市化、電子廚房儀器以及 3C 產品如電視、電腦、手機等擁有戶增加。大眾媒

體是個經常被我們遺忘的助力，推動整個營養變遷運動。1989年中國63％的家庭裝有電視，其中過半有的是黑白電視，但到了2006年，98％的中國家庭裝有電視，而且幾乎全部都是全彩電視。看電視這項活動不只會誘使人們變得較不愛動，還能夠直接行銷新上市的加工食品，特別針對孩童。世界各地在電視上廣告的食品，幾乎全都是營養師所稱的「非核心」食物──非必要、高含糖或高含鹽的點心，而不是正餐類型食品。這類廣告目的在於讓孩子偏愛垃圾食物，食品公司希望這種偏好可以維持一輩子[56]。

並不是說電子娛樂或便利的烹調幫手等都市生活模式本身有何問題，事實上，科技發展帶來許多好處；就我而言，我不希望回到過去沒有Spotify（音樂串流服務公司）的日子、冰箱與彩色電視也都不能少，與營養變遷一同發展社會各面向的改變，讓人類可以擁有更飽滿、簡便、舒適的生活。2018年春天，我去了南京，中國一線大城市之一，我走在曾是一整片田野的土地上，十年前這裡還都是農民揮汗如雨、辛苦工作的田地，現在一幢幢華麗閃耀的高樓商城平地拔起，年輕人在這個祖父母輩曾艱困挨餓的土地上，舒適地坐在有冷氣的星巴克，一口口咬著抹茶口味的蛋糕；老南京人還記得小時候家裡一年只能吃一、兩次異國水果，如榴槤、荔枝，現在每週想買就買，也能舒服地搭著高鐵回家。

就某些層面而言，現代全球食物產業造就了許多奇蹟──

什麼都能種、都能運、都能賣（只要可以好好包裝陳列上架），這個系統能將偏遠國家所產的綠豆、鮮肉等產品，幾天之內運送至世界各角落的饕客嘴邊，而且還相當新鮮；要是你經濟無虞，還可以在冬天買到夏季水果，或者全年都可以享用一杯冒煙的熱巧克力，再擠上滿滿的鮮奶油，前人都非常擔心乳製品的安全性，我們現在無時無刻皆可以輕鬆買到新鮮冷藏的冰牛奶，還不用擔心生菌數。

食物變遷的第四階段在這世界前所未聞，有時看著我的三個孩子，真心覺得這個世代是多麼幸運！完全不用擔心會餓肚子，新鮮水果像自來水般稀鬆平常，當冰箱空了，我們也知道要去哪裡補貨，孩子們沒有看過空蕩蕩的超市陳架或是用食物配給券取換糧食，我個人也沒有這種經驗。

無庸置疑，即使今日此刻，豐沛的飲食也不是每個孩童都能享有的福音，委內瑞拉的飢荒就是一聲警鐘，提醒我們這個食物充足的階段不會是個永久常態，同時也告訴我們許多孩童，不分貧富，沒有平等分享這份食物富足；美國每五位小孩就有一人有糧食安全的問題，反而是在第四階段看到了圍繞於食物的新型態社會與經濟的不平等，有些孩童一輩子沒機會吃一顆草莓，有的也只是速食餐廳裡假的草莓口味奶昔，有錢的家庭裡，孩子早餐則是吃有機燕麥片搭配小農市場莓果，貧富之間的飲食品質落差不斷增大，美國貧戶家庭體態上看起來並不像挨餓的人，不像維多利亞時期的孤兒那般乾瘦，但是他們

的深綠色蔬菜、全麥食品及堅果攝取嚴重不足[57]。

第四階段的大哉問，在於能不能留下現代飲食有利的面向，並且排除負面影響；戰後的食物體系成功製造出大量卡路里，但還沒成功的，是產出不會讓人們不健康的食物。

翻轉趨勢

發展趨勢專家曾建議我們應該翻轉營養變遷趨勢，往健康飲食模式靠近，理想的狀態是我們可以享受飲食的便利與多元，卻不用受慢性疾病之苦。但趨勢真的能夠翻轉嗎？讓人民遠離垃圾食物擁抱蔬菜？如果可行的話，哪裡有成功案例可依循？

有個國家 —— 南韓不斷出現在我研究這些問題的軌跡上，南韓成功自第三進展至第四階段，營養變遷過程神速，但是卻不見南韓遭遇如巴西、墨西哥及南非的慘烈後果。南韓可以說是國際唯一模範生，成功翻轉飲食趨勢；六〇年代早期至九〇年代中期，南韓經濟徹頭徹尾轉型，相比 1962 年與 1996 年的國內生產毛額，增加了 17 倍，同時人均壽命也從 1960 年的52.4 歲增加至 2015 年的 82.6 歲，如同其他國家一樣，經濟成長帶動人口結構改變，大量農村人口聚集至都市區域，漸漸熟悉電視、微波爐及電鍋等家電，1988 年南韓首次舉辦奧運盛會，成為接受國際影響的重要里程碑。

　　可以預見這般經濟與社會變化一定會帶動南韓飲食的大幅度調整，居家飲食調查顯示 1969 至 1995 年間南韓肉品消耗量增加 10 倍，韓式烤肉（bulgogi）主食材為醬油與麻油醃漬的牛肉，曾一度是逢年過節才有的佳餚，現在由於收入提升、食物價格下降，變成中產家庭週間每天晚餐選項之一；另外穀物的人均消耗量（主要是米飯）從 1969 年的 558 公克下降至 1995 年的 308 公克。

　　有鑑於南韓由貧至富快速變遷，並且接觸新世界市場，原本期待應該也會與其他國家一樣，快速擁抱高糖、高脂肪、多加工的肥胖飲食，但是相較於其他快速發展的國家，南韓成功保有許多傳統飲食樣態，研究人員檢視六〇至九〇年代的相關數據，驚訝地發現南韓脂肪攝取量相對較少；1996 年，南韓每人平均吃下的脂肪比中國人少，而且當時南韓國民生產毛額已是中國的 14 倍[58]，南韓肥胖程度也遠低於國家經濟發展程度推估值，根據 1998 年數據，僅 1.7% 的男性、2% 的女性有肥胖問題[59]。

　　南韓之所以能夠翻轉飲食趨勢，關鍵重點在於蔬菜攝取量。1969 年南韓每人每天平均攝取 271 公克的蔬菜，不論新鮮蔬菜還是泡菜皆納入計算，到了 1995 年，儘管南韓社會模式劇變，泡沫茶飲的風潮、韓國流行音樂（K-pop，一種亞洲與西方融合的流行樂種）的崛起，南韓人均每日蔬菜攝取量還少許增加至 286 公克，九〇年代的南韓都市與五〇年代的農村

生活方式相去甚遠，但是大家都還是記得要多吃菜，南韓的例子告訴全世界，其實當個現代人也可以不用討厭吃蔬菜[60]。

南韓人究竟是怎麼做到的？無視所有現代生活的變遷及壓力，仍舊維持吃蔬菜的好習慣？文化是部分原因。南韓人吃蔬菜是因為覺得好吃，而不僅是為了健康因素，但西方世界大多是為了健康而吃。南韓人享受許多不同種類、味道豐富的蔬菜，不管是豆芽還是菠菜，其他國家根本望塵莫及。據統計，南韓農村地區人民攝取超過 300 種不同的蔬菜，每種都有自己獨特風味及口感，不過對南韓來說，蔬菜料理之王還是非韓式泡菜莫屬，取大白菜經過發酵及大量香料調味製成，可以用來調味，也可以做為主菜食用，更是 2002 年南韓消耗量第二大的食品，僅次於米飯[61]。

雖然說南韓面對營養變遷衝擊，多虧了國內愛吃蔬菜的文化，但是政府也有施行一系列舉措以減緩衝擊所帶來的影響。相較於其他開發中國家，南韓政府跨部會全面協力維護韓式傳統飲食，免於被新型全球化飲食入侵，自八〇年代起鄉村生活科學院（Rural Living ScienceInstitute）訓練出數千名種子師資，在全國各地提供免費的烹飪工作坊，教育家庭成員如何製作傳統美食，如蒸飯、發酵黃豆製品及韓式泡菜[62]。

此外，政府大規模舉辦各式媒體宣傳活動推廣當地食物、透過電視節目強調當地食材的高品質，同時並支持自家種植農產品及在地農民。當世界上大部分八〇年代的孩子，一開電視

1969-2009 南韓人均每日蔬菜攝取量（公克）

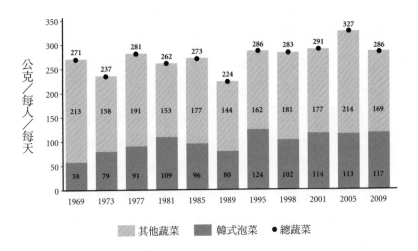

來源：Figure 2 in Lee et al. 2012
備註：數值呈現為 3 年期或 4 年期之移動平均；韓式泡菜的攝取量是統計 1969 至 1995 年間年齡大於 1 歲、1998 至 2002 年間年齡大於 2 歲之中位數。

就受到甜食、點心、汽水及玉米片的廣告洗腦，南韓的孩子是接收政府認可的訊息，讚揚在地食物的好處[63]。

　　時間快轉至今日，南韓的飲食健康程度已經不比九〇年代了。波普金博士 2009 年前往南韓研究當時南韓人飲食數據，發現汽水及酒精的攝取量提升，南韓政府自九〇年代至 2009 年，花了 10 年提倡攝取全麥飲食，但是成效不彰，平均每人只多吃了 16 大卡的全麥產品，2009 年南韓的肥胖、糖尿病及

新血管疾病的數據也都較 10 年前增加許多 [64]。

然而南韓吃蔬菜的份量在富裕國家中仍舊數一數二，韓式泡菜受歡迎的程度也前所未見，大白菜（韓式泡菜的主要原料）的價格連年水漲船高，自七〇年代至 2009 年漲幅超過 60% 更是不可思議。南韓人平均飲食模式並非完美，但是人類飲食自古來又何嘗是，不過南韓還是可以作為成功案例，告訴我們其實在古代多元但稀少及現代豐足但不健康的兩種飲食間，能夠找到黃金平衡點 [65]。這也帶給撒哈拉沙漠以南的非洲開發中國家一些希望，或許他們也能夠保留自身蔬菜為主、多元的飲食文化，同時享受較為舒適、富足與輕鬆的生活。

在撰寫本書時，我並不確定其他開發中國家政府願不願意採用南韓經驗，積極主動抵抗包裝食品的洪流，目前政府間常見的作法並非抵擋營養變遷，而是主動加速變遷速度，以從跨國食品企業中得到更多好處。

2017 年 8 月，我赴哥本哈根參與世界食物高峰會（World Food Summit），兩天的會期聚焦在幫世界找到餵養自己更好的方法，其中一位講者印度加工食品部部長（Minister for Processed Foods）哈辛茨・卡爾・芭達爾（Harsimrat Kaur Badal）女士（我之前不知道真的有這種工作），向與會聽眾發表一席精彩炙熱的演講，緬懷印度早期對新鮮現煮、新鮮蔬菜的熱愛不再。她說印度曾經是個三餐都吃自家烹調料理的國家，台下聽眾從丹麥與國際食物作家、廚師及食物產業代表都

不禁發出一聲羨慕的嘆息，讚嘆印度新鮮現煮的料理；但是部長女士是要來告訴我們，這類新鮮美味的料理事實上是件不好又浪費的事情。她感嘆道：「在印度僅 10％自產的農作物經過食品加工程序」，反觀歐洲及西方世界國家食品加工比例高達 60％，部長女士很清楚的表達，印度中產階級民眾希望可以享用世界其他國家有錢人在吃的食品；另，印度每年浪費約值 400 億美元的食物，大部分是因為效率差的食品配送系統。「浪費食物是不道德的」，而她建議因應作法就是引進外國直接投資（FDI）於加工食品產業。

部長女士進一步解釋，印度擁有巨大的商業機會，具備 14 億人口市場，這些人都是尚未開發的加工食品市場潛在消費者，「我邀請在座諸位來印度與我們合作！我們希望學習丹麥的科技與專業知識」，相對地，印度提供給大家是當地絕佳的食材以及滿滿、待採摘的人口市場。

這難道真的是印度與其他開發中國家政府打算因應營養變遷的策略嗎？印度飲食文化自古以來熱愛蔬菜，跟南韓有類似的背景，有望可以複製南韓經驗，而不是重蹈其他國家慘烈第四階段的覆轍。印度收入提升帶來許多正面成效，但現在印度正歡迎過度加工食品進入國內之時，卻已經出現諸多警訊如第二型糖尿病及胰島素抗性激增等，究竟印度能否享受無飢餓的日子，同時也不受文明病之苦？

下一步呢？

有鑑於我們過去的經驗，第四階段不是營養變遷的最終樣態，但是沒人可以肯定預測未來飲食會長什麼樣，不過由於超過 50 年的過度飲食，我們可以確定的是，人口卡路里攝取量一定會下降，唯一的差別在於，究竟是因為氣候變遷、農產欠收而被迫減量，還是因為我們自主控制自身食物命運，決定只吃身體所需的量以及土地可以乘載的量。有人認為，波普金博士也是其中一員，透過正確的政府政策，我們就可以拿回食物自主權，離開第四階段邁向第五階段，波普金命將其名為「行為改變」階段。

第五階段如果能夠成真，人類就能看到希望的曙光。大部分人類都能維持富裕、都市生活，但轉型都市能提升居民的運動量、也更容易能取得新鮮農產品。第五階段特色在於人們攝取更多蔬菜水果、退化性疾病罹患率降低、健康與飲食的相關知識更普及，人們更有意識地為了健康而選擇飲食方式，人類終於可以好好活著、好好吃飯，過著舒服的日子，沒有飢餓也沒有病痛，但有著適量的美味食物。

現在有些小跡象顯示第五階段正在成形，雖然說尚未形成全球運動，但是世界有許多角落已經可以預見希望的未來，丹麥就是其中之一。於哥本哈根活躍的主廚、同時也是食譜作家的特琳・哈內曼（Trine Hahnemann）說：「過去 20 年間發生

了太多事情，不敢置信現在廚師是個很刺激的職業！」我在
2017 哥本哈根世界食物高峰會現場遇過哈內曼，沒錯，就是
那個印度食品加工部部長女士高談闊論的同一場活動；哈內曼
帶我去哥本哈根無數間葡萄酒吧其中一間，外觀是美麗的傳統
建築，點了綠維特利納（Gruner Veltliner）白酒，倒入典雅的
長柄平底北歐酒杯，她告訴我她認為生活品質的核心在於美好
的食物。

　　身為丹麥人，哈內曼對於現代食物的經驗與孟買或德里同
等的中產階級截然不同，丹麥五○、六○年代就已經歷營養
變遷，從第三進入第四階段，現在丹麥飲食正全面往風味俱
足、有趣的方向邁進。如果說第五階段正在發生的話，一定
非哥本哈根莫屬，城市裡絕大多數的成人以腳踏車通勤上下
班，飲食文化核心為健康、永續及美味並存；如同南韓，丹麥
人因為政府非常重視國民飲食健康而獲益良多，2004 年丹麥
政府正式全面禁止市售食物中使用任何反式脂肪，此舉措大幅
度降低國內心血管疾病罹患率[66]。

　　哈內曼童年時，哥本哈根學童沒有人聽過「大蒜」，她還
記得丹麥人忠於傳統的味蕾花了多久的時間才漸漸接受鷹嘴豆
泥這個產品，她說：「但是現在基本上每間食品行都可以找到
鷹嘴豆泥，這個變化要花上 30 年，這能增加我們的食物多樣
性。」10 年前，哥本哈根街道上沒有任何一間越南餐廳，但
是現在丹麥人非常喜歡越南河粉，香辣湯頭搭配新鮮香草及蔬

菜,令人欲罷不能;然而丹麥人仍舊保留對於丹麥傳統健康食品如黑麥麵包的喜愛。

身為職掌公家食堂的廚師,哈內曼能第一手知道丹麥政府如何將健康及永續飲食放在社會發展的優先領域,且不論貧富;2016 年丹麥政府立法規定所有公家單位裡提供的食物,不論學校還是醫院,都必須至少含有 60% 的有機食材,哈內曼發現丹麥人對於蔬菜及曾經被認為具威脅性的調味有很高的接受度,如果她當天從供應商那裡收到許多白花椰菜,她會用不同調味方式連煮三天白花椰菜料理:第一天佐奶油醬、第二天做成印度帕可拉(Indian pakoras)、第三天煮義式佐酸豆。

儘管哈內曼對於蔬菜相當熱愛,但並不是所有她煮的、吃的東西都符合營養學家「健康」的定義;正如許多丹麥人,她喜歡蛋糕,冰箱裡無時無刻都會備有戚風蛋糕,如果朋友突然來訪,她就可以很快速地做出大黃巧克力蛋糕,抹滿濃郁的大黃奶油再淋上巧克力甘納許。在其中一本食譜書中哈內曼寫道:「沒有蛋糕的人生有點太殘忍了。」還稱說蛋糕對心理健康大有益處;就像今村文昭習慣的日本飲食,丹麥現代飲食也是「健康」與「不健康」相互搭配,但不論是日本還是丹麥,天平都較傾向「健康」那一頭[67]。

並不是所有國家都能比照丹麥辦理,丹麥具有得天獨厚的優勢,人口少、收入高、貧富差距小,其他國家想要直接運用丹麥經驗會相當困難,所以對於每個國家來說,真正的問題是

要如何做才能改變飲食樣態，變得豐富但不會傷害數百萬國民的健康。

　　現在其實在微弱但增長中的跡象中可以發現，世界上許多人對於飲食的態度漸漸往丹麥靠攏，今村文昭的研究數據告訴我們世界上較富裕的國家中如歐洲、北美及大洋洲，健康食物的攝取量越來越多，而不健康食物則緩慢下滑。從許多消費者的消費行為可以發現上述這類好的改變四處都在發生，人們開始有意識地拒絕他們認為有害的食物，轉而尋找新的飲食模式，誰想得到今天西方世界竟然對羽衣甘藍及甜菜根高度喜愛？食物的喜好可以在很短的時間內改變，而我們第五階段就是期望兩個故事能合而為一，變成一個喜樂、一致的故事，不再有飢餓、多吃蔬菜、以純水為主要飲品、發現各式新食物如鷹嘴豆泥的美味、偶爾為了心理健康吃片蛋糕，從此過著幸福快樂的日子。透過正確的食物政策，包含不同的農業政策、飲食教育及對健康有害的食物及飲品增加法規限制等，我們方能期待第五階段的到來；對各政府而言，要努力翻轉戰後食物政策制訂方針，不再以增量為主；現在已經有一些好跡象，舉例來說，許多國家都開始加徵糖稅，不過運用政策改善飲食的潛力還沒有完全發揮，一份 2014 年的飲食研究報告指出，現在的飲食政策太過保守，我們根本還不知道強勢執行卡路里減量政策的真實效果，特別是減少糖、鹽及脂肪的攝取[68]。

　　同時對於處在第四階段的我們，還很難知道怎麼吃最好，

一直受到各式極端訊息困擾，有些人熱衷流行減肥飲食法（fad diet），有些人就是愛垃圾食物，看起來我們好像沒有機會可以逃離這個瘋狂世界，去選擇能夠同時帶來歡愉及健康的食物。

其實可以從小地方做起，先要求自己至少認識眼前食物的名字，知道我們究竟放些什麼到嘴裡，大部分時間我們甚至沒有察覺到生活中食物改變的方式。

柯林·庫里這位發現全球標準飲食的專家告訴我一個他們家在餐桌上玩的一個遊戲。庫里跟太太還有身有殘疾的弟弟一起住在丹佛，每天晚餐時他們三個都會一起玩這個遊戲，有點像是世俗版的餐前禱告，在吃第一口之前，他們三個會相互較勁，比賽看看誰可以講出餐桌上食材的種類以及所屬的植物界，沒錯就是用拉丁文學名！舉例來說，如果晚餐是墨西哥捲餅，其中一位庫里家人就會說「Triticum aestivum」，小麥的學名，玉米餅的原料之一，屬於禾本科（Poaceae）；另一個就會說「Perseaamericana」，酪梨的學名，屬於樟科（Lauraceae）；庫里家人就會這樣不斷進行下去，直到沒有人能再說出任何一樣食材，他們才會心滿意足地開始用餐。庫里說：「這是一個荒謬的活動，但是對我來說這是個機會，認識並有意識餐盤中每種食材。」庫里家的餐桌遊戲是個小巧但強大的舉動，抵禦正在同質化、不健康的全球飲食。

就我個人來說，我的拉丁文程度完全無法參與這個遊戲，

但是我很喜歡庫里的想法，將餐盤上的食物拆解成一樣樣食材，讓自己意識到究竟吃了哪些東西，這也是我們雜食動物的天性，看著一系列的物品，然後決定哪個可以吃、哪個不能吃，在沒有人可以拒絕生活、進食於第四階段的全球市場，你也不能單單僅憑辨識出每日餐食原料就能增加食物種類，但是如果我們想要翻轉飲食，認識自己吃進肚子的東西還是相當有幫助。

　　現代飲食其中一個問題在於我們不再信任自己的五感告訴我們該吃些什麼，我們可能不是採集與狩獵者、也不是農人，但是每個人類都還是稱職的「食客」，如果我們專心的話，人類的五感還是可以提供許多我們放進嘴裡食物的資訊，你完全沒有必要因為一個包裝上面寫著「全天然」、「蛋白質強化」或者可能有些神妙的好處，就全盤買單，儘管第四階段的改變劇烈，有些事物維持不變，食物之所以是食物，是因為人類主觀認知確立，而那個人類就是你自己。

第二章
飲食需求落差

　　「有時候我們需要退一步。」網路上開始有許多聲音表達，認為只要我們能回到過去，跟曾祖母那輩吃一樣的東西，我們一定可以吃得更健康、更快樂，這篇由「飲食心理學中心」（Institute for the Psychology of Eating）撰寫的網路文章進一步推薦「祖先式飲食」做為許多現代健康問題的解藥。

　　你可能會問，到底什麼是「祖先式飲食」？很明顯就是希望盡可能重現曾祖父母輩的飲食，並且尊重地區差異，如果你的祖先來自希臘，那麼「祖先式飲食」可能代表著全脂優格、野生蔬菜、草飼肉類及橄欖油；如果家族源自日本，那就代表著魚、海帶、發酵蔬菜及祖傳種（heirloom）穀物[1]。

　　懷念童年記憶中的味道一直都是很濃烈的情感，在現代食物環境中，許多人都靠著祖父母輩的飲食智慧，逃離現代飲食的瘋狂與不健康，這類「回到過去」的想法其實是源自食物作家麥可‧波（Michael Pollan），他曾說過一句名言：「健康飲食的黃金法則就是，你阿公阿嬤不認識的食物就不要吃。」

　　渴望飲食習慣時光倒流並不奇怪，因為我們現代飲食許多面向都較 10 年前來得差，全世界不論區域，越來越少以粗糧、莢豆及其他蔬菜作為食物主流，如第一章所示，世界損失許多生物多樣性；事實上現代人因為攝取較多橄欖油、蔬菜、魚類、扁豆、全麥製品等，營養水準較之前好[2]，因此只有回到過去不足以解決目前的飲食問題；舉例來說，我們的祖父母輩要吃到食物必須勞心勞力，花費許多功夫才能換一頓飽餐，一直到近期還有許多婦女罹患上肢關節炎，就是因為每日數小時磨著石磨、揉著麵糰，製成查帕替餅（chapattis）及玉米餅做為主食。

　　再者，並非所有祖父母輩的長者都吃得健康，許多長者都吃著異常單調的穀物，遊走在飢餓的邊緣；沒錯，祖父母輩的長者可能不認識運動飲料、爆米花、炸雞及其他高度加工食品，不過同時他們也不認識許多有益健康的食材，如羽衣甘藍沙拉、隔夜燕麥及南瓜籽等。另外，還有些長者習慣吃他們那個年代的垃圾食物，1910 年的學童也都大口吃著嚴重染色的粉紅色熱狗還有糖霜杯子蛋糕，基本上認為祖父母那一輩只吃有機草飼牛，根本大錯特錯。

　　此外，運用前人智慧來解決現代過量飲食問題還有另一個隱憂，也就是別忘了我們現代飲食是建立在過去飲食的基礎之上，所以許多嚴重的飲食災難是源自人類無法完全適應營養變遷的新現況，就各層面上看來，我們其實已經依據前人智慧在

進食了，而前人的生理及飲食態度就是由缺乏食物的恐懼形塑而成。

　　我們吃的食物在這個世代就經歷巨變，但是我們的食物文化還跟不上腳步，卻不幸已經忘記了祖父母的食譜，也忘了家族生活智慧，早就不知道該如何存放水果過冬，更別說如何使用雕刻刀了，不過我們卻怎麼也忘不了面對豐盛餐桌的興奮感，雖然說現代滿桌飯菜已是日常常態，但是人類的基因、思維及文化仍舊建構在擔憂食物不足的前提下，翻轉這種思維正是我們走出頭暈目眩第四階段的重要任務，人類尚未找到合適的生存策略，引領我們走出過度豐盛的叢林，迎來健康與喜樂的曙光。

　　在食物缺乏的時代，人類採取許多合理的飲食策略，舉例來說，我們會非常珍惜高能量的食物，如肉與糖，只要遇到一定大口吞下肚（跟我們現代的作法並無二致），餐盤上一點不留，把握所有可以進食的機會[3]。

　　發展學家在解釋現代飲食現況與早期人類根深柢固生理與文化堅持之間巨大的落差時，會使用「飲食需求落差」（mismatch）來描述，我們需要注目未來，迎接另一個口味改變，而非一味緬懷再也回不去的過往。

　　我們現代的食物系統裡面充斥各式落差，有些是文化落差，表示人類沒有成功因應新的豐足時代而改變，像是對於含糖食物有著高度熱愛，我們還沒調整好情緒，面對糖已不再是

稀有的節慶食物，我們也還沒修正對於過重、肥胖的態度，接受這是大部分人都需要面對的問題；而最嚴重的落差則關乎生理因素，我們的身體機能都是因應食物缺乏的環境而生，對於現在這個怪異、富足的新世界還無法適應。

又瘦又胖的嬰兒

時間回到 1971 年，奇塔蘭詹・亞吉尼克（Chittaranjan Yajnik）博士還是個年輕的醫學生，正在位於印度西邊大城普內（Pune）的薩松綜合醫院（Sassoon General Hospital）接受訓練，亞吉尼克當時的任務就是要幫糖尿病患者測量身體質量指數（BMI），工作性質重複、難度不高，只是簡單計算數字而已，唯一的難題就是亞吉尼克買不起計算機，所以他只能土法煉鋼一筆筆寫下病患的重量（以磅為單位）及身高（以英尺為單位），然後心算出 BMI 值（公斤／平方公尺）[4]。

測量計算數十位病患後，亞吉尼克注意到數字有些異狀。教科書上說第二型糖尿病好發於老人與肥胖者，但是前十位接受測量的病患大多年輕、苗條，BMI 數值都偏低，如果數據正確無誤的話，教科書的內容一定有誤，或者至少內容不完全，誤以為第二型糖尿病是老化及肥胖的衍生物。亞吉尼克試著將問題向直屬長官反應，不過獲得的回覆竟然是叫他專心通過考試，沒有時間挑戰當時醫療道統[5]。

　　亞吉尼克無法放下這個印度糖尿病謎團，在英國牛津大學研究幾年西方糖尿病醫學後，又回到普內擔任醫學研究人員，那時他家鄉的糖尿病問題愈發嚴重；九〇年代早期，亞吉尼克研究普內周遭六個農村，追蹤記錄母親與嬰兒的各個面向，發表「普內母系營養研究」成果報告，蒐集到的數據證實他長年以來的疑問，印度的糖尿病有著與教科書上典型第二型糖尿病相當不同之處。亞吉尼克仔細記錄將近 600 名印度嬰兒的身體資料，對比英國南安普敦的白人嬰兒，發現印度嬰兒體型較小、體重較輕，然而當使用測徑器測量嬰兒的皮摺厚度，卻發現體型小的印度嬰兒竟然比英國白人嬰兒肥胖，尤其是在軀幹脂肪含量更高。亞吉尼克發明一個新名詞「瘦脂」（thinfat）來形容印度嬰兒的體態；剛出生，這群印度嬰兒就有較多的前期糖尿病賀爾蒙，外表看起來瘦但就身體組成而言其實是胖的[6]。

　　心臟病、第二型糖尿病等等我們歸類為非傳染疾病（NCD），所以不像一般感冒，我們不會因為太靠近心臟病及糖尿病患者就因此得病，但是亞吉尼克研究發現，嬰兒可能因為母親的飲食，在子宮內就「染上」前期糖尿病，如果母親懷孕期間營養不良，嬰兒的求生機制會發展出儲存脂肪的生理機能[7]。

　　之前人們認為印度糖尿病疫情嚴重是因為「節約基因」（thrifty genes），透過數世代人歷經粗糙、短缺的食物供給磨

難而遺傳下來，由於數十載的營養不良，印度人無法順利適應現代豐足的印食模式；然而，亞吉尼克的醫學研究顯示印度人適應不良的時期不長，認為背後原因應該不是「節約基因」而是「節約表現型」（thrifty phenotype），也就是說單一世代中基因與環境的互動狀況，依據不同的環境，基因可能發展出不同的表現型態，而瘦脂嬰兒正是象徵著生物環境的落差，這些嬰兒孕育於營養不良、帶飢餓表現型的母體內，但多虧七〇至九〇年代印度飲食供應條件大幅度改善，嬰兒出生後享受難以想像的豐沛飲食[8]。

九〇年代當亞吉尼克第一次發現瘦脂嬰兒現象，在思考營養與健康交互關係領域掀起滔天巨浪，花了六年光陰，亞吉尼克的研究才得以正式出版，因為主流醫療體系對於這個來自不熟悉的印度、不熟悉區域的想法，抱持著相當懷疑的態度，一直到 2004 年，亞吉尼克出版一份研究，顯示他本人也是「瘦脂嬰兒」，這個理論才漸漸受到醫學界認可[9]。

這份 2004 年出版的研究裡，亞吉尼克自己戲稱為「Y-Y 悖論」（The Y-Y paradox），因為裡面有一張照片，亞吉尼克與他的好友及同事英國籍的約翰・尤肯（John Yudkin），兩人身穿相同白襯衫並列合照；另外，兩人還有著相同的 BMI 值 22 kg/m²，在英國 BMI 值處於 18.5 至 24.9 內屬於標準體態，不過胖也不過瘦，就這個標準來看亞吉尼克與尤肯都是健康的人，但是透過 X 光檢測，發現亞吉尼克，瘦脂印度人，竟然

多出尤肯兩倍的體脂肪，儘管體態苗條，亞吉尼克的體脂率為21.2％，而尤肯只有9.1％，進一步研究證實了，印度人普遍來說相較於白人與非裔美國人，有著較低的肌肉含量、較高的脂肪含量[10]。

　　印度瘦脂嬰兒正好證明營養轉移在人體留下的痕跡，感謝表觀遺傳學（epigenetics）科學發展，我們現在知道孕婦的身體會傳遞外在食物環境訊號給嬰兒，孕婦體重過輕、飲食缺乏養分，嬰兒會得到一個外面世界食物資源貧乏的訊號，接著便觸發嬰兒體內一系列荷爾蒙、生理體質上的改變。

　　舉例來說，亞吉尼克發現如果孕婦飲食缺乏維生素B12，嬰兒比較容易發展出胰島素抗性，瘦脂嬰兒也是個鐵證，顯示社會正處於飲食充沛的狀態。這群瘦脂嬰兒的母親們，其時代並沒有離我們很遠，但是那時的飲食與現代根本天差地別，食物經常不足，尤其缺乏脂肪及蛋白質，每天必須步行數公里取乾淨飲用水，一旦懷孕後，嬰兒的體內新陳代謝機制在胎兒時期就已調整預備好，並且預先儲備好許多體脂肪，以面對這個艱困、貧乏的世界；但是沒想到出生後的世界相當不同，嬰兒的成長過程衣食無虞，科技進步帶來電力、改良交通工具、少量人力農場機具、便宜的食用油及薪資水平提升等改變，印度都市數百萬、正在成長的中產階級，曾一度只有腳踏車或雙腳得以代步，現在都可以負擔起機車了；糖尿病是印度繁榮光景中的美中不足。

嬰兒出生的飲食環境變異速度過快，加上不適宜的早期餵養方式，造成嬰兒嚴重健康問題，不只是印度，其他開發中國家的母親仍舊用飲食匱乏的思維模式養育小孩。許多瘦脂嬰兒在兩歲前因為早期緊急食品援助而被養胖，早期印度最迫切的營養問題是嚴重飢荒，根本沒有想過過度餵養會是一個問題；不過印度的確仍舊存在飢荒，根據全球營養報告（Global Nutrition Report），印度五歲以下孩童仍有 38％嚴重食物不足，問題之嚴峻甚至會影響孩童未來發展，要是不論如何都會挨餓，孩童頭兩年能快速增重根本是個奇蹟，但是事實證明，營養不良兒童早期這種快速增重，會帶來長期健康後果。

孩童快速增重是孩童肥胖、孩童後期血壓升高、成年後糖尿病的高風險因子，越來越多證據顯示，幼兒時期攝取大量蛋白質及植物油，可能造成未來高度肥胖風險[11]。

考量印度的大量人口數，現代印度第二型糖尿病患者數較其他國家多似乎不意外，意外的是，糖尿病患者占總人口的高比例，印度大城市如清奈（Chennai），糖尿病及前期糖尿病患者占總成人人口的三分之二[12]。

該怎麼做才能導正瘦脂嬰兒面對的營養落差問題？目前開發中國家的食物援助方針改以最佳營養導向，旨在提供孩童成長時期最重要的微量營養素，但是盡可能不增加體重；亞吉尼克與同事正在執行一項計畫，提供青少女維生素補充，理論上可以使這些女性懷孕時，身體傳送訊息給嬰兒，告訴他們現下

是個富足的世界，計畫希望母體能夠更準確傳遞外在世界真實飲食狀況，進而降低未來世代罹患非傳染疾病的風險。目前計畫剛起步，還不知道成效，畢竟表觀遺傳的改變並非一蹴可幾。

出生於八〇及九〇年代、現已成年的老瘦脂嬰兒，許多都是糖尿病患者，生活在現代的印度社會，患病無法歸咎於個人，但是他們從年輕開始就必須一輩子與病魔奮鬥，與第二型糖尿病共存意味著嚴格的飲食控制、堅決抵制現代充斥的過量飲食文化，但食物市場隨處可見大量的精緻碳水化合物製品，糖尿病患者需要學會如何避開糖及白米類澱粉、限制熱量的攝取，即便到處都是大份量包裝的產品。

瘦脂印度人所面對的其實是現代世界數百萬人的極端版難題，所有人都或多或少因為人類本能與飲食環境落差而受到影響，觀察我們周遭，這些落差就好像是專門設計要來讓我們變胖的，人類都內建有偏愛甜食的機制，這在糖代表奢侈的年代不構成問題，但在遍布廉價甜味劑的世界就是個大問題；人體也自然會有儲存能量的機制，對採集與狩獵者、或是勞動農夫的人類來說是一大福音，但對於習慣以車代步的人類無益處，許多人類演化出來的生存機能都變成現代人的負擔。再舉例來說，就人類生物學的角度，飢餓與口渴是兩套個別系統，這表示即便喝下大量的含糖飲料，我們也不太容易有滿足感。

解渴的難題

　　飲料與點心的分界線在何處？現在這條線很不明顯，舉例來說，如果你點一份巧克力冰淇淋，可以認定是點心，提供了大約 200 大卡的熱量，但如果你點一份巧克力冰淇淋奶昔，單份就能提供 1,000 大卡，然而你只認定他是飲料，所以很可能會再多點份漢堡搭配薯條。

　　要談論今日飲食習慣變遷一定要談談人類飲品的革命，有可能我們人類今日攝取過多熱量有絕大部分原因可以歸咎於酒精與無酒精飲料，我們現在已經到達瘋狂、危險的境界，不論大人還是小孩不再了解單純對水的渴望，因為太習慣喝有味道的飲料了。

　　2010 年美國平均每人每天從飲料攝取 450 大卡，是 1965年數據的兩倍，差不多等同於一天三餐其中一整餐只吃流質。不論是早上的卡布奇諾、晚上的手工啤酒、健身完的蔬果汁、任何時刻的可樂，我們四周充斥多量多元的高熱量飲品，現在市面上有珍珠奶茶、果汁汽水、甜果汁、能量飲料，還有新穎的「手作汽水」，汽水中加入綠茶或扶桑花茶，好像比較健康，但是裡面含糖量跟雪碧一樣；許多現代飲品由其內含卡路里數來判斷，應該歸類為食物而非飲料，但是因為文化及生理因素，我們不會把絕大部分的液體稱為食物，這些高熱量的飲料大口下肚時，身體的感覺只是比水要再令人滿足

一些[13]。

　　想像一個正常西方人的典型日常，然後計算他一天究竟喝了多少飲料。真的很多！現在竟然有 5% 的美國人每天早上是從一杯含糖氣泡飲料開始，甚至如果是上早班，可能根本沒有機會自己做早餐，把可樂當成早餐再合理不過；另一個廣受全球歡迎的早餐飲品就是咖啡，但是大多時候裡面加的牛奶比咖啡多，有時還會再多配一杯柳橙汁（數十年的發展後，我們對於柳橙汁的喜好終於降低，消費者漸漸意識到那只是糖水而已；2010 年至 2015 年著名果汁品牌「純品康納」〔Tropicana〕在美國的銷量下降 12%）。根據統計，還不到中午，超過 10% 的美國人又喝下另一杯咖啡或汽水，而就我個人經驗而言，那還算是喝得少的，我是個咖啡成癮患者，尤其是工作期間，我一杯還沒喝完就在想著我的第二杯（這也就是為什麼我盡量都只喝黑咖啡，嗯對，盡量）[14]。

　　時間繼續往前推移，白天就由各式糖水、咖啡因飲料瓜分，有時候加牛奶、有時候加糖漿，晚上雞尾酒時刻到來，人們繼續抓緊機會大口灌下更多汽水與酒精飲料；我們以為五〇年代狂人世代酒喝得比我們多，但是除了少數富人外，當時的美國人酒喝得比現在少，1965 年至 2002 年，全美酒精銷量增加四倍[15]。

　　飲料攝取量提升是個全球現象，也是營養變遷的關鍵因素之一；2014 年一份軟性飲料市場報告表示，拉丁美洲是軟性

飲料廠商及裝瓶廠商的天堂[16]，拉丁美洲經濟正在起步的國家如墨西哥及阿根廷，年輕世代平均攝取飲料的數字隨著薪資上漲而連年攀升，中國人原本一輩子只喝無糖茶跟水，現在市面上多了無數各式啤酒、氣泡飲料、多種口味星巴克咖啡。

當社會能夠負擔起飲料而不是只能喝水，這象徵著經濟實力提升，飲料產業不論軟性或酒精飲料成功洗腦大眾，讓我們相信不論什麼場合，一杯飲料在手一定可以讓氣氛更好，挑燈夜戰苦讀嗎？一杯能量飲料可以讓你注意力集中；沒朋友嗎？你需要來一杯飲料幫助你放鬆。2004 年美國人平均每人每年，除了水之外，攝取 135 加侖的飲料，大約每天 1.5 公升[17]。

要是能夠將現代飲料過量的慘況詮釋成新型暴食，有智慧的年長世代絕不會落入相同陷阱，就真的太方便了，但是在許多中所得國家如墨西哥，大部分的水資源不夠安全，購買飲料是一種自保的行為，瓶裝飲料不含細菌，不會讓你跟孩子生病；另外就經濟實惠層面來看，購買飲料其實更為節儉，因為瓶裝水與可樂價格相近，但是可樂多提供了調味與能量，相較起來比較有價值。

然而人類身體對這個高熱量飲料的轉換適應不良，人們在談論飲料問題的根本，大多針對高含糖討論，卻不常談論我們自身的食慾與飽足感問題，人類基因似乎演進成不會因為喝飲料而滿足，即使這杯飲料含有相當於三餐的卡路里總和，現在的飲料難題就是一個人可以輕易喝下兩杯夏多內，接著吃頓

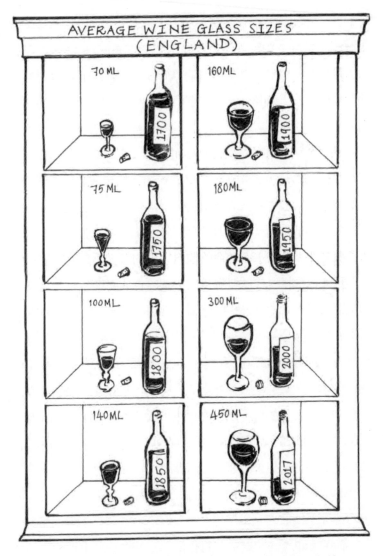

AVERAGE WINE GLASS SIZES
(ENGLAND)

70 ML　　1700
160ML　　1900
75 ML　　1750
180ML　　1950
100ML　　1800
300 ML　　2000
140ML　　1850
450 ML　　2017

1700 年至 2017 年英國酒杯演進過程：容量提升七倍

（參考泰瑞莎・馬爾托〔Theresa Marteau〕及同事在 2017 英國醫學期刊的文章）

紮紮實實的晚餐（我在說我自己）；或者可以喝下一杯 500ml 激浪汽水（Mountain Dew），宛若無物地再吃進 12 吋的三明治；雖然有些特例，但是人類身體似乎不像記錄固體食物般會計算液體中的卡路里，這是人體與現代飲食習慣中最顯著的落差之一。

11,000 年前人類首次嚐到蜂蜜酒，在這之前人類的飲料只有水及各式奶類，人類在演化的過程中，飲料與食物對我們來說是兩個不同的事物，當然嬰兒除外；獨立分辨飢餓與口渴機制有生存上的好處，如果採集與狩獵者喝水就會感到飽足，就不會覺得需要或想要外出找尋食物，人類會因此滅亡[18]。

許多研究顯示，人們不會因為喝進肚的飲料而少吃，因為當我們喝進一口水，水會快速進入腸系統吸收，解你的渴但是不止你的餓，要是水裡含糖，結果依舊一模一樣，好像人體不計算各種液體的卡路里；澄清的飲料如運動飲料、果汁、可樂及含糖冰茶，對於飽足感來說沒有幫助，即便是含乳飲品，如拿鐵、巧克力牛奶等，儘管裡面含有熱量，大部分人還是覺得不容易止住飢餓。科學研究顯示人類對於飲料不容易有飽足感，不論內含多少卡路里，也就是說，相較於固體食物，相同熱量的飲料並不會帶來同等的飽足感，所以我們可能會在不自覺的情況下攝取大量卡路里[19]。

2000 年，含糖飲料是美國人最主要的熱量來源，西方人數世紀前就開始喝加糖的茶或咖啡，但是從不曾有像今日這

般，飲料佔據大部分日常的熱量供給；過去人類主要的能量來源是澱粉如麵包，紮實地填飽一個人的肚子，現在的光景無疑是個警訊，人類已經離本能很遠，飲料這種無法提供飽足感的東西，竟然提供我們最多熱量。

飲料與飢餓感之間的關係還未完全釐清，其中一項生理因素讓人類無法從飲料中獲得飽足感，是因為一種正常荷爾蒙「胜肽」（Peptide），人體消化固態食物時會啟動分泌，喝含糖或酒精飲料時並不會，胜肽的分泌會告訴大腦我們已經飽了，所以當我們喝進大量飲料時，這個機制不會啟動，消化系統無法傳遞訊息給大腦，導致我們在不自覺的情況下喝進數百大卡。

我們需要重新思考飲料飽足感與食物飽足感的不同，我現在開始告訴自己只要不是水，就定位成點心，而非飲料，是要小口品嚐、而非大口囫圇。同一杯卡布奇諾，如果當作一份點心，更可以嚐到奶香四溢的絕妙好滋味，但是這種心境轉換不一定有用，想像週末晚上你剛喝了三瓶啤酒，沒有什麼可以擋下你拿第四瓶[20]。

其實液體還是可以有飽足感的，畢竟母乳對嬰兒來說既是飲料也是食物；湯品就是個很好的例子，有些人甚至覺得湯品比固態食物更有飽足感，液體的黏稠程度似乎是有無飽足感的關鍵，越濃稠就越能止住飢餓[21]。我們對於不同液體的印象也會影響我們的滿足程度，湯品有著長久建立的名聲，能夠餵

飽、養育我們，相對地，冰涼的氣泡飲料就沒有這種滋養生命的印象。

近年來高度行銷的高熱量飲料銷量增加，也是打亂我們人體能量收支平衡的重要因素，美國人口平均 BMI 值過去 250 年間持續上升，但是直到七〇年代中期才有急遽的激升，同一個時間點也發現每人每日平均飲料攝取熱量突然增加，自 2.8％上升至 7％，兩者之間有關連但並非因果關係，不過時間點吻合證明飲料攝取量增加與肥胖比例上升有關，而這項高熱量飲料銷量上升與 BMI 平均值提高的狀況，不分年齡、種族無一倖免[22]。

主流意見告訴人們，如果你有肥胖問題，是因為你意志力不夠，不過坊間充斥高熱量飲料顯示，肥胖絕對不只是因為個人懶惰或者性格貪吃；大約 40 年前，各食品公司開始向美國與歐洲消費者行銷全新的飲料種類，幾十年後，這類新穎的飲料足跡遍布全世界，而且單位容量越來越大；2015 年，星巴克推出肉桂捲口味的星冰樂，每杯就含有 12 茶匙的糖（約 102 公克），照這狀況看來，真的奇怪的地方不是美國及英國有三分之二肥胖人口，而是那三分之一碩果僅存的瘦子[23]。

然而現在的文化風氣卻認為，即便我們飲品中被灌滿了糖還是不能胖，這是現代食物文化中最殘酷的面向之一，我們不討論食物與飲料的易取得性，但卻大力批評那群每天都吃這些隨手可得食物的人們，顯現巨大飲食落差。

承受汙名的多數

在多數國家，過重或肥胖比例占總人口的大部分，不過大眾卻鮮少談及該改變如何影響整體飲食體驗，我們蓄勢待發、積極對抗「肥胖危機」，但是卻不在意肥胖患者在現在世界中的飲食感受；文化層面上，我們尚未適應新現況，依舊將苗條體態視為「正常」，這令人悲哀，因為肥胖感到羞愧的心理狀態，讓很多肥胖患者更難積極瘦身。

自六〇年代起，人們就意識到肥胖汙名化的問題，社會學家進行一系列研究，請受試者看著六張孩童的照片，再依喜好程度排序，發現 10 歲美國女孩們無一例外皆把體型肥胖的女孩排序較低，比坐輪椅的、臉部畸形的及手臂截肢的孩童還要低 [24]。

1968 年，一位德裔美國籍的社會學家華納・坎曼（Werner Cahnman）出版了一篇名為〈肥胖的汙名化〉（The Stigma of Obesity）的文章，裡面記錄美國肥胖年輕族群所遭受的嚴重歧視問題。一個個血淋淋的例子，來自坎曼深度訪談 31 位於紐約市肥胖診所求助的年輕肥胖患者，每個人生經歷都充滿了拒絕與荒誕、一扇扇關上的門，還有一去不復返的機會。坎曼寫道：「拒絕肥胖患者根深柢固於我們的文化中。」1938 年，身為一位年輕猶太人，坎曼曾被關在達豪集中營（Dachau Concentration Camp），非常幸運能夠逃脫，旋即移民美國，

之後便投身於社會科學研究，生涯重點放在各式社會偏見相關研究，對他來說，肥胖或過重在美國不只是「有害健康」，更「應受道德譴責」[25]。

坎曼認為肥胖汙名化最悲慘的部分在於，它會形塑內在自身的羞恥感，肥胖病患永遠無法放過自己；坎曼的文章出版後的 50 年間，許多研究都證實汙名化對於肥胖患者的健康與福祉有傷害。

然而對於過重與肥胖的汙名化卻依舊存在，歧視肥胖的言語在我們的文化中仍舊是常態，同時也漸漸變成全球效應；曾經世界上有數個文化喜愛豐腴、圓潤的體態，但是一份 2011 年的研究顯示，肥胖汙名化的浪潮已經席捲墨西哥、巴拉圭及薩摩亞；心理學家珍娜·富山（Janet Tomiyama）進一步研究發現，西方世界肥胖汙名化現象現已廣受社會認同、愈趨嚴重，並且有時甚至凌駕種族歧視、性別歧視，榮登最普遍的歧視樣態[26]。

當然不是所有過重或肥胖的人都自我禁錮在負面刻板印象裡，有些人根本不在意任何跟 BMI 有關的問題，也有些人在「接受身體」運動中找到慰藉與驕傲，接受人體各種不同狀態。但是種種跡象指出，全球數百萬人不論生理或心理，都因肥胖汙名化遭受負面影響，公共衛生的歷史上遍布無數會影響人體健康的汙名化事件，對於受影響的人來說都沒有好結果；膽固醇、梅毒、肺結核等疾病患者在當年都受到汙名化的

影響，只要患者被視為有道德缺陷後，汙名化的勢頭就難以阻擋。2017 年，英國醫學期刊《刺胳針》刊登一篇社論，其中提到現行健康衛生系統絕對無法有效預防孩童肥胖，因為我們的治療方針仍舊是著眼於個人意志力不堅等道德缺陷，在我們集體意志認知到肥胖並非生活風格的選擇之前，肥胖問題不會有緩解趨勢 [27]。

由於缺乏集體意志，能夠對抗這個肥胖導向世界的主要手段就剩下個人的飲食與運動計畫，但是肥胖汙名化又再次阻撓，越來越多證據顯示，肥胖汙名化會削弱個人減重成效，對於所有嘗試過節食的人來說一點也不意外，沒多久就故態復萌，又被羞愧感再次削弱意志。當年我也是個過重的青少年，當時的飲食經驗與我現在身為一個所謂「正常體重」中年婦人的經驗相比，根本天差地遠，差別主要在於飲食體驗，能夠在自由的氛圍中自在進食（如同現在幸運的我）還是需要忍受論斷眼光、如坐針氈。我還記得當時有很多我想吃的食物我都不能吃，尤其不能在公共場合吃，因為我的年紀（生於 1974 年），比起碳水化合物我更害怕肥胖，所以數年來，持續著無謂、乏味的拒吃奶油人生，因為我相信要是身材大於10 號（美國尺寸 6 號），你就喪失吃奶油的資格。

在我過重的那段日子裡，我有兩套飲食標準，公眾版本與私下版本；在公共場合，大部分時間我只吃我確信大眾接受的食物。大學時期，我最好的朋友有厭食症，當時我覺得跟著她

的飲食方式，我一定能夠符合社會期待；每天我只吃結球萵苣沙拉、乾柴雞胸肉，沒有加任何醬料，我也會吃非常小份的水煮鮭魚及茅屋乳酪（cottage cheese），還配上數加侖的健怡可樂；這些飲食體驗都不愉快，甚至令我感到沉重的負擔。關起門來，我的飲食狀態完全不同，可以想見，要是你整天被迫吃你不喜歡的食物，而且份量少得可憐，想要大吃喜歡食物的欲望會大得嚇人，我可以一口氣吃下一整包甜餅乾、一整罐顆粒花生醬、還有數片土司，明明已經吃過晚餐，但是我還是直接走進麥當勞，因為晚餐無法滿足我，我在食物裡找安慰，就像我的生命沒了這些食物就不行，其中一項需要食物慰藉的，就是我對於自己過重的不滿。

這種因為外貌感到羞愧而躲起來吃東西的經驗很多人都有，許多研究都顯示，體重汙名化會誘發秘密暴食的情況；一項研究調查 2,400 位過重及肥胖女性，接近 80% 都曾尋求食物慰藉來平撫體重汙名化，其他研究也顯示如果曾因為體重而被嘲笑，運動及其他體能活動的參與率會下降。我當年也會去跑步，但是不常，因為我覺得我穿運動服不好看，另外，我每邁出一步都像在贖罪，多少步才能抵銷多少卡路里，對比現在，我並沒有表訂的跑步訓練計畫，想跑才跑，反倒可以跑比較久、也不用擔心他人的目光 [28]。

常見的錯誤觀念是，以為體重汙名化能夠督促人們減重，事實上只能讓人討厭自己的樣子，但是不會改變飲食方式，很

多肥胖患者因為汙名化而不願意接受相關健康照護，你能怪他們嗎？看看醫生們一談到體重，那審判般的嘴臉。除了心理影響外，研究亦顯示體重汙名化會誘使生理上體重增加，受害者情緒是非常有壓力的，而人體在壓力大時會分泌一種抗壓荷爾蒙「皮質醇」（cortisol），促使人們過度飲食；透過老鼠研究得知，皮質醇會干擾正常飢餓與飽足的訊號，體內皮質醇濃度較高的一般大眾，絕大多數都有高含量的腹部脂肪[29]。

　　另一個汙名化導致肥胖的機制就是歧視。舉例來說在職場上，特別是對女性勞工，有著所謂肥胖薪資條款的陋習，發現肥胖的人相較正常體態的同儕，升遷機會較少、就職訓練機會也較少；這些各式各樣經濟條件上的歧視，讓肥胖患者更難減重，薪水較低，象徵著可以選擇的食物種類較少，居住環境也會大受影響，只能住在擁擠、髒亂的區域，健康食物取得不易，也缺乏安全場所讓人隨興散步或慢跑[30]。

　　肥胖造就貧窮，還是貧窮使人肥胖，其中孰因孰果很難斷論，但是我們知道，世界不論何處，社經地位較低皆與高肥胖率有關，亞歷桑納州立大學（Arizona State University）的亞莉山德菈・布魯威（Alexandra Brewis）發現貧窮、肥胖的美國人被困在「汙名化層」裡，這層充滿壓力、苦難、絕望、沉淪，把人們禁錮在他們無能為力的生活與軀殼裡[31]。

　　如果將肥胖者汙名化的目的在於激勵他們減重變瘦，就現實看來完全事與願違、揠苗助長，而且真正的問題在於肥胖汙

名化的概念已經深植人心，我們根本不會意識到可能會有任何問題。回想一下你最近一次在報紙上讀到「肥胖危機」相關報導，試想報導旁附的照片是什麼？我敢說一定是一個有肥胖症狀的人，而且還特別以歧視、偏見、不討喜的方式凸顯體態，甚至可能只有出現身體，沒有頭，過多的肉就從過小的椅子、過緊的牛仔褲邊緣溢出來，照片裡的他們還可能正在大口咬下醬汁滿溢的漢堡。不論你是否有肥胖的問題，這種照片就是專門設計出來讓你對過重產生反感，美國路德中心（Rudd Center）的研究分析發現，所有線上肥胖相關報告的附圖，72％是汙名化的行徑，該中心為了導正視聽，自建了一個線上照片、影片集，旨在以不偏頗、自然的方式呈現肥胖的樣貌，照片裡的人們跟正常人一樣，有的在上班、有的上市場買新鮮農產品[32]。

　　不過對於肥胖者的尊重印象還有一大段路，社會必須先形塑集體意識，了解體重汙名化的嚴重性，目前還是普遍認為對抗肥胖的最佳方案就是去羞辱他們，讓他們覺得自己矮人一截，令人難過的是，這種思維也深根在國家政策制定者及健康衛生專家腦裡。

　　2008 年，密西西比州國會提出一項法案，希望禁止所有餐廳賣食物給肥胖的人，最終當然這條法案沒有通過，不過單就有人提出這個事實就可以知道，肥胖汙名化（無視所有的反證）仍舊被視為一項促進人們健康的有效工具。

　　恐肥症導致許多問題，其中最甚者不外乎是無法讓人們適度減輕體重。如果你有肥胖問題，單單減去 10％ 的重量就可以帶來非常多的好處，包括降低第二型糖尿病、高血壓及心臟病的罹患風險，但是透過肥胖汙名化的有色眼鏡，這麼小的減重幅度根本沒有用，雖然會比較健康，不過卻沒有辦法讓他們擁有符合社會期待、可被接受的樣貌。

　　體重汙名化如此深植人心也是社會飲食系統紊亂的警訊。現代飲食方式變化太快，人類社會道德價值觀跟不上，要是不從根本改善我們食物系統，肥胖問題將不會減緩。老實說不因體重而歧視他人是人類文明的基本要求，坎曼早在 1986 年就發現這個問題，認為面對肥胖者應該給予人與人間最基本的相互尊重。他更指出，體重汙名化會愈演愈烈，直到我們將肥胖者視為正常人，並消除肥胖者的道德自卑感，肥胖才會消失[33]。然而 55 年過去了，這個課題全人類都還學不會。

第三章

吃下肚的經濟

　　坊間不乏各色專家告訴我們，只要選擇正確的食物，其實人類也可以過著快樂長壽的人生，甚至可以躲避死神的追殺。架上一堆飲食書籍敦促我們要「聰明地」改變飲食結構（但是「聰明」這個概念本書會有另外的詮釋），營養學家告訴我們要選擇健康的飲食內容，給出類似一個禮拜要吃兩份油脂魚類的教條；食品企業相對地也提倡如何使用大份量的食品是個人選擇，如果你剛好買了一份 300 公克的巧克力分享包，你要一次吃完、還是分成 12 份，完全是個人選擇。

　　做出更好的飲食選擇是現代一大課題，端看我們如何定義「更好」；希望提升個人健康與喜樂、還是要促進農業永續發產。從孩提時代開始，所有人身為食客的一項至高權力，就是要不要張口接受眼前的食物。每年數千人因慢性病過世都是因為沒有好好選擇健康的飲食模式——少吃精緻穀物、含糖飲料及加工肉品，要是有足夠多人開始要求各式食材、不同份量，整個食品供給系統就會被迫改變來滿足消費者的需求。人

們常說每一次我們在小農市集、當地獨立商店、有機蔬果攤等地方消費，都是一次大聲宣告我們拒絕大型超市、我們希望改善飲食系統。

不過要記得，食物選擇從來就不只是個人欲望或需求，換句話說，我們的食欲是透過外在世界形塑而成，經由所提供食物的份量、食物的價格、廣告灌輸食品背景等面向建構而成，許多時候我們會想要某種食物是學習而來，但是誘發學習動機的不是人體需求，而是食物供給上的限制與可能性。

近期有討論食品政策的書認為，身為覺知的公民，每一筆食物消費都不應只是考量價格、品質與便利性，應該納入更廣的價值觀如健康與永續發展；說出這些話的人想必從來沒有在禮拜六早上推著購物車擠過擁擠人群，然後在結帳櫃檯思索究竟我要用現金卡還是信用卡付錢呢[1]？

每個人的食物選擇背後都有一連串無能為力的經濟狀況，試想，如果你每天都被困在電話客服中心，周圍荒涼一片，午餐選擇只有販賣機裡的點心跟三明治，根本沒機會吃到新鮮現做的食物，又怎麼可能投下食品系統改進的一票？許多我們吃下肚的食品基本上是因為食物供給的限制而被迫選擇，喪失根本的自主性，而且經常還渾然不覺，就各面向看來，經濟正形塑並限制我們的食物選擇。

相較上個世代，我們平均收入提升、食物價格下降，但是這般榮景並沒有提高食物品質，誠如我們所見，過去 20 年

來，各式食物的相對價格大力迫使消費者傾向購買高加工食品、肉類及高糖食品，也讓想要購買高品質麵包及綠色蔬菜的人不得其門而入。

　　經濟政策會影響我們的飲食，誘使我們吃進大量過度供給的食材而不自覺；精煉植物油就是一個絕佳案例，之所以現在無所不在就是由於供給導向的經濟所致。

不為人知的油海

　　近年有些全球飲食改變很容易發現，如遍布全球的香芽蕉，不過也有許多我們飲食習慣的大改變時常不為人知，如果你問我自六〇年代起全球標準飲食中最大的改變為何，我下意識的反應一定是糖攝取量的增加，但是正確答案並非如此，過去 55 年來世界飲食最大的改變，影響更勝於糖卻時常受到忽略的，就是精煉植物油的增加。

　　大家都認為現代飲食的問題在於低油高糖，事實上低油的部分並不屬實，當然我們的確攝取相對較少的全脂牛奶、較多低脂牛奶，飽和脂肪如豬油及酥油也吃得比較少，選購商品時我們也會刻意選擇包裝上印有「低脂」的產品（雖說通常低脂商品都高度加工且高含糖），但是這些舉措不表示一般大眾都在進行低脂飲食，相反地，不論在世界哪個角落，營養變遷初期的跡象之一，就是廉價植物油的供給與攝取大規模增加[2]。

許多消費者現在開始注意糖分的攝取，包含偽糖（pseudo-sugars）如高果糖、玉米糖漿，但是卻不再擔憂油脂的攝取量；沒錯，高糖分攝取是個大問題，美國平均日常飲食糖分攝取超過世界衛生組織建議量的三倍（而這個數字還沒有加上天然糖分，像果昔裡的天然果糖），也有越來越多證據顯示高糖飲食與第二型糖尿病的全球普及有高度相關[3]。

但是如果你交叉比對飲食相關疾病猖狂的期間，全球哪種農作物成長最多，你會發現糖根本上不了榜；2009 年全球標準飲食每天從糖及甜味劑中攝取 281 大卡、1962 年則是 220 大卡，看起來的確是個巨幅成長，但是如果跟同時期油用量的成長根本枝微末節。50 年來，葵花籽油成長近 275％，而大豆油成長竟達 320％，當然不是每一滴油都進到我們身體裡，如油炸時大多數的油都被拋棄，估計英國每人每年製造 4.2 公升的廢棄食用油，這些部分轉換成生物燃料，但即便扣除拋棄部分，食用油的成長仍舊相當驚人。當然我們也還沒計算那些每年百萬公斤的大豆油是拿來製作動物飼料。值得注意的是，過去 50 年間糖類及其他甜味劑銷量增加 20％，但是過去最主要增加飲食熱量的食品並不是糖（含各種糖），而是黃豆（最常以大豆油的姿態被攝取）、接著是棕櫚油，最後是葵花油，全部都是廉價、精煉的植物油[4]。

精煉植物油由大豆油領軍，佔據全球飲食熱量增加排行榜第一名，遠遠拋下其他各類食品種類，我見過許多人致力執行

無糖飲食、擔憂反式脂肪，但是從沒見過有人決志要減少日常大豆油（和其他精煉植物油）的攝取。

　　沒錯，有許多人基於環境保育因素而拒絕吃棕櫚油，因為單一作物栽種會危害雨林，但是精煉植物油對我們飲食的影響確實常被忽略或不被在意[5]。

　　人們已經注意到「隱性的糖分」（如披薩頂料中的葡萄糖漿、還有照燒醬中超量的糖分），大部分人都會意識到攝取超量糖分，但是油脂類還是深深藏在我們日常飲食中，我們從一片巧克力蛋糕、一杓堅果冰淇淋、還有一手 M&Ms 巧克力中看見甜美的光芒，但是不會有人因為這些東西太油而拒絕它，因為我們對於這些甜點裡頭含有多少油脂毫不知情。

　　八〇年代，還記得當時我父親如果要表達對某餐點不滿意，最常用的形容詞就是「油膩」。當我們家去印度餐廳外帶咖哩，有時候父親會說今天的印度香飯（biryani）或印度薄餅（poppadoms）「不太油」，這是父親高度讚賞的方式，油膩與否是父親判斷廚師有沒有用心料理的基準，要是連花點功夫去除食物表面的油脂都不願意，如愛爾蘭燉肉或炒蛋底下的油漬，哪能稱自己是廚師。

　　之所以想起往事，是因為我父親害怕的油膩現正無所不在。瑪芬要膨、炸雞要脆都需要油脂，不過油脂現在是個隱蔽的食材，常常消費者都不知道它的存在。聯合國糧農組織的科林·庫里並不知道油脂會占目前全球標準飲食這麼大的比

Deep-fried food

Food for farmed fish

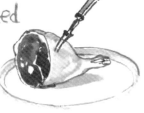

Muffins

Animal feed
for meat

Stir fried food

Doughnuts and other baked goods

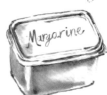

Margarines
and spreads

Instant noodles

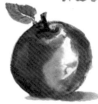

Food-grade
wax for fruit

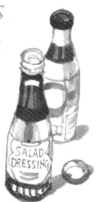

大豆油的使用時機（僅少少一部分）

例，當庫里跟同事一起從農作物的角度分析全球飲食時，跟我一樣，他原本以為最主要的改變會在於糖的攝取，但卻發現數據顯示，最大的改變竟然是幾種精煉植物油的攝取，且以大豆油為首；庫里更說：「真沒想到，大豆油竟然會成長這麼多！」

大豆油與其他精煉植物油都在我們不自覺的情況給吃下肚，透過健康與不健康的食品，大豆油可以說是現在全球標準飲食的終極食物，便宜、量大、充斥於各式加工食品中，即便沒人愛吃，但還是躍升成全世界第七大主要食物。

你真的不會想到大豆油竟然可以榮登前十大主要食物，因為它其實不美味，1951 年油脂產業指南甚至註記大豆油有著「倒胃口」的功能，也就是說，如果不是無比新鮮，氫化大豆油會有個草味、茅草氣息，非氫化大豆油則會帶著化學、魚腥味，風味完全比不上豬油等動物性油脂，所以直到八〇年代飽和脂肪的健康顧慮爆發前，依舊廣泛使用動物性脂肪，畢竟帶著魚腥味的植物油真的沒有市場競爭力[6]。

但是到了全球食物市場機制，相較於美味、健康，價格總是第一考量順位。大豆油的廣泛使用始於四〇年代美國，因為大豆油的怪味所以它比起主要競爭對手花生油及棉花籽油來說便宜太多，也因為太過便宜，所以多數食品製造商會選用大豆油來製作脆餅、糕餅、各式油炸食品等，而不會選用其他較優質的油品。

　　大量食用大豆油顯示我們的飲食受到全球供應鏈的箝制；科琳娜・霍克斯（Corinna Hawkes）是英國食物政策專家，在千禧年初期開始注意全球黃豆趨勢，如後來庫里的研究，發現精煉油品相較於其他食物，增加最多平均熱量攝取，霍克斯的政策同事曾解釋說，大豆油的增加可單單歸因於全球速食產業的成長，認為我們之所以吃進更多油脂，是因為我們有更高的油脂需求，人們太愛吃洋芋片或其他炸物了，不過霍克斯率性地說：「我不喜歡人們在食物議題上用推論的。我需要證據。」

　　我跟霍克斯約在一家鄰近的義大利餐館吃午餐，點了一份番茄醬烤茄子，就在她女兒的學校附近，霍克斯告訴我她那幾年在巴西工作、研究的心得。她發現，世界上數百萬中產階級沒有辦法公平取得健康食物，富裕西方國家的中產階級卻可以輕易取得，霍克斯本人喜愛蔬菜勝過肉，也不愛吃垃圾食物，她發現她在英國習慣的飲食方式到了巴西變得非常昂貴。說著她插起一塊烤茄子，配著美味的番茄醬以及大蒜橄欖油送入口中；巴西中產階級會因為比較便宜而傾向購買高度加工的食品，即便是自家烹煮的料理，手法也越來越傾向添加大量精煉食用油，與過往做法完全不同。

　　霍克斯相當震驚發現巴西代表餐點豆飯竟然放這麼多油，她說：「人們因為油便宜就海派的倒入，天啊！這裡面有多少卡路里啊！」

　　同時，她的世界飲食研究也不斷發現驚人的數據，顯示自八〇年代起油脂的用量不斷上升，她表示：「我看到大豆油的銷量大幅上升，就很想去看看數據背後的故事，究竟是誰在製造這些大豆油？」

　　更深入挖掘後，霍克斯發現大豆油的增加可歸因於巴西一系列的經濟政策改變。黃豆根本不是巴西傳統食物，巴西盛產其他豆類、玉米、木薯及稻米，也大量出口糖、咖啡及巧克力，五〇年代時，巴西甚至無法自行生產足量的大豆油供國內使用，當時最主要的烹煮油是豬油；但是六〇年代這一切開始改變，新食物政策大量催生黃豆種植。起初黃豆增加是個意外，當時巴西食物供給危機嚴重，數百萬國民飽受飢荒之苦，政府必須有所作為大量補助小麥產業，副作用就是農民也大量種植黃豆，巴西農民使用黃豆作為小麥休耕期作物，以改善土壤品質，增加小麥收成，沒有人想到巴西黃豆種植竟然會這麼成功。

　　八〇及九〇年代時，巴西政府發現黃豆可以做為高收益的出口品項，促進國家經濟成長，因此便制定相關政策以提升黃豆產量；首先政府先降低肥料的進口稅（黃豆種植需要大量的肥料），接著取消外資於本土農業投資比例限制，同時也取消黃豆的出口稅，幾道政策下來，結果就是全球市場充斥廉價的大豆油，而巴西與美國黃豆收成期錯開也幫助市場黃豆穩定供給，自 1990 至 2001 年間，巴西產的大豆油增加三分之二，出

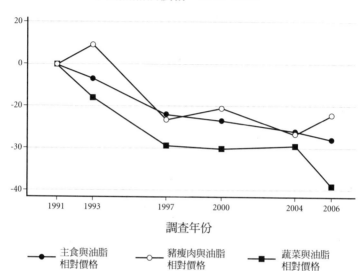

中國烹煮油價格，1991-2006

調查年份

— ●— 主食與油脂　　— ○— 豬瘦肉與油脂　　— ■— 蔬菜與油脂
　　　相對價格　　　　　　相對價格　　　　　　相對價格

來源：圖 1，Lu and Goldman, 2010

口量則翻了一翻。

　　大豆油是現代食物系統中的典型案例，在世界這一頭栽種，另一頭吃，現在巴西大豆油最主要的消費者是中國及印度，隨著亞洲中產階級收入與人口開始增加，人們首先投入更多資金的食物種類就是油脂，1989 至 1991 年間，中國進口近 200 萬公噸的大豆油，十年後，數字增加到 1,500 萬公噸[7]。

　　這麼多的大豆油都去了哪裡？霍克斯指出，有些部分流進廉價流動攤販的外帶點心裡，但當然餐廳大廚及自家烹調也會

使用大豆油，「妳知道中國人煮菜加多少油嗎？」霍克斯問我，我回答說我還沒去過中國，她回應說：「真的很多。」用著無比強調的口氣。

　　一年後我前往南京，每餐我都想起霍克斯跟我的對話，我很驚訝發現，即便只是一盤美味簡單的炒豌豆茄子，盤子上也會留下一層厚厚油水；隨著烹煮油價格下降、收入提升，突然全世界的廚師在用油上都變得愈趨慷慨，在中國及其他國家，數百年來烹煮油都被視為奢侈的象徵，使用的單位都是「滴」，但是全世界食客在不知不覺的狀態下，快速地、無縫地改變口味，開始喜愛較油膩、較豐厚的調味。

　　我們的食物有可能吃起來不油膩，但許多時候卻是飽含油脂，之所以我們沒有在日常飲食中發現大量油脂的蹤跡，是因為大部分油脂不像中國是用於烹調，而是用於食品加工產業，如製作早餐麥片、餅乾、冰淇淋及點心等，早期沒有食品樣態，讓我們無從察覺。

全新滋味

　　想想看，一包泡麵，不論你住哪裡，每間超市都買得到，如果想要更多選擇，可以參考韓國或中國超市，品項款式多樣。泡麵或稱作方便麵，一種預先煮好包裝的麵條，只需要倒入熱水即可食用，在世界各個大陸上，是人們經濟拮据、午餐

想吃熱的時候最佳選擇。市面上泡麵口味多不勝數，炒麵口味、雞肉蘑菇、黑蒜頭、豚骨、香辣夠勁泰式酸辣湯，一定可以找到合你口味的品項。

　　就像許多現代食品，泡麵好像豐富了我們的食物選擇，雖然來自東方世界，但是受到許多西方人，甚至是西方飲食作家的喜愛；然而如果你認真讀讀包裝上的成分表，會發現都大同小異，不外乎是小麥、鹽及各式增味劑，還有些許植物油讓食品味道更為豐厚，要是你只是為了解宿醉偶爾吃，不會有什麼影響，但是對於無可奈何必須仰賴泡麵成為日常飲食的人們來說，影響甚鉅。中國消費者 2016 年總共買了 385 億份泡麵，相較 2013 年的 460 億包算是小巫見大巫，但是仍舊代表每人平均吃 30 份泡麵——30 噸只有小麥、大豆油及味精的餐，就營養的角度來看，泡麵其實是縮減而非擴充攝取種類[8]。

　　泡麵足跡深入至連熱水也沒有的地方，料理研究家費思・達盧西奧（Faith d'Aluiso）為了撰寫她的 2005 年暢銷書《飢餓星球》（*Hungry Planet*），前往新幾內亞的阿斯瑪特，遇見一位父親和兩位兒子，三人外觀看起來都嚴重營養不足，就在談話途中，大兒子拆開一包泡麵包裝、拿出麵體直接咬下，他衣不蔽體、腹部凸起的弟弟，拿起調味粉包就直接倒入口中，舌頭擺動直到調味粉完全溶解；達盧西奧記憶猶新，那段在沙瓦的日子幾乎與世界隔絕，但是這樣的場景卻一再發生，原本設計簡化遠方繁忙生活的泡麵，當地孩童卻一口口吃

下肚[9]。

這樣的情況絕非意外，八〇年代至今日，外資直接投資開發中國家食品產業大幅增加，歐洲、加拿大及美國的點心銷售市場已趨飽和，跨國食品公司需要向外尋找、開拓新市場，同時開發中國家政府急需外國投資來振興國內經濟，看起來好像個絕佳的互利共生機制。

外國直接投資是一種國際投資方式，一國的企業投資另一國企業以獲取更大利益；1990 至 2000 年間，流入開發中國家的總外國直接投資金額成長六倍，自 2,000 億美元上升至 1.4 兆美元，提供大量急需的金流灌入中低收入國家，也創造數千個工作機會。至 2004 年，墨西哥的沃爾瑪是該國最大的私有雇主，雇用超過 109,075 名員工[10]，然而外國直接投資對食物而言沒有益處，反而會讓社會弱勢消費者肥胖問題加劇。

就食品層面，大部分的外國直接投資都進到高度食品加工產業，製作出無數早餐麥片、點心棒、含糖飲料及洋芋片等，單單就美國而言，1980 至 2000 年間外國直接投資食品加工產業的金額自 90 億美元上升至 360 億美元，而金流大多來自跨國食品企業如雀巢及百事，甚至還在開發中國家如墨西哥及哥倫比亞設置食品加工廠[11]。

早在外資進入前，許多開發中國家市面上就已經有當地的甜點、讓人蛀牙的飲料、鹹味零食、精煉植物油及一袋袋的糖，唯一的差別在於當地食品公司資本不足以快速拓展，一旦

有了外資挹注，製作及行銷這類產品的企業便快速成長。以拉丁美洲為例，軟性飲料公司甚至設立明確目標，要求販賣點密集度提高，每個人都要能在 100 公尺內取得產品。

由於外資投入，市場中充斥這些國家原本並不熟悉的食品如泡麵，投資者當然會尋找收益最高的投資標的，而當地最賺錢的產業就是食品加工業，因為成本低廉，只占零售價格很小部分，外資讓數百萬人大大地增加取得加工食品的機會。

以墨西哥為例，八〇年代美國與墨西哥開始進行市場整合，1992 年簽訂北美自由貿易協定（North American Free Trade Agreement），加速市場整合，進入墨西哥食品相關外資超過四分之三投資食品加工產業，同一時間墨西哥的肥胖率也隨著加工食品容易取得而水漲船高，肥胖也提供了新的投資契機。

墨西哥市場隨處可見減重食品，單單 2015 年一年內，可口可樂公司就推出不下 20 餘種添加人工甜味劑的「健康飲料」，是否真的有益人體健康還尚未有定論，但是越來越多證據顯示，人工甜味劑跟正常的糖一樣，都會導致第二型糖尿病 [12]。

原本以為外資投入可以讓人們有更多食物選擇，但是現實是我們只能吃大企業願意賣給我們的食物，墨西哥人也不是一覺醒來，突然有志一同都吃同種食品，不過這就是現在的現實狀況，而且情況愈趨嚴重，其中一個原因就是墨西哥人也跟世界其他地方的人一樣，吃進肚子裡的食物都不是當地食材。

外國直接投資是全球食物經濟的關鍵因素，迫使人們漸漸少吃新鮮食物而投向高度加工食品；巴西籍營養學教授卡洛斯・蒙泰羅（Carlos Monteiro）提議依照加工程度不同將食物分成四類，千禧年初期蒙泰羅發明了 NOVA 食品加工程度分類制度，創造全新食品思維，不再只在意食品中的營養素如脂肪及碳水化合物含量。第一類 NOVA 食物為水果、蔬菜、新鮮肉品及原味優格等，看似未加工但是實際上這些產品仍舊經歷某些加工才能上架，例如鮮奶需殺菌冷藏、堅果需脫殼等，第一類食物也包含乾燥及冷凍食品，如乾香菇及冷凍豌豆，不過基本上食物原形還算可以分辨，蘿蔔、橄欖、羊排、馬鈴薯、鼠尾草、一把乾燥白腰豆等，你可以看見食材然後叫出名字[13]。

第二類 NOVA 食物蒙泰羅稱為「加工料理食材」，包含奶油、鹽、油、糖、楓糖、醋等，傳統上這類食物都是少量使用於烹調，用以增添第一類食物風味。

第三類 NOVA 食物蒙泰羅稱為「簡單加工食物」，大多是第二類食物加入第一類食物後，經過加熱、發酵或其他工序製成的食品，代表性食品就是起司，由牛奶添加鹽及凝乳酶製成，還有醃菜，由蔬菜添加鹽及醋製成，其他第三類食物例子有罐頭魚肉、罐頭豆子或罐頭番茄等，我個人非常喜歡這類加工食品，手邊只要有罐頭番茄、義大利麵及帕瑪森起司，在看似絕望的環境，我也可以弄出晚餐。

　　然而現在第四類食物大規模佔據我們的生活，重新定義食物的概念，而且並非往好的方向前進，蒙泰羅認為，現在第二類食物主要用途是做為第四類食物——高度加工食品的原料。蒙泰羅進一步定義，所謂高度加工食品基本上就是第二類食物集結，巧妙利用各式添加劑讓它們可以吃、好吃、容易上癮，雖然包裝上常印有「全天然」或「健康」等字樣行銷，但是與第一類食物完全沒有相似之處；第四類食物營養素及纖維含量普遍極低，卻有高含量的糖及脂肪，原料種類只有寥寥幾種，卻添加滿滿的色素及調味劑。除了架上無數種零食點心，第四類食物也包含即食餐點及減肥餐、含糖二氧化碳飲料、穀物棒、雞塊、熱狗、含糖早餐穀片、水果優格及任何一款你可以在超市買到的麵包，當然還有泡麵。

　　蒙泰羅確信，高度加工食品是目前飲食相關疾病的主因，雖說不是所有營養界的人都同意這個論點，但是卻有越來越多證據顯示如此；2018 年法國一項大型人口導向研究發現，飲食內容增加 10％的高度加工食品，罹患癌症的風險也增加 10％，還發現高度加工食品攝取會增加罹患乳癌的風險[14]；該研究全面探討調查食品，包含大量製造的麵包、雞塊、包裝湯品、即食餐點等，受試者超過 10 萬人，要求需 24 小時記錄各式飲食內容，並且進行血液及尿液採樣，實驗以半年為一週期，持續整整八年，過程中會比較罹患癌症及其他疾病的就診紀錄，就營養學研究來說，相當具有規模及參考價值。

　　尚未明朗的部分是，究竟為什麼食用高度加工食品會導致罹病風險增加（或者說，究竟高度加工食品的建議安全限制應該畫在何處），有些第四類食物中的食品添加劑含有大量攝取會對人體有害的物質，像是常見於加工肉品如培根中的亞硝酸鈉及硝酸鹽類，會與肉品內特定物質反應生成亞硝基化合物（N-nitroso compounds），容易致癌，不過高度加工的蛋糕及甜點或其他食品中並不含亞硝基化合物；另一個理論是歸咎於製作及販賣的過程，如經過高溫加熱或使用塑膠包裝等，可能產生致癌物；還有一個更明顯的理由，第四類食品有個營養組成的共通性，就是低含量的纖維及維生素，高含量的脂肪、糖及鹽，法國癌症研究發現，致癌食物的榜首是含糖食品（佔所有高度加工食品的 26％）及含糖飲料，第二名是早餐麥片，一樣都是糖。高度加工食品內含有一般不常見於自家烹調裡的大量精煉油及糖（雖然說最近我們對於「適量」的概念也漸漸增加）[15]。

　　第四類食物有個嚴重影響人體健康的問題，就是無法依個人需求調整，要是手中有一罐糖、鹽或油，自己當廚師可以自在地決定添加的量，要多要少都可以；你可以決定烤一份減糖的蛋糕、炒菜少加一匙油，但是如果在你面前的是現成的甜甜圈、冷凍披薩，就會喪失決定各種成分使用份量的權利，你只剩下品牌、還有吃多少單位可以決定。

　　有鑑於少了這些選擇的權利，常常吃高度加工食品似乎

1945 至 1970 年食品加工馬鈴薯增加調查

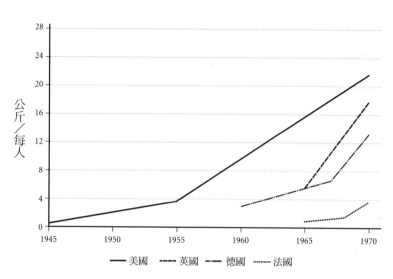

來源：Organisation for Economic Cooperation and Development, The Impact of Multi-nationalEnterprises on National Scientific and Technical Capacities: Food Industry (Paris OECD, 1979), 118.

不是個聰明的決定，但是販賣高度加工食品卻是個聰明的點子，這也就是為什麼這類食品遍布所有超市；加拿大 1940 年國內高度加工食品已占民眾購物的四分之一，今天的占比已經過半。高度加工食品全面攻佔全球飲食背後有個清楚的經濟原因，第四類食物比起第一類食物帶來更顯著的利潤，正常食物的利潤大約 3％至 6％，但是高度加工食品由於原料價格低廉、產量大，利潤可高達 15％[16]。

　　經濟成長的後果就由我們大家來承受，一起吃便宜又隨手可得的高度加工食品。蒙泰羅認為人類應全面避免吃高度加工食品，對我來說，蒙泰羅的建議不切實際，我不相信偶爾吃一碗蜂蜜堅果玉米片或來一杯天殺的可口可樂，就會對健康造成無法挽回的損傷[17]。

　　不過，當高度加工食品佔據一個人日常飲食相當部分，人類營養平衡就會進入全新、動盪的領域。美國人攝取總熱量中57.9％是來自高度加工食品，英國也不落人後，50.7％的總熱量來自高度加工食品；當市場上充斥高度加工食品，我們表面上看起來有選擇，但實際上所有品項本質上都大同小異。如果蒙泰羅說的對，我們真正應該做的選擇不是到底哪個牌子的早餐玉米片對身體比較好，而是我們的飲食內容究竟要由第四類食物還是由第一類食物構成（額外再補充一些第三類食物）。

　　身為一般消費者、有著一般的購物預算，只吃第一類食物真的需要勇氣，我們現在處在高度加工食品逐漸正常化的階段，就連基本人類食物麵包也漸漸高度加工化，依循傳統工序製作的麵包 —— 僅使用麵粉、鹽及酵母，在蒙泰羅的分類上屬於第三類食物，但是如果麵包使用加速工業生產方法，添加乳化劑及其他食品添加物，就變成第四類高度加工食品，而要在現在各大超市中找到不屬於高度加工的麵包，真的需要好運氣[18]。

麵包經濟學

為什麼許多國家的有錢人願意吃這麼差的麵包？困苦的人當然也不例外，但是他們是因為沒有選擇，真正的謎題在於為什麼有錢人明明可以輕易負擔起品質比較好的麵包，但是卻甘於吃品質極為平庸的麵包？

我們發現一個很有趣的現象，現代社會越富裕，麵包吃得越少，同時也越來越不在意麵包的品質；工廠製作的麵包高鹽份並不意外，意外的是竟然同時也高含糖，還另外添加「麵糰調整劑」及防腐劑，進烤箱前也完全不需發酵，不論包裝上面印著「鄉村」、「低碳」、「全麥」，內容物都一樣，而我們竟然願意接受這樣的東西作為「麵包」，甚至是開始偏好這種風味口感，這是因為我們沒吃過真正的麵包。

就如同其他許多食物一樣，坊間一片片機器製麵包象徵著我們無可奈何的妥協，但是對某些特定食物我們似乎過度妥協，我們花的每一分錢都在抉擇、呈現文化中重要的部分。以藍莓為例，曾經是奢侈的產品，現在新鮮莓果即便所費不貲，在英國的銷量已經超過蘋果和香蕉，原因就是藍莓有著「超級食物」的光環，英國人每天都要用高速調理機打一杯藍莓果昔，就這樣，藍莓從奢侈品變成日常主食，麵包則正在喪失數世紀以來的主食地位，我們文化的問題在於比起麵包這種日常食物的品質，人們更在意健身運動完後的點心。麵包的式微象

徵某個文化對待食物的態度已從根本需求轉變成休閒娛樂[19]。

　　就我們看來，營養變遷與經濟繁榮有密切關係，不過繁榮並沒有帶來日常飲食品質提升，有時甚至降低品質，你或許認為國家或個人變得富裕，自然而然會選擇更高品質、更營養的食物，然而在多數國家，生活水準提升帶動的僅有飲食份量的提升，但飲食品質卻不然。就如同我們的曾祖母般，覺得節日食物如肉、水果、糖比日常主食如麵包米飯等要來得珍貴許多，但是跟我們的曾祖母不同的地方在於，我們可以無時無刻都吃得起節日食物，便不再珍惜盤中每粒穀物。

　　有些人會認為麵包飲食重要性的排序應該調降，因為就營養素來說，蛋白質比碳水化合物更重要，但也不是說我們正在進行低碳飲食，雖然我們不愛吃麵包了，但就全球平均飲食來看，飲食中穀物的量反而上升，從 1961 年每天 976 大卡到 2009 年每天 1,118 大卡，不論是早餐麥片還是漢堡麵包，飲食中的精緻小麥可從來沒少過。

　　想當然爾，不是每個富裕社會的成員都吃高度加工麵包。當前世界正開展一股自學料理的風尚，重新找回烘焙酵母麵包的技術；另一方面，只用麵粉、鹽、水、酵母、溫度還有麵包師匠心獨具的揉捏製成酵母麵包的麵包坊也正漸漸復甦。正當主流麵包漸漸失真，酵母吐司搖身變成消費新寵兒，很多人願意花大把鈔票購買，特別是搭配奶油或各色酪梨醬尤其美味；不過這類麵包還沒有被廣為接受，還會被戲稱為「時髦酵

母」，好像過度在意麵包品質是件很做作的事。

　　但是在意麵包品質曾經一度是件再自然不過的事；1850年每個倫敦人都吃一樣的麵包，人人都是發酵麵包的愛好者，1853年喬治・道得（George Dodd）所撰《倫敦食物》（*The Food of London*）一書中描述倫敦主食就是白麵包，不論是工人還是貴族都需要它，大家都知道標準的倫敦麵包是「四磅重」，大約兩公斤，比現在的麵包要大得多，即使倫敦現代化腳步快速，手作麵包風氣不減，處處可見麵包師用長桿或木棍揉捏麵糰。住在倫敦的德國人如化學家佛瑞德理克・阿庫姆（Frederick Accum），就覺得倫敦的麵包品質差，工序中習慣摻雜明礬，一種促進發酵的化學物質，不過相較於現代英國超市麵包仍舊是天差地別的美味，帶著長時間發酵的美味，散發迷人馬鈴薯酵母香氣。1853年倫敦估計有2,500間烘焙坊販售「四磅重」麵包，倫敦人最基本飽腹的主食，不論貴賤都能享有的統一風味與口感。

　　如果現在有人問哪裡可以買到「倫敦麵包」，我們要怎麼回答？要請他們去紅磚巷買富有嚼勁、溫熱的貝果呢？還是去靠近尤斯頓的德拉蒙德街買薄脆、另人垂涎的印度薄餅（chapattis）呢？不過要是帶他們去波羅市場（Borough Market），就能找到比起維多利亞時代更純正、美味的傳統麵包。現在倫敦市內有數間工匠麵包坊，做出來的麵包比任何時期的都還要美味，黑麥全麥橢圓麵包、果乾榛果長棍麵包、發

酵麵糰圓白麵包（頂部還有一圈圈麵粉痕），各個誘人，但每個至少都要價 4 英鎊，老實說，我們真的不能把這種麵包當做倫敦真正的主食。

對大約八百萬在倫敦生活、工作的人，不論貧富，「麵包」這個詞所代表的就是當地超市裡機器製作的吐司片，乾癟、未經發酵、充滿食品添加物，跟世界其他地方的麵包一樣令人絕望。

經濟學家將麵包視為一種「劣質商品」（inferior good），意思是收入上升後會買少些的物品，馬鈴薯也是。「劣質商品」會隨著收入增加而價值下降，澱粉類主食的需求隨著人們變得富有而下降，麵包的使用量在所有富有國家中都有顯著的下滑，英國 1880 至 1975 年麵包銷量少了一半，我們越少吃，也就越來越不在意[20]。

麵包曾經是我們生活的重心，因為人們大部分的收入都花在麵包上；19 世紀英國西南方的農人，在麵包上的花費是房租的兩倍（每年約 11 英鎊 14 先令在麵包上，而房租約是 5 英鎊 4 先令），而現在有了工廠生產的麵包再加上收入提高，每個家庭能夠減少每月花在麵包奶油上的費用，比手機及無線網路月費還便宜。麵包重要地位不再，從被丟棄的量也可略知一二，我們的祖先可不會浪費任何一絲一毫，麵包不新鮮了也會想辦法賦予新生命，義大利及葡萄牙都有口味濃厚的麵包湯，還有美洲常見的麵包填料等，都是很好的活用例子；現在

麵包只要不新鮮了，基本上就沒有價值了（部分是因為工廠製作的麵包陳年效果不佳，只能從新鮮蓬鬆直接變成塌軟發霉）。麵包是英國浪費食物第一位，32%的麵包都難逃被拋棄的命運[21]。

麵包文化改變的浪潮之大，就連料理根基是高品質麵包的地方也難以倖免。以黑麥為例，捷克共和國（前身是捷克斯洛伐克）非常喜歡這種深色、堅果味濃厚的穀物，曾一度是該國日常主食，自中古世紀以來，中歐地區一直是黑麥的主要種植區，懂得享受黑麥滋味是捷克文化的一環，就像義大利人要懂得享受小麥製義大利麵的美味一樣，傳統道地的捷克麵包使用一半小麥、一半黑麥，再以茴香籽調味，一片片厚實的黑麥麵包是一日三餐的首選，即便麵包不新鮮，那有嚼勁的外皮及內裡，加上蘑菇及茴香就可以製成好喝的湯品。

自六〇年代起，捷克黑麥銷量大幅下降，市場上取而代之的是營養價值遠低於黑麥麵包的小麥白麵包，曾經是捷克主食的黑麥，現在所提供的卡路里數竟然不及水果，1962 年捷克平均每人每天自黑麥攝取 345 大卡，2009 年只剩 66.1 大卡，不論是從人民口味、文化還是營養層面來看，都是很大幅度的改變，當黑麥不再是飽腹的基本食材，捷克整體飲食與料理口味也跟著改變[22]。

然而就像是我們飲食中許多改變，如大豆油用量增加等，捷克共和國黑麥麵包用量下降，一般民眾也不易察覺；2017

年牛津一場會議上我有幸能與捷克裔美國籍食物作家與歷史學家麥可‧克朗德（Michael Krondl）有一席談話，克朗德一年有一半的時間在布拉格、另一半在紐約市，我問他為什麼現在捷克的黑麥麵包食用量遠不及當年？他說應該是我搞錯了，布拉格的人民跟以前一樣愛吃黑麥麵包，克朗德自己也是黑麥麵包的愛好者，他相信其他捷克人一定跟他有著一樣的口味嗜好。

　　幾天後我收到克朗德的電郵說他錯了，捷克的確存在「黑麥問題」，他逛遍各大烘焙坊與超市，發現小麥製麵包無疑多過黑麥麵包，大約是四比一，還有另一件驚人的發現，布拉格號稱黑麥麵包的成份裡竟然混有廉價小麥粉，克朗德便著手研究捷克官方黑麥統計資料，證實自 1989 年共產時期開始黑麥用量大幅下降，原因其實很簡單，在 1989 年前麵包是由國家掌控，九〇年代開始，民眾可以自己向民營烘焙坊購買麵包，烘焙坊偏好販賣小麥麵包捲，撒上芝麻與罌粟籽，因為比起黑麥，小麥麵包製作較為方便，同時民眾在共產主義下數十年都只能買黑麥麵包，因此很開心可以嘗試看看較輕柔蓬鬆的麵包，即使品質比較差。

　　如麵包的例子所示，我們認知的美味其實是一門經濟學。就許多面向來說，麵包地位下降其實是個好跡象，表示我們並沒有那麼需要它，數世紀以來，隨著生活水準提升麵包的銷量便減少[23]，19 世紀英國鄉村農民的日子一定很悲慘，光是買

麵包就必須花掉大部分的收入，家裡一定沒剩什麼錢可以買其他東西，除了茶與糖蜜（深色黏稠膏狀物，像糖漿，比奶油便宜）。

發生在麵包上的事件也發生在其他主食，我們甚至可以透過碳水化合物主食所占的飲食總熱量百分比，來量測一個國家的繁榮程度。依據統計數據來看，2001 年柬埔寨平均每人每天 76.7% 的飲食熱量來自於米飯 [24]，對單一食物有著超高依賴度其實會有營養不良的風險，對照西班牙的狀況，2003 年每日飲食總熱量中只有 22% 來自穀物，其他來自植物油，大多是橄欖油（20%）、蔬果（7%）、根莖澱粉（4%）、動物產品（14%）、乳製品（8%）、糖（10%）、酒精（5%）及其他食品（10%），如果可以選擇在柬埔寨或西班牙生活，誰不會選擇飲食豐富度高的西班牙呢？日常飲食要是只能依靠某種單一穀物如米飯，更是個無趣的生活方式。

世界各國曾經可用人民所吃的主食來分類，每個國家都有自己賴以為生的澱粉主食，一種經濟實惠的食材，與民生息息相關；2003 年當世界人口來到 65 億，其中 10 億人大部分來自非洲，是以根莖類作為主食，如木薯、番薯、山藥等；大約有 40 億人是以米飯、玉米、小麥或這三種混合作為主食 [25]；剩下的 15 億人，大部分來自西歐、美國、加拿大及澳洲等，不再以單一食物為主食，有人吃麵包、也有人吃米粉或麥片，這些澱粉類食物不再具有獨特性。現在，十多年過去

了，俄羅斯、日本、中國及南美數百萬人也都跟進，放棄傳統澱粉主食，日常飲實沒有主食是現代新的常態。

　　能夠不吃如麵包或米飯這類主食代表著我們已經遠離飢餓了，不再需要單一能填飽肚子的澱粉食物，進食對我們來說不再是為了生存，而是生活品質的追求。

　　沒有主食的飲食方式有其難處，其中一項就是面臨日常飲食結構改變，每個文化都有自己的慣用主食，法國人不能一餐沒有吃到麵包、韓國人不能一餐沒有米飯，當每餐食物毫無限制的時候，我們的身心會發生什麼事呢？

　　擁有選擇的自由是件美妙的事，同時也會讓人懼怕、不知所措。沒有主食的第二個難處在於，當我們能夠負擔起不只是滿足生理需求的食物，就會開始不珍惜放進嘴裡的食物，同時也會對於食物品質的改變越來越不敏感，就如同夏洛克・福爾摩斯能夠從煙灰辨識出不同品牌的香菸，18 世紀的歐洲人只要咬一口麵包就可以說出原料小麥的品種，只要小麥品質不夠好消費者馬上就知道；然而今日，如名廚丹・鮑伯（Dan Barber）曾說：「人們現在根本不期待小麥有任何風味。」

　　對我們來說，麵包的原料麵粉跟糖、鹽一樣，只是廚房裡工業生產出的白色粉末，現代麵包之所以品質低落，除了作法改變之外，更重要的根本是原料小麥品質已大不如前，目前美國坊間麵包使用的麵粉存放時間都很久，營養成分流失，再加入麥麩漂白，增加產量並延長麵包上架時間 [26]。

　　麵包品質下降只是當代食物難題其中一部分，真正的問題不只是麵包的品質，而是所有食物的品質！就因為我們可以輕鬆取得食物，忘記了食物有多麼珍貴，如果我們不願意為了食物多付出一些成本，在食品產業裡的人也只剩下蠅頭小利。2014 年新經濟基金會（NEF）研究發現，英國食品產業僱用了國家勞動人口的 11％，但是勞工拿的薪水卻不到英國平均薪資的一半，眼前的危機就是食物一步步變成劣質商品，從消費模式可以看出我們認為重要的是什麼，而我們願意花在食物上的錢越來越少，就代表著我們覺得食物不再重要了[27]。

恩格爾定律（Engel's Law）

　　綜觀歷史，從沒見過人類花費在食物的消費比例這麼低，就如同現代飲食許多面向，低消費比例有利也有弊；經濟鐵律告訴我們，只要收入增加，即使實際金額上升，食物消費的占比必然下降，這很正常，當人們不再需要為了三餐溫飽憂慮，除了食物外我們還有很多欲望需要用錢，度假、電視、智慧型手機、手機應用程式等[28]。恩格爾定律就是在描述人民生活越富裕，食物消費的占比就越低。德國統計學家恩斯特・恩格爾（Ernst Engel, 1821-1896）出生於德勒斯登，花了大半輩子在研究德勒斯登勞工階級的生活方式，他發現越貧困的家庭，花費在食物的開銷占比越高[29]。

後來恩格爾也發現，食物與開銷的關係，不只適用於個人，亦適用於國家尺度；越富裕的國家在食物上的開銷占比越小；相對地，越貧窮的國家，在食物上的開銷占比越大。可以讓經濟學家有志一同、沒有異議的法則非常罕見，人類社會變動不息，新的情況都可能推翻舊有的經濟法則，但恩格爾定律 150 年來屹立不搖，2009 年甚至有兩位澳洲籍經濟學家說：「恩格爾定律是經濟學領域中最廣為接受的實證定律。」因為非常可靠，所以可以拿來作為評量國家相對貧窮程度的工具。如果你知道一個國家，以馬達加斯加為例，大概花費人均收入的 57％購買食物，就可以確定這個國家根本擠不進富裕國家的行列[30]。

2005 年統計 132 個國家，花費最多食物成本的前 16 名都是非洲貧窮國家，包含幾內亞比紹、莫三比克、獅子山、多哥及布吉納法索等國，食物占總花費金額大約 50％，而剛果共和國占比更高達 62.2％；2015 的統計數據顯示，許多亞洲國家的食物開銷占比也居高不下，包括印尼（33.4％）、菲律賓（42.8％）、巴基斯坦（47.7％）。天秤的另一端，最富裕國家裡食物開銷僅有微不足道的占比，日本與比利時算是其中占比較大的國家（14.2％），其他高所得國家占比都相當低，澳洲僅 10.2％、加拿大 9.3％、英國 8.4％、美國 6.4％，這些數字不是依據總所得而是家庭總開銷，包含花費在車子、衣服、保險、水電費等，大部分高所得國家的家庭，食物就只占家庭

開銷的一小部分，雖然說這些數字不包含外食消費（加上的話，2014年美國還要再多個4.3%），但是依舊很具代表性[31]。

即便如此，恩格爾定律仍有例外，不是每個國家都可以用收入水準來推估食物開銷的占比，雖說定律預測大趨勢沒問題，還是有一些國家食物開銷的占比高於平均收入水平的估計值；2005年法國人均收入高於澳洲，但是食物開銷占比卻遠高於澳洲（10.6％與8.5％之差），即使飽經現代社會摧殘，法國人驕傲地保有傳統的飲食文化思維，對許多人來說，法國遍地朝鮮薊、小農市集、松露、乾酪，法國料理底蘊深邃，無法簡化成帳冊數字[32]。

世界其他國家就沒有這麼幸運了，許多富裕國家一下子就從食物開銷占比過多變成過少，沒有人也沒有國家會想要食物開銷占比過半，因為這是貧窮的象徵，表示三餐溫飽是每天都要面對的挑戰，但是富裕國家的中產階級家庭食物開銷占比這麼低，究竟是為了永續食物經濟還是為了健康？

我有個老友，已經是三個孩子的媽了，她曾說：「家庭食物開銷是我保有經濟彈性的地方，因為這是唯一減少了也不會影響家庭作息的項目。」許多家庭支出項目是固定的，沒有彈性調整的空間，如房貸、汽油、小孩制服、保險、修理洗衣機、五部手機、五雙鞋、冬天大衣等，但是食物是可以透過這裡省一點、那裡減一些來降低支出成本，拮据的時候可以買自有品牌茶包、冷凍蔬菜、放棄放牧雞而選擇最便宜的肉雞，如

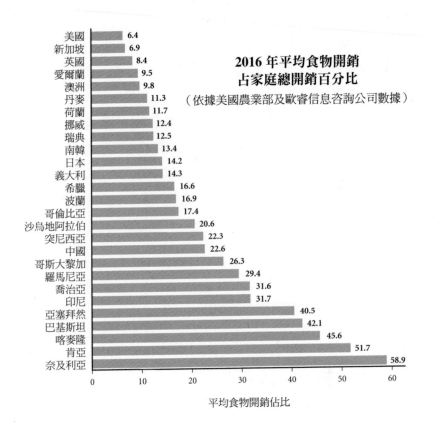

2016 年平均食物開銷
占家庭總開銷百分比
（依據美國農業部及歐睿信息咨詢公司數據）

國家	百分比
美國	6.4
新加坡	6.9
英國	8.4
愛爾蘭	9.5
澳洲	9.8
丹麥	11.3
荷蘭	11.7
挪威	12.4
瑞典	12.5
南韓	13.4
日本	14.2
義大利	14.3
希臘	16.6
波蘭	16.9
哥倫比亞	17.4
沙烏地阿拉伯	20.6
突尼西亞	22.3
中國	22.6
哥斯大黎加	26.3
羅馬尼亞	29.4
喬治亞	31.6
印尼	31.7
亞塞拜然	40.5
巴基斯坦	42.1
喀麥隆	45.6
肯亞	51.7
奈及利亞	58.9

平均食物開銷佔比

　　果情況嚴峻時，還可以一連好幾天午餐都是花生醬、果醬配上任何一條特價全麥吐司做成的花生果醬三明治，當然並不是說覺得這是好麵包，但是如果這個決定可以在既有預算中取得更多空間，她一定會這麼做，她還補了一句：「食物只是生存能量。」

　　食物開銷占比下降其實是一種社會進步，不過最慘痛的

代價就是連帶失去對食物品質的追求，經濟學家用「彈性」（elasticity）描述在變動環境中，我們能夠接受購買份量及購買價格改變的最大程度，食物大致上不是個「彈性價格」的物品，一般來說「彈性價格」在經濟學的領域有負面意義，代表如果東西價格上升，你可以就必須少買或是找尋替代品項，食物通常不具有這個特性，因為是人每天都必須吃東西，不過各種食物間有些比較具有「彈性價格」特性，如水果及蔬菜就是很好的例子，在通貨膨脹時期，低收入家庭蔬果買的就少，因為就飽足感來說，蔬果並沒有那麼必需[33]。

　　食物經濟學中另一個大謎題，就是所得提升後人們日常物品採買方式有什麼改變？如果市面上有品質較好的產品，而我們的收入增加，理論上我們應該會願意付出比較多金額購買。但是就食物作為商品而言，這個理論不一定成立，如果 iTunes 影片畫質升級人們自然會預期需付出較高金額，因為我們可以感受到畫面變得犀利、清晰，所以究竟為什麼我們不願意多付一點買高品質麵包呢？是因為我們看不出好壞差別呢？還是不論營養或口味都沒差呢？

　　2013 年經濟學家研究食物發現「品質彈性」（qualityelasticity）特性，在許多基本日常食品，如牛奶、奶油、雞蛋及麵包等都相當低，意思就是，富裕國家大部分國民都不願意多付一些錢購買品質較好的牛奶、奶油、雞蛋及麵包等，甘願選擇品質差的來省一些錢，經濟學家解釋這原因在於

雞蛋、麵包等商品品牌間同質性太高，區分品質好壞很困難[34]。

對我來說，這個現象顯示現代人在面對食物時有多麼迷失，因為僅用基礎感官就可以辨識雞蛋的品質，所謂的「同質性」根本子虛烏有，不論是味道、口感還是營養，癱軟水狀的大規模生產雞蛋與放牧飼養雞蛋有著巨大的差異，就好像機器大量製造的麵包與僅使用麵粉、鹽、水及酵母製作的長時間發酵麵包相比一樣，天差地別。但是如果大部分消費者無法分別，就沒有理由多付錢購買品質較好的食品，特別是現在又處於薪資縮水、住房成本提升的狀態；當收入增加，人們會想要買些東西證明自己過著很不錯的日子，很可惜高品質的麵包及雞蛋不在人們心中的清單上，我們可以買得起高品質食品不代表覺得它們有這個價值，只要有了閒錢，我們願意額外消費的食品仍然是傳統節日食品如肉類等，雖然這些早期世代認為象徵財富與成功的食品，現在早已不值一文[35]。

根據恩格爾定律，人越富裕、食物開銷占比越少，除此之外，我們選擇的食物也不同，隨著社會愈趨繁榮，我們飲食中肉類增加驚人的份量，特別是雞肉，飲食中消失的麵包就由白肉來替代；相對於麵包來說，白肉產品具有高「彈性」，人越有錢、越願意購買的商品，這麼大量的雞肉看似是現代才有的飲食習慣，但是事實上人類愛吃雞肉已經行之有年，只是我們曾祖父母那輩不像我們買得起這麼多。

我們每天所吃的肉

服務生來把桌上的空盤再度擺滿食物，我已經記不清楚究竟吃了幾道菜了，我面前至少有八個不鏽鋼圓碗，盛滿不同的燉菜、扁豆或其他豆類料理、各式咖哩（有些溫潤、有些辛辣）、餃子搭配優格基底的醬料等，桌上還有數種酸辣醬，有的加入新鮮香菜、有的酸味鮮明加了萊姆，還有一些美味油炸雪茄狀小點心，以及無限量供應、隨吃隨補的烙餅；除此之外，還有許多我記不得的料理，弄得我昏頭轉向，好像喝醉酒一樣。

那是個 2016 年的冬天，我跟印度美食部落客安托萬・路易斯（Antoine Lewis）相約一同午餐，雖然先前從沒見過，路易斯告訴我，如果我願意在印度大門（Gateway of India）附近的舊富豪電影院（Regal Cinema）街角等他，就要帶我去吃孟買城裡最有名的素食塔哩（thali）餐廳：司里塔卡（Shree Thaker Bojanalay，所謂「塔哩」是印度傳統料理，由數小鐵盤拼成完整均衡的一餐）。我們的計程車司機熟練地繞過小巷，避開所有街上的行人、牛隻、文具攤、水果小販，停在一處外觀比較像是洗衣店而不是餐廳的地方，司里塔卡位於一棟像是一般公寓的一樓店面，但是那裡的餐點一點也不含糊，路易斯的部落格「捲髮廚師」（the curly-haired cook）也評價甚高，每一口的風味及口感都既新鮮又滿足，讓我一口接一口不

知飽為何物，餐點明明就是全素食，但是我保證沒有任何肉類料理可以與其匹敵[36]。

我經常覺得在印度當個素食者太容易了，不像在美國，素食餐點是特例，而在印度吃素再正常不過；歐洲的素食者還會被一連串冒犯的問題轟炸，質疑為什麼不吃肉？是因為道德還是喜好？這樣要怎麼獲得蛋白質？過聖誕節還不能吃火雞，這樣不會很失禮嗎？然而在印度卻是肉食主義者需要解釋他們的飲食選擇，因為素食是印度主流飲食，孟買許多餐廳的菜單上寫的是「素食或非素食」，肉食在印度屬於「非素食」的非主流飲食。

這樣的風俗也源自於印度多宗教共存的文化，不同宗教可能有不同肉類的忌諱，大部分印度教徒不吃牛肉，甚至在莫迪政府任期，印度多數州都頒布禁令禁止屠殺牛隻；而對於穆斯林來說，豬肉是禁忌，耆那教徒除了吃全素食外，甚至不吃數種蔬菜如紅蘿蔔，因為將植物根莖拔出土壤的過程，可能會驚擾到某些昆蟲；因此，有鑑於各式宗教的食肉禁忌不同，印度廚師應變出大量多元的素食料理，單單豆類料理就已經五花八門了。

不過雖說印度素食料理榮光萬丈，再加上許多根深柢固的宗教肉食禁忌，印度人現在也漸漸轉變成吃肉的國度，短短數年（2004 至 2010 年），一個均值的印度人（並非確有其人），食物的花費增加一倍，從 1,341 印度盧比（約 610 台幣）變成

2005 至 2015 年豬肉產品擴展情形

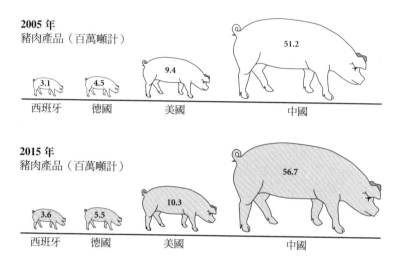

2005 年
豬肉產品（百萬噸計）

3.1	4.5	9.4	51.2
西班牙	德國	美國	中國

2015 年
豬肉產品（百萬噸計）

3.6	5.5	10.3	56.7
西班牙	德國	美國	中國

來源：Erik Millstone and Tim Lang The Atlas of Food, Earthscan 2008 and
Statistics 2015 Pigmeat,Danish Agriculture and Food Council

2,508 印度盧比（將近 1,128 台幣），在這麼短的時間內，漲幅算是相當劇烈，市場預測 2030 年相較於 2000 年，印度都市區域使用的家禽類會成長 1,277％[37]。

　　印度是個大國，這現象背後原因複雜，但是印度人養成吃肉新嗜好的最根本原因就是錢，肉品原來相當昂貴，只有一小部分權貴吃得起，不過現在數百萬人都吃得起了，收入增加與肉品使用量是正相關，有項研究指出，亞洲國家年人均收入每增加 1,000 美元，人均肉品使用量就增加 2.6 磅[38]。

　　印度人養成吃肉習慣這個故事告訴我們，就食物而言，經濟力勝過精神力，過去許多印度觀察家認為，印度素食文化與宗教的連結深刻，所以印度絕對不會跟隨西方食肉主義腳步，但是後來發現有許多（不是全部）放棄吃肉的人是因為負擔不起，而不是因為心中深植的信仰。

　　查曼·歐布萊恩（Charmaine O'Brien），由企鵝出版社出版的《印度食物指南》（*Food Guide to India*）作者，曾說：「印度吃肉真正的量一定比公開數字多。」有許多印度教男性會躲去陰暗無窗的酒吧裡分食印度咖哩雞，反抗妻子煮的素食料理，這被視為一種有男子氣概的作法，唯一不同的是對於富裕的年輕印度世代，吃肉已經是可以公開的事了，偷吃肉的行為在過去可是屢見不鮮[39]。

　　路易斯又吃了一口他的素食塔哩，接著跟我說他最近發現孟買的雞肉用量大幅增加，過去短短五至十年間，雞肉就遍地開花、隨處可見，傍晚時分，路易斯看見越來越多年輕人喜歡去吃炸雞或中式辣椒雞，不是因為好吃，雞肉本身根本索然無味，而是因為他們能這麼做，生活在自家烹調、回家吃飯為常態的國家，去吃肯德基或麥當勞感覺好像重獲自由。

　　另一個觀察到印度漸長的雞肉食欲是《經濟日報》（*The Economic Times*）的經濟與食物記者維克拉姆·多克特（Vikram Doctor）。我們相約一起吃貝爾普里（bel poori）（一種風味濃厚的炸物，裡面裝滿豆泥及優格）。多克特

告訴我，他覺得雞肉就是「非素食版的帕尼爾」，帕尼爾（paneer）是一種新鮮的印度起司，如豆腐般平淡無味，這也是雞肉成功打進印度市場的原因，因為吃起來似肉非肉的，多克特在研究準備他的播客（Podcast）節目「真實食物」（Real Food）時（2017年1月播放，就在我們會面之後不久），發現雞肉由於太不像肉，甚至有些耆那教徒稱自己為素食者，但是也開始吃雞肉。

雖然說多克特批評印度雞肉無味、飼養環境糟糕，但是他承認對於印度這個仍有數百萬人仍受營養不良之苦的國家來說，雞肉不失為一個很有用的蛋白質來源，如果你缺乏蛋白質又貧窮，你怎麼可能不有點錢就拿去買雞肉呢？

人們對雞肉的喜好不止於印度，隨機問個人晚上要吃什麼，答案往往多半是雞肉，就像是2006年電影《小太陽的願望》（*Little Miss Sunshine*）裡那個壞脾氣的爺爺所說：「有沒有可能，一次就好，我們晚餐可以吃點別的，可不可以不要再是那該死的雞肉？」世界各地都可見雞肉使用量上升，自七〇年代起，全球家禽使用量已經增加超過一倍，2013年雞肉變成全球第二主要的食用肉類，僅次於豬肉（因為中國人特別愛吃），2008年至2013年間，全球家禽出口量增加四分之一，大量生產的雞肉開始滲透撒哈拉沙漠以南的國家如迦納[40]。

雞肉儼然成為世界上最受歡迎的蛋白質來源，無害、健康（應該要啦！）、各種調味都適合、又隨處可得，雞肉的成長

清楚地與經濟成長同步，國家越富裕、家禽肉品用量越高，因為隨著個人平均收入增加，雞肉平均價格大幅下降，自七〇年代起，全球雞肉產業轉變成工業化大規模生產，六〇年代初期，幾乎全世界的雞肉都來自美國、荷蘭及丹麥，但是現在巴西及其他亞洲國家如泰國、中國等已經取代美國，站穩雞肉產業領頭羊地位，生產規模之大、效率之高，讓曾一度是奢侈品的雞肉，變成除了最窮困族群之外，人人買得起的產品 [41]。

　　肉及油的增加、麵包的式微等，是一種方法來總結現代飲食的經濟故事，食物市場鼓勵我們輕視麵包，卻將早期奢侈食物當作現代主食。隨著 2010 年肯德基推出新款漢堡「雙層炸雞漢堡」（Double Down），這個故事來到荒誕的高潮。這款漢堡的雞肉並非夾在麵包裡，而是用兩塊雞肉取代本來應該是外層的三明治麵包，內層除了原本的雞肉外，更加入許多動物製品，如培根、融化的蒙特里傑克起司等。這款烤肉醬口味的雙層炸雞漢堡象徵著我們社會肉品已經取代麵包，變成人類日常飲食的主食了；有些人甚至還說這款油膩的「雙層炸雞漢堡」其實比傳統香雞堡更健康，因為碳水化合物含量很低、蛋白質含量很高，符合某些對於「健康食物」傳統定義 [42]。

　　在許多早期貧困的農業社會中，一年有機會吃上一、兩次新鮮肉品就已經非常幸運了，只有在重大節日才會殺豬慶祝，但現代西方人平均來說，吃的肉量已經是麵包的兩倍，部分原因是除了麵包外，替代澱粉如米飯及義大利麵也相當普及 [43]。

　　以肉品為主食的飲食模式造成環境重大影響，不僅止於每個人的餐桌，環境成本更是驚人；以小麥為主食所需的土地面積僅是肉食為主的六分之一（如美國及歐洲）。美國因為以肉品為主食，所以所生產出來的食物只有 34％ 上得了人類的餐桌，剩下的絕大部分都變成牲畜飼料；根據統計，如果西班牙可以回歸傳統地中海式飲食，捨棄近年來從西方世界引進的負面影響，溫室氣體的排放可以減少 72％、土地使用亦可以減少 58％[44]。

　　要活在現代繁榮的社會就一定要吃爛麵包跟廉價肉品嗎？有沒有其他活路可走？永續飲食的專家提姆‧朗（Tim Lang），前倫敦食物政策中心（Centre for Food Policy in London）專任教授曾說，政府需要積極提倡替代飲食方案，因為現在的高用量肉品不具永續性，許多統計都說到 2050 年全球會有 90 億張嘴需要餵飽，朗屬於那派學者，認為吃進便宜肉品或者是所有便宜的高度加工食品，人們真正付出的代價不是標籤牌上的價錢，只要考量其他外在成本，如飲食相關疾病及環境汙染，就可以知道真的不便宜[45]。

　　有些跡象顯示世界各大都會區的有錢人間，開始反對整個食肉文化，實驗新的飲食方式，回歸以穀物為主食及多蔬果飲食。隨著社會越來越繁榮，人們改變飲食方式，喜歡舊時高級食品如肉類，不過隨著人們更加富有，當健康意識逐漸抬頭，廉價肉品就不再具有吸引力，富裕階級開始進入第五階

段。突然有人願意付出不敢置信的金額買一袋混合堅果，許多舊時的主食食品，如小米及斯佩耳特小麥重新以高價健康產品之姿問世。

　　純素食主義（Veganism）變得很受歡迎，對老一輩的人可能會覺得有些意外。2018 年，出身紐澳良 95 歲的高齡非裔美國籍名廚莉亞・蔡斯（Leah Chase），有次看到一個廣告看版上寫著：「純素食靈魂食物」（Vegan Soul Food）覺得那到底是什麼鬼？對她來說，這聽起來很新潮的料理，根本就跟她年幼貧窮時期吃的一模一樣，她說：「我六歲的時候剛好遇到經濟大蕭條，大家都吃不起肉。」[46]。想想食物經濟改變的速度與幅度，就會覺得不可思議，曾經一度窮人家除非到過年過節才吃得起肉品，但是現代反而是一般人負擔不起蔬果，絕大多數家庭的食物預算，根本無法支撐整個家的健康飲食。

金錢的價值

　　一提到選擇健康食物，低收入家庭聞之色變。過去三十年來健康食物的價格漲幅、漲速都快過垃圾食物，水果及蔬菜的栽種成本一直以來都非常高，農作物如甜椒或菠菜，都需要花非常多農業用水，而且由於不易保存，運送及儲藏的成本高昂。食物記者塔瑪爾・哈斯佩爾（Tamar Haspel）觀察後認為，期望蔬菜跟以穀物基底的垃圾食物同等價格根本不切實

1974 至 2012 年英國綠色蔬菜相對冰淇淋的成本漲幅

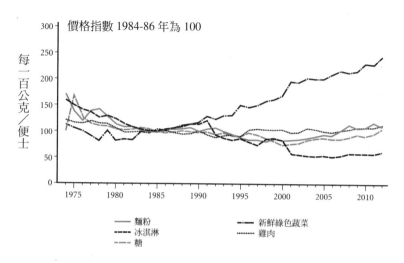

來源：參考英國環境、食品和農村事務部（DEFRA）數據製圖。

際，她還說：「花椰菜跟小麥本質就不同」[47]。

　　然而重點並不在於蔬菜很貴，而是相對於其他食物，蔬菜的價格比之前高。美國自 1980 至 2011 年間，新鮮蔬菜及水果的價格成長已經是含糖二氧化碳飲料的兩倍，番茄及花椰菜也比先前更昂貴，高熱量的食品如蛋糕及漢堡，相較於蔬果來說，卻越來越便宜，所以人們在超市裡挑選食物時，很自然就會以金錢價值來衡量，不幸的是，新鮮蔬果經常就看起來難以負擔[48]。雖然我們總是說要聰明地選擇食物，不過當一切回到殘酷的經濟層面，就每一塊錢可以買到的能量來說，一桶冰淇

淋似乎比一袋紅蘿蔔來得明智，畢竟紅蘿蔔買回去還有家人不吃、放到壞掉的風險。

　　1997 至 2009 年間，英國水果與蔬菜的價格成長 7％，而垃圾食物的價格卻下降 15％，類似的情形也發生於巴西、中國、南韓及墨西哥，全球平均來說，水果及蔬菜的價格約成長 2％至 3％，漲幅大約是其他食物的兩倍；同時高度加工食品如包裝蛋糕、巧克力、點心、冰淇淋等，價格卻不斷下降[49]。

　　電視上許多名嘴將垃圾食物說成「美味」，好像我們一輩子都學不會品嘗蔬菜的清脆、或是一碗溫潤濃郁、深橘色的南瓜湯，要是現在食物環境可以像促銷巧克力及早餐麥片，打出買二送一的青菜水果，相信大家的口味也會改變。2011 年經濟學家泰勒・考恩（Tyler Cowen）進行了一個實驗，一個月不去他原本常光顧的美式超商，改去亞洲超市「長城」（Great Wall），他發現他比之前更喜愛綠色蔬菜，因為亞洲超市裡的新鮮蔬果不論數量、種類、價格都比美國超市來得吸引人。蔬菜對於亞洲商店來說是「搖錢樹」（loss leader），擺在店門明顯處，吸引客人入內的商品，種類之多，有葉菜類、植物芽及豆莢類等，包括蒜苗、地瓜葉、芥藍菜、茼蒿、荷蘭豆、綠豆、石榴、紅莧苗、菠菜、山藥，還有六種不同的白菜，而且價格比起旁邊的美國超市「西夫韋」（Safeway）便宜許多。舉例來說，「長城」的青椒每磅只要美金 99 分，而「西夫韋」卻要價美金 5 塊 99 分。經過一個月

在「長城」消費的經驗，考恩發現他比之前更懂得享受蔬菜的美味，並且開始願意主動選擇購買蔬果[50]。

經濟糧食政策常常與健康建議脫節，政府不斷教導低收入族群要多吃蔬果才能保健康，但是大部分的政府都沒有讓蔬果價格合理化。更別說食物價格只是貧窮人家少吃蔬果的原因之一，低收入家庭通常家中烹飪設施簡陋，很難煮出色彩繽紛的一餐，要是家裡的烹飪器具只有水壺跟微波爐，根本煮不出植物為主的餐點；另外要是你的工作型態是低薪、長工時排班制，也很難想像你有精力與時間可以慢慢將蘿蔔削皮或切分花椰菜。詹姆士·布拉德渥斯（James Bloodworth）花六個月實際體驗英國零工經濟低薪工作模式發現，同儕之間沒有人可以下班後花半個小時備料、煮花椰菜給自己吃，他說：「當你半夜收工、步出廠房大門，我們只想踢掉鞋子、癱在床上，吃著手中的麥當勞配一罐啤酒[51]。」

不過要是新鮮蔬果價格降低，還是很有助於提升低收入家庭購買意願，明確證據顯示蔬果價格上升會立即影響我們購買的數量。美國一項研究，記錄 4,000 位 6 至 17 歲孩童在 1998、2000 及 2002 年的數據，研究人員發現水果及蔬菜的價格每上升 10%，孩童的 BMI 指數會跟著上升 0.7%[52]。對一個 12 歲女孩來說，這表示增加半磅的體重，雖然數字不大，但是依舊算是相當顯著，新鮮蔬果的價格很重要。

更大的問題在於我們的文化仍舊不重視高品質食物真正的

價值，以及好的食物能夠為人類帶來多大的好處。我曾跟英國學校老師討論，為什麼有些學童會願意吃這麼差的午餐，沒有任何蔬菜，我還發現有好些學童才 9 或 10 歲就已經有肥胖問題，這些學生的家長有些有藥癮問題、有些有家暴問題，老師告訴我說：「妳不懂，要擔心的事情太多了，午餐根本不算什麼。」老師說的沒錯，在這個充滿剝削、心痛及悲哀的世界，好的飲食真的不算是萬靈丹，不過，不像無數人間苦痛，糟糕飲食所導致的問題是我們可以解決的。

食物真正的價值絕不僅止於它的價格，當人們再次認知的這個事實，剩下就是政策制定者的挑戰，打造一個友善的食物環境，鼓勵人們做出健康的食物選擇，而不僅是批評錯誤的食物選擇。停止補助糖、大豆油及廉價玉米，轉而挹注金援發展綠色蔬菜種植。研究指出，政府補助蔬菜種植只要 5%，就能增加低收入家庭蔬菜攝取量超過 3%[53]。

就像其他消費品一樣，食物也會受到詭譎的市場力影響，但是不一樣的是，好的食物是高品質生活的必需品，市場上沒有其他替代品，政府需要先認知，花在高品質食物的錢絕對不是一種浪費，民眾才會跟進。投資在高品質食物不只是關乎土地、空氣、環境，更是對於健康與快樂的投資。未來世代需要重新定義繁榮的意義，重新建構食物的價值，我希望能夠提醒各國政府，致力提升食物品質意識。

歷史學家史蒂文・卡普蘭（Steven Kaplan）曾寫到，18

世紀的巴黎對於麵包的品質有明確的標準，以當時的標準，今日悽慘的麵包會被視為「社會動亂」的象徵，當時如果消費者認為自己買到的麵包品質或重量不足，可以向警察局報案，要是經查證屬實，烘焙師會被裁定罰鍰。想像如果今日也適用該法的話，有幾百萬條低品質麵包、幾百萬家超市會需要警方立即介入調查[54]？

這種法條應該不可能施行於今日社會，不過可以稍微提醒大家，我們對待食物的品質並不是一直都如此隨便，不久之後或許我們會再次明瞭沒有高品質食物就不會有真正的繁榮，正如俗諺所說：「錢可不能吃！」

第四章
沒時間吃飯

　　1969 年，一群醫學研究人員調查日本男性移居西方世界後健康狀況的改變，研究員本來就知道日本男性比起美國男性較不容易罹患心臟疾病，但是移居美國的日本男性呢？會隨著美國向下沉淪，還是保有日本低心臟病的驕傲？

　　當時美國罹患冠狀動脈的比例已居全球之冠，然而日本心臟病罹患率卻異常地低，要是考量經濟發展狀況，數字更是驚人，而最明顯的原因就是飲食內容差異。一談到心臟健康，美國人習慣吃的漢堡、披薩、汽水等都會大大提升心臟病罹患風險，反觀日本人的飲食，多以魚類、蔬菜、豆腐、綠茶及海帶為主，結果顯而易見。

　　舊金山灣區的數據顯示，移居加州的日本人心臟健康狀況比起生活在日本的同胞要慘上許多（但還是比美國平均男性好），胸痛及心臟病發的情況也較頻繁，這證實日裔美國人就是因為以西方飲食替代日本傳統飲食，所以才會有較高的心臟疾病罹患風險。不過當麥可・馬穆（Michael Marmot）所領導

的研究團隊更深入調查後發現，單單飲食是沒有辦法造成這麼多日裔美國人死於心臟病的，除了西方食物外，整個西方文化崇尚速度及個人主義也都帶給心臟額外的壓力。

馬穆及其團隊從生活與健康面向切入，研究超過 4,000 名住在舊金山及奧克蘭 30 歲以上的日裔美國人。相較於平均日本男性心臟病罹患率，有些人較低、有些人較高，深入分析蒐集回來的數據發現，這項差異無法僅用飲食不同來解釋（也不能用其他風險因子如抽菸來解釋），許多住在加州的日本人，即使沒有放棄日本傳統飲食習慣，仍舊有較高機率罹患心臟病。

除了食物本身，在什麼樣的環境生活、進食也攸關男性的健康。問卷調查旅居加州的日本男性，評估受美國文化及社會價值觀影響程度，結果發現西化程度最嚴重與最輕微相比，先不論個人飲食偏好，冠狀動脈相關疾病罹患率竟然相差五倍，最努力維持日式生活方式的族群最能抵禦心血管疾病的侵擾。影響受試者健康狀況的因素，第一眼看來好像毫無相關，如他們是不是跟小孩說日語、孩童時期接觸日本文化薰陶程度、是否與其他日本人深交等[1]。

該研究就是最好的證明，顯示不只是吃什麼，怎麼吃也對我們的健康相當重要，單單只是採取日式飲食不足以讓這些日裔男性遠離心臟疾病，他們還需要放慢腳步，用日式風格進食，在加州艷陽下重現日本傳統文化。馬穆認為之所以日裔美

國人心臟疾病罹患風險較低，就是因為「日本人崇尚人與人緊密交織、相互扶持的社會文化」，而美國化較徹底的日本人就沒有經歷這些，沒有辦法從全面減壓的日式高品質生活、與社會相輔相成的價值觀中，獲得健康益處。

即便吃的食物相同，較依循日本文化的男性也會使用不同的方式來享用每一餐，以一種好像進行某種儀式的方式進食，避免過度匆忙、緊張；同時期美國男性相關研究則發現心臟疾病高風險族群有個特定的行為模式，大多支持個人主義、缺乏耐性、對時間感到焦躁，都剛好是美國社會高舉的價值觀[2]。

營養變遷第四階段象徵著不只是食物種類的改變，也徹底抹去我們食的儀式文化。對於人體健康來說，吃飯的步調、儀式跟所吃的內容一樣重要，現代社會不斷教導我們食物的唯一價值在於內含的營養素，不過實證證實，孤單焦急地囫圇吞下一碗有機沙拉，並不一定會比跟朋友一同分享一份外帶炸魚薯條來得「健康」。

探究現代與早期飲食習慣為何如此不同，時間不夠是個經常被忽略的因素。還記得有次在我工作一整天、奔波於接送孩子之後，我看著週末報紙的飲食專欄、對某人的野心不禁笑了出來，聲稱希望提供「快速」、「簡單」的家庭料理食譜，但是卻需要用到好幾個平底鍋、罕見的香料及高超的烹飪技巧，但是事實上每天傍晚我都覺得時間不夠，我疲憊的腦子也

沒有餘力可以煮出我期待的晚餐。

　　缺乏時間，不論是主觀還是客觀，都深深影響我們現代的飲食習慣，扼殺我們的希望、強迫我們妥協。越來越多證據顯示當人們覺得時間不足，自家烹調意願會下降、不再享受食物，結果就是攝取越來越多所謂「便利」的食品，開始只吃吐司就是個警訊。放眼所及到處都是承諾可以幫你節省時間的產品，如濕軟醜陋的快煮義大利麵、兩分鐘就能上桌的米飯，每每都在說服你根本沒有必要花超過 20 分鐘準備你的餐點（雖然說我們逛網拍的時候 20 分鐘稍縱即逝），感覺時間不夠會促使我們購買外帶食物，也讓使用微波爐比使用木勺還要頻繁。

　　生活的步調改變，而飲食通常是犧牲品，時間掌控失調或是棘手的日常安排會阻礙我們飲食的美意。有位長工時、低工資的排班制美國勞工告訴研究人員說，如果要能夠吃上蔬菜的話，除非她換工作，要是依照目前的安排，她不知道要怎樣可以把蔬菜排進飲食中，整天光是努力做完班表就已經精疲力盡了[3]。

　　這個情形並不少見，許多勞工都覺得需要奮力才能擠出一點用餐時間，但是主觀與客觀對於有沒有時間煮飯、好好吃飯有矛盾落差。如果就完全客觀的度量每日時間，相較於百年前的勞工，我們有的自由時間多很多，1900 年美國平均每人每年工作 2,700 小時，2015 年該數字下降至 1,790 小時，而且現

代廚房裡省時的器具是祖先們做夢也想不到[4]。

　　當我們說沒時間煮飯甚至沒時間吃飯時，說的不是事實，而是文化價值觀以及外在環境將我們時間切得零零碎碎，生活步調的改變對於我們的飲食有著深遠、驚人的影響。在時間壓力下我們會選擇不同的食物、以不同的方式吃，集體崇拜不浪費一絲一毫時間的信念讓烹煮早餐式微、午餐，時間消逝，取而代之是包裝點心崛起、速食食品的問世。

　　「我覺得這一切都是優先順序的安排，」一位在千里達（Trinidad）工作的女性這麼跟我說。她是全職婦女、身處高壓的工作環境、同時還是三個孩子的媽，而且三個孩子課後都有密集的運動活動，但是她還是確保每天都有自家烹煮的晚餐上桌，當然有時其中一道可能是重新加熱的隔夜菜。對她來說晚餐絕對無法妥協，但是許多現代英國人不再這麼認為了，這讓她有點沮喪，越來越少人會願意像她一樣以準備晚餐、備料、烹調食物為中心，來安排自己的傍晚時間。

　　我不完全同意她的說法，我認為現代人食物的選擇並不是全然的自由，真正令人沮喪的是現代飲食文化中，無數人都不得已受周遭環境所逼，而把製作餐點的時間重要序位排在很後面。時間夠不夠是一點，時間點也很重要，我們雖然比前人擁有更多自由時間，但這些自由時間都沒落在用餐時間點，無法提供協助，而馬穆七〇年代在日裔美國人身上發現，因個人主義及焦躁而引起的冠狀動脈疾病症狀，現在已經擴及全世界。

午餐時間不見了

　　如果妳是個二〇年代威斯特伐利亞裁縫女工，日子可以算是一點也不輕鬆。威斯特伐利亞位於德國西北部，以當地產的火腿及紡織聞名，1927 年研究員莉狄亞‧路博（Lydia Lueb）訪問超過 2,000 名在棉花及亞麻廠工作的年輕女工，詢問這些技術高超的縫紉、編織專家怎麼運用自己的下班時間（或休閒時間）。但是實際上，家務及工作佔據絕大部分時間、又只領有微薄薪水，這些年輕女性就現代觀點基本上沒有什麼自由時間、沒有外食習慣，很多甚至沒有離開過居住的小城鎮。如果被問到最喜歡的活動是什麼，最熱門的答案是（總樣本的41％）好好「休息」[5]。

　　這群威斯特伐利亞女工每週平均花 54 小時（含週六早上）縫製衣服，一年只有一個禮拜的假期，不過多數的假期還是花在其他針線活及家務事，即便是禮拜天，她們還是行程滿檔，早上要做禮拜、打理家務、準備午餐、還要接待來家拜訪的親友；唯一值得我們現代人羨慕的是，她們每天上班都有整整 75 至 90 分鐘可以好好吃的午餐，而且並非輪流休息，而是同時，端看不同工廠，從 12 點整休到下午 1 點 15 分或 1點 30 分。一到午餐時間，每位女工都會停下手邊的工作，一起去吃飯，雖然日子很忙碌，但是她們從不覺得忙到沒時間吃飯，因為吃飯時間已經納入每日生活期程，緊密與工作步調結

合，像是亞麻織成布一般自然而然[6]。

　　相較於二〇年代威斯特伐利亞裁縫女工，現代勞工根本得以徜徉在大量的自由時間中，但是好像卻反而沒有時間好好吃飯；當有人說自己沒有時間好好吃飯，通常實際上是指沒有如早期那種同步的用餐時間。我們每天的時間都被不間斷的外務切得零碎，而且吃飯不再是群體活動，變成個人零星的點心時間，東湊西湊，沒有人與人的交談，只剩下耳機裡的聲響。許多人都覺得很苦惱，因為每日行程讓我們好好吃飯變得不可能，不過這有一部分需歸咎於現代社會重視時間勝過食物。

　　當午餐休息時間已經不再屬於日常工作中正常、應該有的部分，我們就該警覺人們是不是不再重視食物的價值，不論貧富，大部分的人曾經且能夠有時間好好吃頓飯（前提是你還負擔的起基本伙食開銷），但現在全世界午餐已經漸漸被排擠出步調快速的日常了。「45 分鐘是新的 1 小時」（Forty-five Minutes Is The New Hour）在倫敦金融區附近的法靈頓（Farringdon）我看到張貼了一張海報，宣傳內容是一間健身房可以讓上班族利用午餐時間進行「高強度訓練」，午餐時間即便公司有訂定，也常被拿去做人們覺得更重要的事情，如購物、健身運動，或者用來繼續工作。

　　其實不久之前大部分人還是跟威斯特伐利亞裁縫女工一樣，懂得好好享受每日準點的午餐時光。晚餐的「正確」用餐時間經歷幾次變革，我們有時候太在意五〇年代才有的一日

三餐的概念，忘記其實人類社會並非總是遵守一日三餐的規範，進食的機會很多，如點心、偶然場合、非正式餐食等；工業革命前，農人們只要餓了或是工作到一個段落，就停下手邊工作、拆開準備好的麵包跟起司果腹，一直到 19 世紀才有大量農業勞動力轉進工廠工作，也是那時，美國及歐洲各國才開始使用時鐘規範固定的午餐時間[7]。

　　不過我們現代經歷的用餐時間改變是全然兩回事，不同文化會有不同的用餐時間，但全球不曾見到如此大規模現象——人類集體或多或少將用餐時間從日常活動中刪除。

　　如果你跟我一樣愛管閒事，歡迎找個閒情的下午，看看不同國家(註)的歐洲人是怎麼規劃每天的時間。1998 至 2006 年間研究人員在歐洲 15 個不同國家搜集數據觀察歐洲人時間規劃及使用，研究樣本非常大（義大利超過 20,000 人、瑞典約 4,000 人），要求受試者用日記記錄他們怎麼規劃每日時間，回收數據製作成一系列的圖表（面積圖），顯示 2006 年不同歐洲國家的人民每天如何規劃運用時間[8]。

　　這些時間使用的統計數據雖然不完美，但是卻可以從中窺探不同國家人類行為的真相。每個人都會睡覺、吃飯、工

註：研究國別：比利時、保加利亞、愛沙尼亞、芬蘭、法國、德國、義大利、拉脫維亞、立陶宛、挪威、波蘭、斯洛維尼亞、西班牙、瑞典及英國。

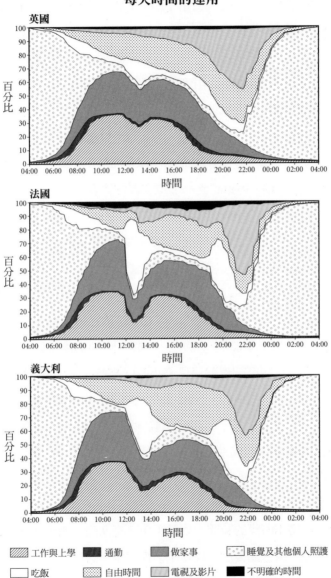

每天時間的運用

作、休閒，但是不同的人會用不同的方式來切分進行上述活動的時間；雖然無法告訴你背後原因，但是透過圖表可以知道保加利亞人平均睡覺時間比挪威人長。圖表上用不同顏色呈現24小時內不同活動所占的比例，開始及結束以凌晨4點為準，每種顏色代表人們在哪個時間點、花多少時間從事某項活動的百分比。舉例來說，凌晨4點，你可以看到圖上有一大塊點狀區域，顯示基本上整個歐洲都在熟睡（或著正在睡去）；早上6點至下午8點，可以看到一塊深灰區域代表工作及就學。

　　進食在時間使用圖表中是個很特殊的面向，時間使用模式與其他活動如工作或休閒，不同國家間的差異甚巨；進食的時間是以白色標記，可以看到不同國家，白色區域的形狀也不同。法國、西班牙、保加利亞及義大利等國有清楚的尖峰用餐時間（明顯的白色凸起），分割工作與休息的時間，幾次峰值間最小的是早餐時間，即使是法國，可頌與咖啡歐蕾的產地，早上的用餐時間也就只是小小的凸起而已（早上6點至8點間白色區塊些微增加），顯示許多人認為早餐是可有可無的一餐。午餐就不一樣了，法國及義大利中午12點至下午2點間白色區塊見明顯成長，西班牙則是在下午1點30分至4點間，顯示對大部分的法國人、義大利人及西班牙人來說，午餐的用餐時間仍規律、可預測。傍晚時間又可見另一個白色區塊凸起，法國相對應的時間大約是下午7至9點、西班牙是下午9至11點，這些圖表顯示現代生活模式中，對於「午餐時間」

及「晚餐時間」還算是有共識。

　　在法國、義大利及西班牙，2006 年大部分人口還是用一般的步調進食，其他地區傳統進食步調早已遭受激烈變革，觀察英國、波蘭、斯洛維尼亞、瑞典及挪威，進食時間已經不再是清楚的白色區塊，而是呈現連續帶狀，遍佈全天，相同數量的人平均分配在一整天，從早上 6 點到下午 10 點都有人在進食。挪威及英國可以在中午 12 點到下午 1 點間看見進食人數增加，還保有傳統的午餐時間概念，但是其他國家並不然，全天無時無刻都有 10% 的人口正在進食，當然這不是說這些國家沒人有固定的用餐時間，在某個挪威家庭，晚餐時間可能是固定下午 7 點，數據顯示的只是其他家庭可能在不同的時間點用餐。面積圖清楚呈現各國對於用餐時間已經失去共識，波蘭及瑞典的晚餐時間可以是下午 4 點至 8 點之間，對數百萬人來說，「正常」用餐時間的概念已經不復存在。

　　用餐不只是一種花費時間的方法，更是透過一系列儀式來體驗時間，就像是宗教祈禱、收聽新聞廣播一般。吃飯曾經是我們定時的活動，將一天分割成幾個部分，即便你是自己一個人吃午餐，你還是知道大部分的同胞都在同一個時間、做同一件事，這使你孤獨的用餐活動有了特定的韻律，你知道你在正確的時間做了正確的事。現在我們的進食活動常沒有同步，你可以在一間咖啡簡餐店，晚上 9 點幫自己點一份全日供應的早餐套餐，或者一早買份冰淇淋配報紙，也不會有人用異樣的眼

光看你。在許多地方進食的時間是一條細帶狀橫跨整天，連在同一個家裡，家人間的進食時間也很難統整一致。

這些進食時間數據蒐集後數年間，共有的進食時間愈趨式微，就連西班牙及義大利，進食的時間變短。在 2008 年金融海嘯後，許多西班牙企業減少原本 2 小時的午餐時間成 1 小時；法國身為慢食的翹楚，巴黎的勞工也開始需要接受全新概念，去點心攤買即食沙拉、速煮的乾小麥沙拉或三明治，而不是去法式小餐館點份多道料理的套餐。

為兩位或以上的人張羅伙食不容易，要是口味不同、生活作息無法配合，要能一起吃飯需要縝密的計畫。現代個人主義抬頭大大地限縮了共享餐食的空間，要是今天你希望可以一起吃飯，你們需要同步的不只是各項餐點烹調時間，雖然單單這項就很困難了（你已經煮好一鍋飯了，但是咖哩卻還需要 20 分鐘才會好），你還要協調用餐的人，傳統固定的家庭晚餐時間理念有特定前提，家族所有成員會在同一時間、出現在同一地點、有類似口味偏好，現在上述前提很少是實際情況。

2009 年至 2011 年間，倫敦研究人員著手針對 40 組雙薪家庭進行訪談，看他們在時間壓迫下如何準備每日餐食。結果發現有個共通點，大部分家長都相當重視「家庭餐食」的理念，但是要讓所有家人同步進食，執行上有相當難度，大部分的受訪家庭希望可以一起吃飯，但是因為種種因素，僅有三分之一的人能夠在大部分的週間晚餐時間跟家人一起吃飯。

　　家族共享餐點但是沒有一起吃，不絕對一定是壞事，家族晚餐的式微可能是一種道德恐慌，不過餐點可以用許多方式分享，即使你們家不能像耶穌最後晚餐般同桌分食；我個人一週裡最喜歡的一餐就是禮拜天的晚餐，上完瑜珈課，家人都已經下餐桌，我自己一個自在地享用一份沙拉、一碗湯麵配上一本書，太幸福了！

　　不過要是人們再也不或鮮少一起吃飯，有些進食相關重要的面向就會從此遺失。有個古字「共生」（commensality），就字面上意思來解釋就是同桌共食，食物考古學家克勞德・費施勒（Claude Fischler）認為，同桌共食是提供各社會文化中的人類基本飲食指引，同時也建立人與人基礎連結。

　　家庭失去同桌共食絕非小事，對許多現代人來說，進食只是營養素的攝取，不再是分享、共同度過美好時光；在一個一家五口的倫敦家庭中，母親告訴研究人員現在要讓一家人同時聚集吃頓飯，只剩下聖誕節了[9]，剩下的日子要配合所有人的作息與口味根本是不可能的事。家中的母親與父親（從事收款業務，工時不穩定）正各自執行減重飲食，11 歲的小女兒非常挑食，只愛吃即食披薩和薯條（這些父母親不能吃）；21 歲的大姊跟男友同住在家裡，通常會自己準備晚餐，大多是外帶食物如印度捲餅；一般正常的傍晚，母親會在下午 4 點 15 分加熱速食給小女兒，接著煮自己的減重菜單：牛排配茅屋起司及番茄，最後煮雞胸肉沙拉給從健身房回來的丈夫[10]。

　　上述例子恰好呈現完全不一致、零分享的用餐結構，所有家族成員不只是用餐內容，用餐時間也都錯開，母親並沒有不願意花時間煮飯，相反地她花費很多時間與精力在準備她自己、女兒及丈夫的餐點，從下午 4 點 15 分至 6 點，她每天需要花 1 小時 45 分鐘來做飯，試著滿足所有成員的需求，要是全家人都在同一時間吃同樣餐點，她搞不好不用花這麼多時間備餐，不過不同口味喜好及生活作息阻止全家人在同時間吃飯。

　　失去同桌共食會有連帶後果，當然我們不是要鼓吹復興父權時代，母親備餐、父親管秩序的餐桌，而是要再度高舉享受食物的重要性，不論家庭結構如何演進，有時間可以好好吃飯是人類的基本需求。如前述日裔美國人的例子，要是我們的文化讓人無法停下腳步吃飯（不用每一餐但是至少偶爾），會損害我們的健康，經常我們以為是不良飲食的問題，到頭來根源都在於急促的日常，再由極端個人主義助長。

　　現代進食的個人主義影響不只是我們自己的食物選擇，還有我們餵養他人的方式；有關自身食物選擇，許多人都覺得只要是不喜歡的我們一口也不用吃，可以今天選擇無麩質飲食，明天又吃別的，就只因為我們可以這麼做。有一天，我看見一個年輕女性在獨立咖啡簡餐店用餐，點了一碗沙拉，卻自己帶了一杯星巴克的拿鐵。

　　現代食物選項不可勝數，心猿意馬、朝秦暮楚是我們的特

權，固定用餐時間、共享的單一主食已經是很不合時宜的觀念、過時，就像是以為電視頻道只有三台。

固定用餐時間觀念式微只是更大規模社會價值轉變的一部分，許多人甚至不再覺得需要尊重家人共桌的價值。但這些社會約定俗成的消逝有好有壞，固定用餐時間之前是食客與食物供給者之間的默契，現在都不復見了。

當我還是小孩的時候，我記得在特定的時間我有責任要坐上桌、吃下所有擺在我面前的東西，不過這有部分是因為有人願意承擔餵養我的責任，現在特別是在職場裡，好像不再有人彼此關心對方吃了沒。

就像樂譜上的休止符

七○年代晚期安瑪莉・拉佛蒂（Anne Marie Rafferty）還在蘇格蘭擔任實習護士，午餐時間是一天的重點，跟一般的護士一樣，拉佛蒂每天上班 8 小時，中間有段休息時間可以自主安排，當時用餐還有社會階級制度，男女有各自的餐廳，由於政府金援挹注，食物種類多、價格便宜，大家可以一起坐下、好好吃頓飯；護士這個職業每天都在勞心勞力照顧別人，午餐時間是少數顛倒過來的片刻，輪到雇主好好照顧護士。拉佛蒂說：「午餐時間像是樂譜上的休止符，用意在於斷開既有節奏，讓你重新充滿能量，足以面對接下來的挑戰。」

　　當時醫院員工餐廳提供兩道配菜的午餐，拉佛蒂還記得那時餐檯上各種「安慰人心的食物」，如烤牛肉、雞肉、各色燉菜、大量蔬菜、甜點還有卡式達醬布丁；如果你喜歡先吃點熱的開胃，也可以找到熱湯，完全沒有人會從食堂外帶食物，因為午休時間充分，除了可以好好吃頓飯，還有時間可以喝杯咖啡或抽根菸（沒錯，那時候醫院還沒有禁菸）。

　　這種用餐模式已經不存在了，而且還不只是英國，現在拉佛蒂已經 59 歲，仍舊充滿活力，戴著亮橘色的安全帽，踩著腳踏車穿梭倫敦大街小巷；她現在是名護理系的教授，任教於倫敦國王學院，並對現在護士普遍被剝奪悠閒午餐的現況感到憂心忡忡。八〇年代拉佛蒂發現商業化的「點心類食品」開始出現在病房區及員工餐廳，販賣機裡面堆滿洋芋片、巧克力及氣泡飲料，醫院雖然越蓋越大間，但是員工餐廳及廚房的編制大多縮減或甚至刪除。

　　現在全世界有許多護士自己的飲食習慣都不好，而且壞習慣都已經變成日常生活一部分。跟七〇年代相比，現代護士生活作業已經大不相同，現在沒有人會在醫院抽菸，這是個進展，不過就其他面向而言，現代護士較不容易維持自身健康狀況，每班 12 小時越來越普遍取代舊制的 8 小時，而且雖然工時延長，但是中間吃飯休息時間卻縮短。

　　想來真是諷刺，致力幫助我們重獲健康的醫療人員，竟然比一般人更容易有過重或肥胖的情形，為什麼明明最了解健康

的一群人卻無法執行健康飲食？護士可能有比大眾更多的健康知識，但是卻沒有足夠的吃飯時間。

2008 年美國護士平均 BMI 值為 27.2，落在過重與肥胖值之間，有些毒舌評論會認為肥胖的護士一定沒辦法完成使命，畢竟過胖的身軀是個多壞的「榜樣」，但是事實上護士肥胖問題，絕對不是因為能力不足，而是因為工作太勤奮，照著醫院的班表及期程，護士根本沒有機會可以好好吃頓飯，許多護士因為每天日常工作的快步調、高壓等，讓整天的飲食經驗都很不健康。2017 年我曾訪問凱瑞・哈特（Kerry Hart），她是一位年輕的英國健康照護工作者，她告訴我所有的護士同事（一間大型足科教學醫院）都很難可以好好吃頓正餐，因為將病患的需求擺在自己的前面，一整天忙下來，發現自己連用微波爐加熱一碗湯的時間都沒有[11]。

想像你是一位護士，三更半夜，12 小時的班進入第 9 個小時，不間斷照顧病患、處理各式文書作業，身體早已疲憊不堪、飢餓不已，急需撫慰及振奮精神，走廊上就剛好有一台販賣機，擺滿含糖咖啡因飲料、馬鈴薯點心及巧克力棒，而且醫院裡外沒有一處在賣熱食，你也知道即便有賣，主管也不會給你半個小時休息，因為餵飽你不是管理階層的目標。

晚班員工吃飯的時間壓力更大，就像許多勞工一樣，他們也覺得沒有時間來準備、好好吃一頓正餐，因為工作時間日夜顛倒，讓他們進食的時間點錯誤。全世界的晚班員工都有較

高風險罹患飲食相關疾病，如心臟病、第二型糖尿病、肥胖
等[12]。熬夜工作會打亂生理時鐘，對人體新陳代謝機制影響甚
鉅，深夜時刻通常人體處於禁食狀態，所以在這個身體準備休
息的時刻進食，相較於白天，會產生更激烈的葡萄糖反應；再
者，晚班工人有的食物選擇又更為有限，半夜可以找到的食物
大多是高度加工食品。

　　2017 年有一群澳洲墨爾本消防隊員跟研究人員說，在執
行夜間任務完他們只能吃巧克力及甜餅乾補充體力，因為消防
站裡沒有其他東西可以吃；相較於日班的消防隊員，夜班容易
攝取較多的甜食及鹹零嘴，隊員間還有兄弟情懷，會一起在大
半夜去吃麥當勞或披薩，個人很難抗拒團體間的同儕壓力[13]。

　　不論是護士還是消防隊員都不是缺乏意志力的一群，但是
卻像其他勞工一樣，因為工作環境而無奈接受不好的飲食內容
及進食時間。這個情形也發生在學齡孩童身上，有份研究調查
威爾斯各學校發現，如果可能延長午休時間幾分鐘，就能提升
學生午餐內容選擇蔬菜水果的比例，午休時間越短，學生越傾
向吃薯條炸物等，而非蔬菜[14]。

　　人類究竟何時開始覺得休息用餐時間會打亂工作步調，而
不是協助穩定整天行程的重要環節呢？從工作中擠出用餐時間
其實是個更重大的改變，人們開始覺得他們必須無時無刻為工
作待命，而電子郵件與智慧型手機的問世，加速惡化這個趨
勢。美國大部分的勞工法定保障的休假日都沒有用完，因為害

怕休假而落人之後，或者因此被同事視為較不積極的一群；許
多現代年輕人也像是被手機綁架，無時無刻都在檢視手機上最
新訊息，無法放下手機跟真人有眼神交流或慢慢地、好好地與
他人吃頓飯。

　　要是我們的午休時間跟過去一樣長，生活及飲食會有多麼
不一樣，以及因應而生的文化會有多大的不同，大部分現代勞
工不會希望過上二〇年代威斯特伐利亞裁縫女工的生活，我們
想要的不是一板一眼工時制度，缺乏彈性與自主、單調了無新
意的生活，還有星期六強制早班，但是我們想要留下那甜美的
90 分鐘午休時間。

浪費時間或是浪費食物

　　某個 4 月的午後，我跟烹飪教師尼基塔・居爾哈內
（Nikita Gulhane）一起做料理，他叫我將豆莢掐頭去尾後加
入馬鈴薯椰漿咖哩，突然他小聲生氣地說：「要是我媽看到你
這樣處理豆莢，她一定會心臟病發！」那天我在一個朋友的廚
房，居爾哈內來教我們做一系列正統的印度料理，我處理豆莢
的方式跟我之前一樣，比較省事的作法，拿起一整把直接用刀
一次切去所有頭尾，忽略切完後豆莢其實都不一樣長，我知道
結果稱不上完美，但是這就是我每次在家的作法，因為時間總
是不夠，兩分鐘內我就必須把處理好的豆莢丟入鍋中，基本上

我每次都這麼做。

先前的氣氛都不錯，我們也都學得很開心，但是居爾哈內對於我對待豆莢隨便的態度表現出明顯的不悅。他從小是由印度裔母親在英國帶大，他都稱呼她為「G 夫人」，教會他如何處理豆莢（當然還有其他蔬菜），只摘除最尖端、木質化、太硬，真的不能吃的部分，即便這個方式花費更多的時間也無妨。居爾哈內現在住在倫敦北部，該區域其實已經有一些地方傳統避免過度浪費的蔬菜處理方式，但是他還是無法忍受大家會把花椰菜的梗丟棄，G 夫人（出生於印度西部距離孟買不遠）告訴他，盡最大努力避免食物的浪費。

我與居爾哈內的豆莢小插曲令我震驚，因為之後我發現（雖然很不想承認）他是對的。我變得開始會去思考食物浪費與時間的關係，曾經這個世界上所有廚師及食客想法都跟 G 夫人一樣，大家都非常憎惡浪費食物，許多美食都是都是搶救食材的藝術結晶，人們願意花許多時間及工夫去搶救食材，讓多餘食物免於腐敗或浪費；19 世界的廚師會在爐火旁放一個「油脂桶」來蒐集煎培根或鹹豬肉時鍋中剩餘的油脂 [15]，那個時代勤儉的程度是我們今天難以想像的，現在有多少家庭會覺得鍋中煎培根後殘留冷卻的白色油脂是一種營養來源，而不是恨不得趕快處理掉的髒汙？

之前我們討厭浪費食物，現在我們討厭浪費時間，因為時間可是我們現代「終極稀有商品」，這句話出自兩位美國時

間使用專家約翰‧羅賓森（John P.Robinson）及杰弗瑞‧戈德比（Geoffrey Godbey）1997 年的著作[16]。這類改變所導致的後果都發生在我們身上，2004 年「廢棄物與資源行動計畫」（the Waste and ResourcesActionProgramme, WRAP）研究顯示，英國平均每人每年浪費價值約 424 英鎊的食物，超過半數的英國家庭都曾經丟掉一罐罐牛奶、一條條麵包、起司、煮過的肉品、喝剩一半的酒，全因為沒有機會可以消化全部；浪費食物的習慣在各個已開發國家皆常見（包裝上的「最佳賞味期」標籤加劇了浪費食物的情況，人們常因此丟掉無數完全沒問題、可以吃的食物，就只因為包裝上的標示）。

　　食物浪費有許多因素也有許多形式，開發中國家如印度，大部分的浪費行為發生在生產端、農地田野中，超過 40％的食物還沒進到市場就已經腐敗，因為運輸與儲存的設備不良。富裕國家則是相反，最大的問題出在消費者浪費，有時候食物浪費會被單純歸咎於年輕世代道德淪喪，但是就如同食物的許多面向，食物的浪費與我們飲食環境及飲食結構都有關係，大部分的食物浪費都是由於零售商供給食物商品的方式，鼓勵消費者購買超過所需份量的食物，隨處可見買二送一的牌子，陳列架上無時無刻都堆滿商品[17]。

　　食物浪費的原因很多，其中也是我們當今匆忙、快步調文化的副產品，在購物階段匆忙會讓我們買下比所需更多的食物，也會讓我們想要購買省時間、容易烹煮、昂貴的雞胸

肉，而非購買全雞自己庖丁解牛、一點不剩地使用各部位；在
烹調及進食階段，時間壓力會讓我們快速而粗略地掃描冰箱內
容，忽略那些不吃就會壞掉的食物。

　　經濟學家蓋瑞·貝克（Gary Becker, 1930-2014）在 1965
年第一次明確說出，美國人已經從對食物節儉變成對時間錙銖
必較 [18]，貝克的劃時代文章〈時間分配的理論〉（A theory of
the allocation of time），幫助建立一門全新經濟學分支「新家
計經濟學」（New Home Economics），他與哥倫比亞大學的
同事雅各·閔沙（Jacob Mincer），嘗試以家庭為單位解釋人
類行為，而不是將所有行為視作全然個人行動。

　　貝克注意到近年來，他的美國同胞與時間的關係不同了，
明明自由時間變多了，但是卻以更極端的方式掌控時間，人們
每周工作時數長期大幅下降，大部分國家的勞工總工時大約占
所有時間的三分之一。同時，六〇年代消費者也比二戰前的世
代有更多時間，這得感謝科技發達幫助極大化非工作時間，如
汽車、電動刮鬍刀、電話等等的問世 [19]。

　　然而奇怪的是，多出了大把時間卻把人們變得很匆促，貝
克發現六〇年代的美國人對於時間意識最為強烈，不斷注意時
間的流逝，約會也開始習慣約定準確的時間，很多事情變得很
趕，喜歡煎牛排、豬排、不喜歡花時間燉菜，例子還有更多。
到底是什麼讓美國人對時間如此著迷？貝克認為最主要的因素
就是美國的時間「市場價值」相較於商品價格（包含食物）變

得越來越高，情況比其他國家都嚴重，女性特別受影響[20]。

　　這種改變部分原因在於家庭時間的分配與性別有直接關係。自三〇年代起，工作男性平均有收入的工時比較短，但是女性較長，美國女性 2000 年與 1970 年相比，帶薪工時增加 11 小時。這種大規模的社會變遷當然會對生活其他面向有所影響，讓不論男性還是女性都很難找到時間煮飯。女性普遍覺得時間不夠用，因為工作、家務兩頭燒；男性也一樣會覺得沒時間，因為雖然工時沒有那麼長，但是突然社會開始期待男性也要負擔家務，同時，現在雙親花在撫育幼兒的時間大幅增加，因此更加排擠煮飯時間（雖然我個人經驗認為廚房就是最好的育兒場所）[21]。

　　直到不久之前，準備食物依舊佔據女性每天一定的時間，過去 20 或 30 年間，我們漸漸可以選擇花費較少寶貴時間來準備食物；2001 年，美國時間使用研究（American Time Use Study）調查發現，64％的美國男性及 35％的美國女性每天不會花費任何時間準備食物[22]。

　　當我們感傷人類願意花在烹調的時間越來越少，需要先搞清楚我們感傷的主題，在過去許多女性掌廚、每天花費大量時間在準備餐食，因為她們不覺得她們的時間有價值，五〇年代的母親要是她沒有從事其他有給薪的工作，就會願意花時間仔細檢視食物，來找到最便宜的當季農產品、蒐集折價券等勤儉持家的事情；但反觀現代，女性的時間有相當高的市場價

值，她可能會去找有給薪的工作，花較少的時間準備餐食，而
大量倚靠便利食品，對貝克來說，這並不代表美國母親變得懶
惰，這是理性經濟考量後的選擇。貝克的想法是，如果經濟學
家真的想要了解家庭收入的真相，需要研究不只是該家庭的金
錢成本，也要考量時間成本，究竟家庭中每個成員擁有多少自
由時間，以及每個人對待時間的價值觀[23]。

　　現代快步調的生活中，還是有人相當重視食物，即便在一
個時間為稀有資源的經濟體，還是相當有機會可以好好煮、慢
慢吃一頓飯，而不用像是在跟時間賽跑，不過首先你必須要調
整自己的心態，讓煮飯可以放入你既有的時間安排中。如果你
在西班牙，你可以拿一塊麵包，烤箱加熱一下，塗滿香氣四溢
的大蒜鹽醬，再淋上高品質橄欖油，最後擺上番茄片，這就是
一道 5 分鐘經典料理「番茄配麵包」（pan con tomate），這
樣的餐食方便煮、方便吃，就是我們現代生活所需要的，與
其無謂地傷感五〇年代家庭主婦習慣準備晚餐已不復見，我
們需要應變，讓食物跟上現代生活的節奏。進食速度越來越
快、時間越來越短不是我們這個世代才有的問題，我們從埃
杜阿爾德·德·波蒙（Edouard de Pomiane）的著作就可略知
一二，早在一個世紀之前就已經有人在探討忙碌的生活中要怎
麼樣、在哪個時間，可以好好吃上一頓飯。

現代生活的步調

就今天的角度來看，三〇年代的生活可以說是慢條斯理，早上有時間可以幫自己好好煮頓早餐、讀讀實體報紙、人人有戴帽習慣、聽歌只有黑膠唱片可以選，不過對於 17 世紀的人來說，三〇年代的生活已經是相當繁忙的了。

1930 年，身為波蘭裔法國飲食學家與科學家的波蒙當時 55 歲，已經感覺法國的生活步調跟他年輕時 18 世紀的法國人不同了，波蒙觀察到法國人不再於用餐後流連於桌前，對波蒙來說，這點並沒有造成太大的影響，但是個跡象，顯示法式晚餐應該採用較快速的餐點來符合新的時間需求。他曾寫道：「現在的生活步調已經全然改變了，對無數美食家來說，大家必須學會享受快速烹調的餐點，同時不幸地也需要學會快速進食，但是大家依舊是美食家，這點是不會變的。」

1930 年波蒙出版《10 分鐘出好菜》（*Cooking in Ten Minutes*），成功吸引許多信徒，書封上的副標寫著「適應現代生活的步調吧！」波蒙向他的讀者展示，只要有正確的態度、適當的計畫，要在忙碌的生活中吃上一頓好飯絕不是不可能的事，每道菜都只要 10 分鐘（當然如果你不只想吃一道菜就可能需要多點時間）。他將這本書的目標讀者設定為學生、女裁縫、女性銷售員、藝術家、懶人、詩人、行動派男性、夢想家、科學家等，基本上就是那些午餐跟晚餐都只有 1 小時，

其中又還要擠出 30 分鐘好好休息的人，波蒙的省時黃金法則就是一到家就把水放上爐子燒滾、帽子還沒脫就把平底鍋燒熱。

波蒙的 10 分鐘料理即使用今天的標準來看仍是了不起的成就，書中還有數道雞蛋料理（「豌豆炒蛋」是不可多得的一道佳餚），還有幾道經典法式料理，如白酒淡菜、熟蝦等都可以簡單用滾水煮 5 分鐘，取出搭配麵包及奶油即可享用；還有酥炸小牛肉、鯡魚或鵪鶉燉菜等。令人意外的是，他說有一樣食物要在 10 分鐘內完成很困難，那就是蔬菜（除了有些特別簡單的料理如奶油菠菜），他喜歡使用美味的加工替代品，如罐頭豌豆、預煮甜菜根、罐頭德國酸菜，或者像是簡單新鮮番茄切片等，波蒙讓我對於我一直以來浪費成性的豆莢處理手法重拾信心，因為他也建議南瓜去皮這個工序，如果要求快速，可以大方用切的去皮不用省，之後再切成丁用奶油炒，波蒙認為浪費一些食材很值得，因為可以讓人不會覺得他們根本沒有時間吃新鮮南瓜[24]。

波蒙快速料理的概念與今日的速食相當不同，對波蒙來說，這些快速料理的方法與食譜，是為了要讓人們重新奪回下班回家後一些空閒時間，在享用完晚餐後，他都會請讀者好好為自己添上一杯溫熱的咖啡，整個人放鬆陷入在舒適的扶手椅上，點根香菸、一口口緩慢地吞雲吐霧，看著煙霧暈散在天花板，閉上雙眼享受著每一口的吞吐，同時留聲機輕柔流瀉探戈

或倫巴的音樂，幸福感洋溢。

　　讀波蒙的書可以提醒現代人，今天我們經常缺乏的不是沒有時間吃飯，而是我們並不覺得有權力可以好好坐下來吃頓飯。享受每一次咀嚼，不計較每一口的時間長短，簡單就能上桌的美味餐點，配上紅酒或咖啡，每個人就可以好好運用、享受自己擁有的自由時間。

　　但是今天相反的是，許多人認為要扣除用餐時間之後才是自己的自由時間，這種思維邏輯推演下一步，當然就是愈發不尊重每日餐食。如果你在意的只是儘快讓身體獲得需要的熱量，坐下來好好用刀叉吃飯根本就是浪費時間的舉動，要是用今日微波食品或三明治的標準來看，波蒙的 10 分鐘料理真的太慢了，我們現在之所以會吃這麼多點心食品，種種原因之一必須歸因於我們匆忙、沒耐性的文化。

從不吃點心的女人

　　奧莉亞・赫克莉絲（Olia Hercules）的西伯利亞祖母在八〇年代時會說：「自助餐要關囉！」來表示晚餐已經結束了，這是她的方式來告訴奧莉亞及奧莉亞的哥哥，當天已經沒有東西可以吃了。

　　奧莉亞 1984 年生於烏克蘭的農村，在她的童年八〇年代至九〇年代初期，她從不曾吃過所謂的下課點心，因為不曾有

過這種需求。全家人（奧莉亞、哥哥、父母）每天大約是下午兩點左右回到家，她母親會為全家煮一大份午餐，可能是一大鍋羅宋湯，裡面有牛肉、甜菜根、番茄等，再配上一塊麵包；每天全家人都會合力一起鋪桌巾、擺餐具，坐在餐桌邊聊天邊吃飯，這樣的活動並非為了特別節日，而是一種日常，每天都這麼做。有天早上，還記得是冬天，我跟奧莉亞約在倫敦東區的一間餐廳吃早餐，她點了雞蛋配茄子、中東芝麻醬配麵餅，飲料是添加小荳蔻的咖啡，她跟我說，早期的生活不像現在這麼忙又瘋狂。

奧莉亞在烏克蘭生活至 12 歲，由於奧莉亞家人的飲食模式，當時要避開點心並不困難，但是老實說，八〇年代大概所有她村莊的家庭都是這樣的飲食習慣，熱騰騰、美味的正餐，正餐間沒有點心時間，我問她真的沒有跟媽媽吵過要吃點心嗎？她很肯定地搖搖頭，告訴我：「要是肚子餓就吃正餐。」

飲食習慣快速改變，過去每個人視為理所當然的飲食方式可能突然就變得不常見，甚至有些怪異；奧莉亞身為倫敦的食物作家及主廚，雖然僅僅只是維持原有的飲食習慣，但是她好像變成飲食文化中的「釘子戶」，面對鋪天蓋地各色零食文化，她不為所動，她就是從不吃點心的女人。

2015 年我認識奧莉亞，當時她剛出版一本食譜書《馬穆什卡》（*Mamushka*），蒐集烏克蘭各式美味食譜，重現孩提

時期記憶，如酸奶鬆餅、烤鵝配麵條、馬鈴薯配鹹豬肉等，還有許多自家製作的醃蔬菜食譜；奧莉亞跟她的書有著奇妙的反差，一個嬌小苗條的人怎麼可能會享受這些紮實的料理？那年聖誕節前夕，奧莉亞邀請我去她家吃晚餐，她做了溫熱的蘋果氣泡酒、濃郁的肉丸、烤南瓜塊，餐後甜點是香甜、蓬鬆的烏克蘭麵包，過程中她不經意透露出她從來不吃點心，另外三位英國女性（包括我在內）都非常驚訝，真的從來不吃點心嗎？連周六晚上看電視吃玉米餅沾酪梨醬也不曾嗎？或者是上完健身房來一塊巧克力醬米蛋糕呢？奧莉亞回答：「都沒有。」

晚餐後我開始不自覺地思考點心的問題，我開始想像要是刪去所有點心，我們的生活會變成什麼樣？突然發現我在沒有意識到的狀態下讓點心偷偷溜進我的家人日常生活，很明顯地，我沒有西伯利亞奶奶的那種權威，即使我喊出：「自助餐要關門了！」我的小孩也不會相信真的沒有食物了。

我其實希望可以採取跟奧莉亞一樣的零點心策略，但是我不確定我有沒有辦法實踐，當點心本來就不是大家會預期的食品，執行起來當然比較容易，但是現在點心已經是常態，要重新限制點心難度不可同日而語，過去曾經有拒絕正餐之間點心的社會習俗，但是早就不存在了。

人類現代吃點心的狀態前所未見，不論數量還是點心的內容都不同，根據數據觀測（Datamonitor）公司分析全球食物

銷售數據結論，點心時間佔據美國過半的飲食活動，相較上個世代，我們吃點心的量要多出許多，而點心的內容也是我們的祖先想都想不到的產品，如巧克力包裹的蝴蝶餅乾、芥末口味的日式點心、詭異的能量丸，用椰棗及堅果製成，號稱健康食品但裡面的含糖量高過布朗尼，我們之所以不再告訴孩童正餐間不要吃點心，是因為點心現在已經大幅佔據我們的生活，同時點心也是現在生活步調改變的原因及後果。

在現在這個庸碌的時代，越來越少人能夠維持像八〇年代烏克蘭農村的飲食方式，就連在烏克蘭也很難維持。烏克蘭是全球第四大馬鈴薯出口國，緊接在中國、印度及俄羅斯之後，傳統上這些馬鈴薯都會進入家庭中，或煮或炸或燉或做成馬鈴薯鬆餅上桌，有時還會配上一大匙酸奶醬，不過現在的烏克蘭也跟隨世界其他人的腳步，不愛傳統馬鈴薯料理、愛上包裝洋芋片。

2002 年，奧莉亞離開幾年後，佛林特（FlintBrand）點心零食公司於烏克蘭成立，行銷推廣各色洋芋片、脆餅及「年輕人食品」，也就是將各式食品，如印度捲餅、小牛肉、螃蟹、魚子醬及獵人腸（hunting sausage）等配上詭異調味。這些口味多元的烏克蘭製包裝點心曾經熱賣於整個前蘇聯，象徵著傳統烏克蘭料理的式微，現在只有在聖誕節，少部分烏克蘭人會跟隨傳統，家人同桌共食，切分肉凍沾著辣根（horseradish）吃，因為超市可以買到辣根肉凍口味的麵包來取代，像是祖父

母輩餐點的低劣模仿鬼魂陰魂不散。

　　就定義而言，點心通常份量小、容易忽略，牛津英語辭典定義點心為「一口大小或一小份的食物」，一口一口積少成多、聚沙成塔。自七〇年代起人們吃點心的頻率不斷增加，這是個全球現象，意謂著許多人不再熟悉什麼叫做飢餓感，除了社會約定俗成的每日正餐：早餐、中餐、晚餐，新的飲食模式還多了許多獨立的點心，很多我們根本沒有注意到、享受到就快速通過食道了。

　　要是不計算點心的熱量（包含含糖飲料，基本上就是用喝的點心），我們攝取的熱量還低於七〇年代的人們，現在美國人平均每日攝取的總熱量有三分之一來自點心，男性每日有超過 600 大卡、女性 500 大卡熱量是從非正餐點心而來，這些數據是來自受試者自身填報的資料，所以實際狀況中比例應該更高。過去曾經有約定俗成禁止在大街上吃東西，但是現在這舉動已經是常態；即便是那些覺得自己不常吃點心零食的人，早上也通常會來杯咖啡牛奶配義式脆餅、下午來根蛋白質能量棒，食品產業鼓勵人們不要放過任何一絲食欲，希望可以用市面上各式怪異點心產品來滿足，老一輩的人根本難以想像，更別說吃過這些產品 [25]。

　　現代世界拒吃點心會被認為標新立異，其他人還會有質疑你不正常。奧莉亞現在住在倫敦北部，育有 5 歲大的兒子沙夏（Sasha），週間每天放學後都會跟媽媽要點心吃，因為其

他同學放學後都有餅乾、可頌、脆餅或水果軟糖捲可以吃，他也想要試試看。每一次奧莉亞都會拒絕他跟他說：「吃點心不是我們的文化，烏克蘭人不會這麼做。」值得注意的是，有些文化不像奧莉亞小時候的烏克蘭一樣如此排斥點心。點心（Snack）這個詞可以有兩個截然不同的意涵，可以是名詞也可以是動詞；一者「點心」可以是某種特定的商業點心食物，高度加工、高含糖、脂肪及鹽，不過「點心」也可以指一種飲食模式，一整天吃 5 至 6 中等份量的餐點（相對於奧莉亞小時候的烏克蘭傳統，一天 2 至 3 餐大份量餐點），也可以是營養均衡的飲食模式。有些國家很重視這種小份量的飲食場合，甚至如同正餐一樣給予特定的名稱與特定的進食時間；以法國為例，法國人有一餐稱作「le gouter」，字面上的意思就是「品嘗」，通常發生在下午，下班或放學後，法國學童會用簡便的點心快速補充能量，同時也象徵一天工作的結束，可能是法國長棍麵包配黑巧克力或者水果配牛奶；而西班牙則是有一餐稱為「merienda」，意指在早餐與午餐、午餐與晚餐間吃的輕食餐點，可能是西班牙生火腿配麵包、一塊玉米餅配杯黑咖啡或是火腿吐司。

有個國家絕對不會認為吃點心社會觀感不好，或者營養不均衡，那就是印度。亞裔英國食物作家米拉·索達（Meera Sodha）說：「沒有任何一位印度母親會教導小孩不要吃點心。」米拉從小生長環境就充滿各式點心，有馬鈴薯查特

（potato chaat），還有薩莫薩三角煎餃（samosas），那是一種糕點，內部塞入各色填料，可以放微辣的蔬菜、咖哩雞、咖哩羊等，索達把它稱作「喜悅的三角形」。

2016 年，有次機緣我在早餐與午餐的空檔，走進一間位於孟買有機小農市集專賣點心的店家，由一位近幾年剛喪偶的女性經營，當天店裡在賣印度蒸米漿糕（idli），一種以富含營養的紅米為原料蒸製的糕點，大小接近美國的鬆餅，但是口感因為內含紅米較為紮實，搭配上我這輩子吃過最美味的印度甜酸醬，基底是椰子、檸檬汁、綠色香草，香味濃郁、甜香可口。

印度最大的營養問題不是營養過剩，而是營養不足，正餐間幾個小點心，大多以豆類如雞豆，或穀物如玉米為原料，可以幫助補充所需的營養素，對於國內眾多素食者來說特別重要。要是世界上所有的點心都如同印度這般健康美味，吃點心好像也沒什麼問題，就像西班牙的小點（tapas）及中國的港式點心（dim sum）一樣，傳統印度點心可以形成一種喜悅、具社交功能的飲食模式，並且增加人們飲食的營養、口感及風味，傳統盎格魯薩克遜式的三正餐飲食根本望塵莫及。

我住孟買的那些日子，也開始聽說新型的點心出現在印度市場；搭著黑黃相間的電動人力車穿梭大街小巷，我注意到兩旁有舊攤販在賣新鮮柳橙汁及椰子汁，但是也發現有新的販賣機進駐，擺滿含糖汽水飲料、甜食及各式洋芋片。2014 年

印度單單在購買點心上就花費 17 億美元，2015 年市場報告顯示，雖然印度與鄰近亞洲國家如日本及中國不同，沒有購買大量的馬鈴薯零食，但是仍舊可稱得上是超乎預期的成長。同樣地，巧克力棒雖不曾出現在印度傳統飲食中，但是現在也隨處可見 [26]。

印度巧克力市場快速成長的關鍵，根據內幕消息指出在於市場普及度及可負擔性，「市場普及度」代表跨國食品公司在印度行銷策略並非關注大型超市作為通路，而是專注在讓每個村落小店都有他們的商品；「可負擔性」表示跨國食品公司特別為印度製作小量包裝，每包只要幾盧比，就連小朋友也買得起 [27]。

一位曾經在班加羅爾照顧偏鄉孩童的女性告訴我，她見證貧困的農村家庭有多歡迎商業化點心食品，但是這些家庭日常餐食大多是少量米飯配上很稀的蔬菜咖哩，飲食內容缺乏蛋白質，事實上什麼都缺，當店面進駐這些村落，販售小包裝的巧克力，孩子們都發瘋似地想去嘗試，這類零食的價值不只在於美味，而是吃的同時好像也吃進去一些西方的富裕。

不像是烏克蘭，印度人們一直以來都喜歡點心及街邊小吃，因此這類商業化點心零食的入侵，帶來前所未見的印度公共衛生災難，讓數百萬家庭本來就已經營養不良的飲食更加惡化，就像是全球營養變遷許多面向一樣，相同的模式在世界各地不斷重複發生。巴里·波普金明確指出就是 2004 年中國開

始大量使用點心類食品，在這之前中國人的點心就是泡杯綠茶，2004 年波普金突然發現中國人的飲食從傳統一天 2 至 3 餐，變成全新的飲食模式[28]。

　　點心入侵中國帶來生活習慣以及飲食的改變，傳統中國飲食文化需要上桌端坐，而且通常是真的餓了才吃，現在轉型成一整天無時無刻都想要吃點零食飲料。與中國營養學家攜手合作研究，波普金持續追蹤中國飲食數據，每 2 至 3 年就會進行 1 萬至 1 萬 2 千人的問卷調查，以供給研究相關數據。時間回到 1991 年，波普金發現中國正餐間的進食情況罕見，只有在一年中某些節日，會有一些節慶的點心，如中秋節人們會吃月餅，這種富含豬油的糕點內餡多是甜豆沙，但是這類點心比較偏向文化儀式，平日中很少見，跟西方人吃穀物棒是兩回事。

　　2004 年突然吃點心習慣遍布全中國，中國 19 至 44 歲的成年人調查其三天內曾吃點心的數字翻倍，2 至 6 歲的幼童也成長接近一倍，2011 年這些數字又有更長足的進展，波普金的數據顯示中國超過半數的人現在有吃點心的習慣，根據最新的數據，中國超過三分之二的孩童每天都有吃點心，這可謂飲食習慣的革命[29]。

　　中國點心習慣的養成令人訝異的是，竟然改善了國人的健康，因為大部分點心內容是水果，2009 年僅有 2％至 3％的孩童點心是吃甜食、35％至 40％是吃水果、20％是吃穀物及堅果；這類點心早期階段主要都是因為都市人有些閒錢花在食物

上，可以負擔一些正餐之外、憧憬的其他食品，初期數據顯示有吃點心習慣的孩童肥胖機率低於那些不吃點心的孩童，或許是因為他們的飲食種類比較多元，淡化米飯為主食的占比。

中國吃點心的第二階段又再度非常不同於前者。波普金告訴我：「行銷手法進來了，接著就嘣嘣嘣連三爆，點心的內容就再也不健康了。」2015 年中國商業點心零食市場價值大約70 億美元，與美國及歐洲不同，原味洋芋片的銷售不好，僅占市場 5%，中國市場可以容納大量的高度加工點心食品，甜鹹交錯最得消費者喜愛，日本食品工作「卡樂比」（Calbee）算是中國點心零食的龍頭企業，公司口號「汲取自然的力量」（Harvest the Power of Nature），販售一系列油炸蝦餅零食、蔬菜脆餅、酥炸豌豆零嘴等 [30]。

點心食品的崛起對於人們飲食習慣的改變影響甚鉅，把人類飲食往無間斷進食的方向推。波普金說：「二戰前根本沒有所謂的吃點心活動，即便有的話，也不會像今日這般大規模，或是這類的食物內容。」。

行銷手法創造截然不同的亞洲點心習慣。1999 年泰國每人每年平均吃 1 公斤的商業化點心食品，聽起來不多，同時期墨西哥每人每年平均吃 3 公斤、美國 10 公斤。百事可樂（PepsiCo）子公司樂事企業（Frito-Lay）發現泰國的市場潛力，只要透過正確的行銷手法，泰國人口一定可以容納更大量的商業化點心商品；自 1999 至 2003 年間，樂事將泰國廣告行

銷經費增加一倍，播放一系列針對不同族群的電視廣告。奇多
蝦餅（Cheeto's prawn crackers）主客群針對幼童、樂事洋芋片
（Lay's potato crisps）針對的是較年長、富裕的族群、多利多
滋玉米片（Doritos tortilla chips）與泰國傳統飲食完全沒有淵
源，旨在開拓新客群，創造泰國前所未見的新口味[31]。

　　1999 年樂事企業投入 4,500 萬泰銖行銷多利多滋泰國市
場，發送超過 2 百萬份免費試吃商品，主打年輕人市場，投資
製作流行酷炫的廣告，隔年公司更將多利多滋行銷預算增加成
四倍，並且與諾基亞（Nokia）攜手合作推出促銷方案，要是
消費者能夠從商品包裝中蒐集四張拼圖，拼出一張諾基亞手機
的完整圖案，就能獲得實體手機一支，過不了多久，多利多滋
就變成泰國飲食中的新常態[32]。

　　亞洲國家正在發生的零食點心革命，在八〇年代也曾席捲
西歐各國。英敏特（Mintel）市場報告顯示，英國 1985 年點
心零食產業經歷爆炸性的成長，特別是針對孩童的產品，如
一包包的「外星人脆餅」（Alien Spacers，色彩繽紛的玉米製
品，以「直接擠製法」製成），或是「指揮棒馬鈴薯點心」
（Twirlers，擠製馬鈴薯成交纏的帶狀）等。脆餅類廣告大部
分都出現在兒童電視節目時段，希望可以直接製造孩童的需
求，行銷部門知道只要能把脆餅類零食送進家門，不只是孩
童，家裡的大人也會開始沾惹惡習，晚餐前後都有可能會想要
吃點零食配酒或配電視。

　　但是點心零食行銷人們沒有預想到的是，竟然會有這麼多人不只是晚餐前後吃，而是直接用零食替代晚餐，因為這些零食都含有大量卡路里、價格又便宜，商業化點心食品的普及創造出新型飢餓，大多半隨著肥胖的發生，過去我們知道如果有人負擔不起一頓熱騰騰的晚餐，他就會感到飢餓，但是現在許多食物貧窮（food poverty）都偽裝成大量沒營養的點心零食，讓人們明明沒好好坐下吃頓烹煮餐食，卻吃進數千大卡。

好好吃頓飯比登天還難

　　零食點心現在不只是你正餐之前吃著玩的東西，背後有時有著殘酷的經濟法則在運作，對於經濟困難的族群，包裝零食變成無法負擔正常食物的替代方案。2011 年研究人員針對不同族群，調查 33 組費城低收入的母親們面對零食點心的態度，過半數的母親都有肥胖問題，五分之一都生活在食物供給不穩定的家庭，沒有辦法仰賴足夠收入購買有營養的新鮮食物，所有受試母親都會給她們學齡前孩子吃各式零食點心，如洋芋片、餅乾或一盒盒糖果，像是 Mike and Ikes 水果軟糖；她們並非沒有意識到孩子們正在吃零食，甚至母親們都還會分享控制零食份量的方法，她們會將特大包的洋芋片用小三明治塑膠袋分裝，也會合理分配包裝蛋糕每天可以吃的份數，只要有錢就會儘量以新鮮水果替代零食，對於這些家庭來說，零食

點心具有經濟及情感的價值 [33]。

　　零食點心也是營養不良與肥胖並存的原因之一，對於低收入家庭來說，吃零食經常是為了省錢或吃不起正餐的因應策略，一包洋芋片比起餐館一份熱食便宜許多，就像是上述費城的母親們，過著食物來源不穩定生活的人們，比起其他人更容易有吃零食的習慣。大部分美國孩童吃的零食都是高熱量、低營養，含有滿滿的糖分、精緻澱粉，卻沒多少維生素。根據 2009 至 2010 年的數據，美國孩童所攝取的總熱量中 37％是來自零食點心，但是僅提供 15％至 30％的身體所需重要營養素 [34]。

　　平均來說，零食點心的營養價值遠低於自家烹煮的食物，然而跟傳統窮人家食物如麵包配肉汁不同，零食點心沒有引發階級憤怒或是失落感，消費者反而覺得感謝，並產生品牌認同，花花綠綠鮮豔包裝、強烈濃郁人工香料，雖然滿足不了胃，但卻可以滿足口舌；那群費城媽媽們認為點心不屬於食物，對她們來說，零食點心比較便宜、簡便、容易，還比正常食物好吃，有位母親表示她的兒子可以開心地整天只吃零食，對於正餐卻一點也不在意。

　　零食點心一直以來都是正餐的反義詞，但是現在開始慢慢變成所有食物的反義詞了；點心所代表的內容與正餐恰恰相反，正餐意味著飲食內容實在、大多溫熱、美味，並且多與人共食，而零食點心則冰冷、沒營養、獨自進食、高含糖，這也

難怪我們越來越多人開始認為零食點心跟一般食物是兩種截然不同的東西。

費城低收入戶家庭生活艱困，家中雙親使用零食點心大多不是做為營養補給，而是做為管理孩子情緒的工具（有時候甚至是自己）。在訪談過程中，有些母親會用「籌碼」來描述零食點心，可以用來制止孩子在正餐之間的哭鬧，也可以用來改善孩子的情緒，幫助母親們度過艱難的困境，如帶孩子看醫生。點心可以安撫躁動的孩童，也可以作為行為良好的獎勵，有位母親說：「如果我們必須去社會福利處，一待通常都是至少 4 個小時，我一定會帶些糖果、薯片、果汁在身上，因為這是唯一可以讓我兒子安靜 3 小時的方法，其實很可能只有 2 小時。」

食物與關愛大多並肩同行，對低收入家庭來說，便宜的零食是家長時常因為經濟困難無法滿足孩子要求的補償。社會學家普里亞・菲爾丁辛格（Priya Fielding-Singh）曾說：「低收入的雙親每日必須面對貧窮的挑戰，奪走他們很多可以向青少年孩子說『好』的機會；孩子願望可能是想買一雙新球鞋、去迪士尼樂園玩，家長都負擔不起，但是孩子們對於食物的願望大多容易許多，一包奇多我相信大家都買的起。」[35]

有位母親反應說，要讓她兒子坐下好好吃頓飯比登天還難，但是要讓他吃零食連叫都不用叫，有些家長甚至會把零食鎖在櫃子裡，以免孩子（也避免自己）一口氣全部吃完。

在這些母親的認知中，正餐一定要包含蔬菜、還有一些澱粉或米飯，但是不是由新鮮食材開始料理並不重要；正餐需要組織、勞動、時間與成本，反觀點心零食，方便簡單、即開即食；正餐帶給人無趣及任務感，而點心則是開心愉悅的獎勵，讓家族成員暫時忘記貧窮的苦悶，有位母親將正餐與點心簡單總結：「對我來說，真正的差異在於點心是我兒子會主動要想吃的東西，而正餐無所謂想不想吃，想吃也好、不想吃也罷，反正你就是一定要吃。」

要不是讓你看到零食點心在綜合估計中成長多劇烈，你才會對正餐式微的嚴重情勢有所體認。2011 年研究調查費城家庭，發現點心與正餐最主要的差異在於，不論母親還是孩子，點心零食人見人愛。

點心零食產業成長勢不可擋，部分原因是因為製造商找到方法，成功打進許多不同的市場；一方面有貧窮的消費者用點心零食當作主食止飢，另一方面有如中國與泰國的中產階級一樣，願意付出額外的花費購買零食點心來補充已經很豐富的飲食，兩種類型的消費者都在零食點心上找到傳統正餐沒辦法提供的面向。

點心零食製造商最擔憂的就是，消費者突然醒悟，發現這些零食對人體健康傷害有多大，並且停止不再購買。數據觀測（Datamonitor）報告顯示，2015 年零食點心商品在美國市場也面對強大的替代品對手，如水果等；早在許久前，1985 年

英敏特英國點心零食食物報告指出，零食的銷售量將開始下
降，因為消費者對於健康的憂慮，超過52%的英國成年人都
認為自己應該減少糖分及油脂的攝取，不過報告同時也建議點
心零食廠商可以製造健康版本的零食替代品，來抵禦這波反零
食的眾怒。1985年竟然就有人可以這麼準確預測未來走向，
就現代實際情形看來完全正確，原本以為對於健康的憂慮可以
讓消費者停止吃零食，但是卻刺激助長了另一個全新不同種類
的零食點心市場[36]。

健康零食

最近走進美國高級超市的高級零食區都會有種複雜的心
情。裡面有羽衣甘藍及藍玉米製作的「零罪惡感」洋芋片、乾
燥毛豆小點、美食家爆米花及各式各樣的海苔點心，隨處可見
像是洋芋片的水果零食以及像水果零食的洋芋片。對於在進行
無麩質飲食的人，也可以在這裡找到沒有含任何牛肉或椰子的
肉乾，還有一整區的「超高含鉀零食」，不過真正的功能不
明，就連餅乾也會宣稱增加「古代穀物」的含量，這類健康零
食點心據說可以提供一般食物沒有辦法實現的健康益處，這般
神奇當然要價不菲，隨便兩三件健康零食就可能比一個美味三
明治加上一碗湯還要昂貴。

每次社會出現新的健康恐慌，對點心零食製造商來說就是

憂喜參半。最近在營養界流行的口號是「向糖宣戰」，歐睿信息諮詢公司（Euromonitor International）的調查數據顯示，2016 年全球超過一半的消費者都會主動找沒有額外加糖的食物，為回應此風潮，「健康」零食製造商不再使用傳統糖，轉而使用其他化學甜味劑如高果糖玉米糖漿。對許多人來說，美味的無糖點心根本就是上帝的福音，當我們身體習慣吃點心零食後，很自然地會覺得比較好的零食比都沒得吃來得好。

　　現在市面上大部分的「健康零食」，老實說根本一點也不健康。號稱全天然點心如燕麥營養棒（granolabars）所含的糖分經常比巧克力棒還要多，2016 年可以在英國超市買到優格外衣的草莓果乾，說是適合孩童的零食，但是糖含量超高，每 100 公克就有 70 公克的糖，比起火星巧克力棒（Mars bar）還高（每 100 公克含糖 60 公克）；如果你的點心希望可以有比班傑利的巧克力冰淇淋還要高的含糖量（每 100 公克含糖 27 公克），為什麼不試試看南瓜奇亞籽「能量球」？裡面還含有大量的無麩質燕麥，我前些日子剛好有機會可以看到其成份，每 100 公克含糖 37.8 公克。

　　諷刺的是，「健康零食」反而讓世界更深陷嗜吃點心的習慣，因為讓我們失去可以大力拒吃零食的理由，西方世界在一個世代之前，人們對於吃零食還有些節制，知道不能多吃，因為當時的點心零食大部分與正餐相比都明顯不健康也較油膩。而健康零食繞過人們的自我防衛機制，每個好像都在大聲

跟我們說「快吃我吧」、「不吃就太笨囉」。在我平常去的健身房裡，也有一個角落充斥這類健康零食，有時候我會去晃晃，看著這些信口開河的成效保證以及過度浮誇的價格，有賣高蛋白鬆餅、號稱能量強化價格貴得誇張的果汁，我忍不住覺得這些東西都比不上一碗熱湯來得滋補，還加上可以好好品嘗的美好時光。

種種跡象顯示我們整個飲食文化正在經歷「點心化」的過程。根據一份消費者報告顯示，當日常生活中有越來越多營養的點心食品，晚餐就會失去原本的功能，變成只是活動與活動間的間隔時間，而中餐時間會時常拿來處理過多的會議與工作事項；早餐則大多是在通勤或工作中食用，可以多工處理。點心變得不再只是佔據一些無關緊要的時段，而是我們現代飲食很關鍵的部分[37]，點心是現代快速變遷食物文化的原因，也是後果。

或許不只是我們吃的食物，我們自己本身也都「點心化」了。人們飲食的方式變得好像一直都很匆忙，即便其實沒那麼忙也一樣，點心零食廠商與零售商一直鼓勵我們可以一整天都用零食填滿，好像我們生活在無盡的主題樂園。你有注意到咖啡店裡排隊的人們嗎？有些會點一杯拿鐵用外帶杯裝，但是卻坐在店裡喝，似乎用馬克杯來喝就顯得太過隆重。

要是我們可以把從零食點心中攝取的熱量轉換成以正餐模式攝取，我們眼前的餐點豐盛度會讓奧莉亞本人都羨慕（前提

是我們要有時間煮啦），當然我們也可以單純把從零食點心中攝取來的熱量完全移除，包括那些號稱「健康」的零食，或許我們就有機會可以翻轉肥胖程度以及飲食相關疾病。問題在於，要是沒有零食了，我們日常生活該如何因應調整？如今零食點心在我們日常飲食中所占的重要性不可同日而語，可能比所有正餐都來得重要。

　　我之所以相信正餐間的點心零食是道德悲劇並非偶然，我年輕時也會用脆餅當早餐，享受每一口鹹香誘人，我根本沒有資格跟大家說教；有些人習慣少量多餐，一天吃六餐，而非三餐大份量，對他們的健康更有幫助。但是全球商業化點心零食的情況已經完全失控，零食點心震耳欲聾的嘈雜佔據生活每分每秒，我們真正需要的是沒有進食的片刻，才能讓正餐實現自己的使命，畢竟沒有寂靜，哪來樂音呢？如果我們從不停下嘴吃東西，不可能會有真正的正餐。

　　我們與傳統飲食漸行漸遠，份量足、飽腹、帶社交功能的正餐逐漸由零食點心取代，讓我們一整天的進食時間無限延長，打亂原本傳統的生活節奏；早餐、中餐、晚餐是我們之前生活的重心，象徵每日的開始及結束，正餐將人們凝聚上桌，是我們慶祝節日的方式，更幫我們制定規則，告訴我們該怎麼吃、以及相對應的合適行為舉止。綿延不絕的點心零食並沒有這些功能，不論什麼地方、什麼時刻、沒有人一起吃也沒關係，也不會有人來論斷你的飲食正確與否；零食點心另一個

特色，跟現在許多飲食一樣，通常都是獨自一個人進行 [38]。

「一起」獨自吃飯

　　自 1970 至 2012 年間，根據美國人口調查局的數據，美國男性獨居的比例增加一倍，從 6％至 12％ [39]；紐約時報 2016 年二月的報導，62％的美國專業人士表示每天中餐都是在自己辦公座位上吃，有些時候甚至一天三餐都在座位上解決，對於世界上數百萬忙碌的孤獨美食家而言，他們的飲食經驗跟媒體社群上不斷出現的飲食方式截然不同。

　　因此南韓吹起一陣觀看網路美女直播主吃飯的風氣──一種遠距離的陪伴，南韓稱之為「mukbang」，是韓文的吃「meokneun」與直播「bangsong」兩字結合而成，而且當紅明星直播主只要在鏡頭前吃飯、善意地聊上兩句、或發出大聲的咀嚼聲，每個月就可以收入 10,000 美元；南韓大部分這類「mukbang」都是透過網路頻道艾菲卡（Afreeca TV），粉絲進貢的金錢會以頻道虛擬貨幣「星汽球」（star balloons）方式捐獻，明星直播主之後可再換成現實貨幣 [40]。

　　這類節目最典型的主題就是苗條的直播主大吃不合理份量的速食，著名南韓直播主木下佑香（Yuka Kinoshita）擁有超過 250 萬觀看次數，外表就像漫畫裡的嬌小公主，可以一口氣吃下兩包即食豬排咖哩，配上 4.8 公斤的白飯，總共 6,404 大

卡，足夠供給一般成年女性三天以上所需能量；影片中木下說：「我都忘了咖哩配飯有多美味了，萬年不敗的組合。」木下還有許多其他影片，如一口氣吃 10 包卡夫起司通心粉、3 公斤的 Oreo 早餐麥片、6 包泡麵、100 貫握壽司等。

這類影片為什麼如此受歡迎的原因目前不清楚，看別人吃飯 20 分鐘然後給予無意義的評論，就像看著油漆乾掉一樣無趣。但是這類影片明顯打中某些族群的需求，才會有這麼高的瀏覽量。翠莎‧沛塔（Trisha Paytas），一位美國明星直播主，也拍攝吃下大量的「Shake Shack」漢堡及肯德基炸雞的影片，觀看次數破百萬，這類型影片可以讓人們避開直視自己對於食物的焦慮與欲望，在這大多數人都過度飲食的世界，影片中大口吃下無數食物的網紅，會讓我們覺得晚餐吃一份外帶披薩算是非常一般。

我們現實生活中到處都是食物的影子，大家應該希望網路上的內容可以讓我們喘口氣，然而在一整天暴飲暴食後，似乎還有對數位食物無法抑制的欲望，這不僅止於「mukbang」，一系列快播食譜影片，只有手、沒有臉，也成為網路世界數一數二的熱門影片，觀眾族群遠超過願意實際買食譜來作菜以及會讀報紙食譜專欄的人。在充斥名人花邊及壞消息的資訊時代，我們一般人渴望的景象是一雙不認識的雙手流暢療癒地製作食物，其中大部分火紅的影片都出自隸屬於美國 BuzzFeed 媒體集團的 Tasty 頻道，自 2015 至 2016 年短短一年間，Tasty

就變成 BuzzFeed 最受歡迎的臉書專頁[41]。2017 年 6 月，單單一個月，Tasty 的影片就有 11 億觀看人次[42]，很有可能你自己也有分享過 Tasty 的影片，只是不知道影片的來源出處，如「8種厲害披薩食譜」、「9 種花生醬愛好者甜點」等影片，但許多人只會認得說：「喔！那個只有手的影片。」

　　當人們觀看 Tasty 影片時會有一個奇怪的感覺，好像在做事的那雙手是你自己的手，好像你自己在打蛋、融化奶油、切小黃瓜及酪梨當沙拉、擠檸檬汁、舀出一碗冬天暖心的熱湯；很重要的一點是，我們從來不知道影片中那雙手的主人是誰，BuzzFeed 發現觀眾不喜歡有太多明確、可分辨特徵的手，如有些特定記號或戴有首飾等，觀眾會因為某個手鍊而被點醒，告訴我們其實影片裡俐落處理洋蔥的那雙手不是自己的[43]。每部影片結尾都會安排漂亮的收尾畫面，可能是麵條撒上青蔥、糕點撒上糖粉、蘋果派旁點綴冰淇淋，一切都是這般完美，廚房乾淨、料理檯面整齊，這些畫面每次都讓我們腦部分泌一些多巴胺，讓我們一看入迷[44]。不論是 Tasty 還是 mukbang 的成功，都顯現現代人與正餐的距離有多遠。南韓人習慣在道別時說：「下次一起吃個飯。」但是大部分時間我們都是一個人獨自用餐，就像許多亞洲國家一樣，南韓有著強烈的社會約定俗成反對獨自用餐，但是由於單身人口越來越多，現實中數百萬人每天都是獨自一人吃飯。

　　網路世界中的 mukbang 可以讓人暫時忘記其實我們是一

個人自己孤單吃著韓式拌飯，艾菲卡頻道管理層安俊洙（Ahn Joon-Soo）說：「即便只是在網路上，吃飯時候的對話還是比任何時候都更能打進心坎裡。」

我年輕時花了太多青春獨自一人吃飯，想說我可以靠吃來填補內心的空虛，讓我不要心情那麼差，甚至覺得羞愧，我有時候會想，要是當時的我手上一樣也有智慧型手機，我能不能在網路上找到跟我一樣的孤獨靈魂，讓心裡偷吃東西的欲望不再讓我感到不堪？我也能夠在螢幕上得到所需的陪伴，而不再感受到暴飲暴食的衝動嗎？

並不是說獨自一人吃飯一定代表孤單，「mukbang」象徵著我們的飲食文化正在逐漸符合現實情況，許多人都不再以傳統家庭單位模式用餐，有鑑於獨居的人口數上升，獨自用餐對數百萬人來說是每日日常。根據歐睿信息諮詢公司的數據，1996 至 2011 年間，全球獨居人口自 1 億 5,300 萬增加至 2 億 7,700 萬，在美國及英國有三分之一的家庭只有一位家庭成員，但是食譜書（除了飲食書籍外）仍舊繼續提供 4 至 5 人份的食譜。

有位 55 歲的婦女告訴我說她很喜歡一個人吃飯，好好地上館子吃頓好的，但是她已婚的友人經常對她說：「一個人而已，上什麼館子？」每每總讓她很受傷。挪威籍食譜作家席妮・喬韓森（Signe Johansen）曾說：「我們需要擁抱單獨用餐的習慣。」她於 2018 年出版《煮給自己吃也很開心》（*The*

Joy of Cooking for One），書中認為，其實煮給自己吃可以很自由，我們不用力求表現去討好任何人，喬韓森很喜歡自在調味的感覺，要加多少大蒜、辣椒都隨我，就像波蒙一樣，喬韓森很珍惜如曇花般短暫但迷人的烹調時間，當做一天勞累後的放鬆行程，幫自己倒杯威士忌蘇打，轉開收音機，享受為自己烹調的成就感[45]。

我們一直理想化團體共食的經驗，但是即使是住在大家庭的人還是會被某種孤獨感困住。雪莉・特克（Sherry Turkle）在她的書《在一起孤獨》（Alone Together）中記錄，許多人覺得手上的平板電腦比同一間房裡的人還要來得熟悉，社群媒體也鼓勵我們用拍照來打擾用餐流程，人們沒多久之前還會覺得這些行為舉止怪異、失禮，但現在反而變成一種理所當然，至少對千禧年世代是如此，餐點都上桌了，不過沒有人開動，大家同步深吸一口氣，好像要一起做飯前禱告，但卻不約而同從包包中拿出相機，趨前狂拍猛拍，上傳到自己的Instagram，標註「美食」、「好友」、「好時光」，現在還有人記錄每一杯拿鐵上的拉花，那樣充滿愛的神情過去只有父母記錄小孩第一次學走路才看得到。

好好坐在桌前認真面對眼前食物，與同桌的人眼神交換、言語交流，這光景已不在，現代人全天的作息都交託給行動裝置的提醒音來掌管，我們花在虛擬世界的時間越多，就越沒有精力處理現實世界的餐食與有血有肉的人際關係。智慧型手機

對人類飲食習慣的影響難以估計，因為學術研究耗時太長，而像 BuzzFeed 的 Tasty 影片串流效應發生週期短，僅數月而已，不過早期跡象顯示螢幕與餐點兩者就像油與醋一樣，完全無法相容；一項 2014 年研究調查美國年輕人發現，在家庭用餐場合邊使用手機或看其他螢幕的人，比較不會吃綠色蔬菜或水果、較容易飲用含糖汽水、較少與家族成員對話，更不容易把家族聚餐看作一件重要的事[46]。

網路世界一直都不是個找尋家庭歸屬感的好地方，螢幕中呈現的食物會讓我們迷失，不確定我們離現實世界傳統食物有多遠了，也無法得到傳統飲食帶給我們的好處，這也難怪我們會這麼喜歡在臉書上看一雙聰慧的巧手，俐落地做出美觀的食物，透過這些影像，我們能夠想像自己也是雙手沾滿麵粉的匠人，而不是雙手因為不斷滑手機只剩下拇指發達的現代人。

許多現代人會對於自家烹煮感到焦慮不安，明明周遭都是美味食材，卻還是覺得我們沒有時間烹煮、沒時間好好享受食物，這真的很可悲！諷刺的是，現代人集體信念認為沒有時間可以好好吃頓飯，但是事實上沒有任何一件事比好好吃頓飯更能讓人感到時間富足，特別當還有人可以一起分享這頓飯，要是我們太在意時間效率，我們反而無法享受時間，研究發現，要是可以不要緊緊抓住分分秒秒，例如花點時間為自己或我們愛的人煮一頓晚餐，可以讓人感受到前所未見的慢活感[47]。

即便是在這個快速、白駒過隙的現代生活，還是可以找出

一些感覺充滿彈性、可延展的時光；就我個人經驗來說，這些時光就是與大家分享共食的每分每秒。想像一個夏日傍晚，三五好友、家人齊聚，今天買的櫻桃又大又甜，一粒粒慵懶地送入嘴裡，吃得大家滿嘴通紅，桌上還有新鮮薄荷茶，杏仁蛋糕切得剛剛好一片不剩，那一刻時間好像慢了下來，不再需要細數經過的每一分鐘，而是真真切切地活在當下。

第五章
可改變的食客

　　我忘了我是怎麼開始早餐都吃冰島發酵凝乳（skyr），我大部分的人生都不知道這種食品的存在，但是一定有某些理由可以說服我冰島發酵凝乳是個好東西，不然我也不會在炎熱夏日，自然地舀出一大匙、搭配草莓及烘烤過的榛果，好像這一切再平常不過，現在的確如此沒錯。

　　冰島發酵凝乳是種源自冰島的發酵乳製品，質地介於優格與奶油起司間，帶有馬斯卡彭起司的豐潤感，但是與其他乳製品相比，脂肪含量卻出乎意料非常低、蛋白質含量高，早在維京時代冰島人就有食用發酵凝乳的紀錄，只是型態樣貌可能跟今日的產品有些出入，不過基本本質相同；比起優格還要再凝固一些，舀在湯匙上、翻轉不會掉落（除非你跟我最小的孩子一樣，倒過來、大力甩向地面，想要證明其實也沒那麼凝固），發音上是比較接近斯基爾（skee-er），而非我一直誤認為的斯開爾（sky-er）。10 年前冰島發酵凝乳只在冰島境內流通，外人完全沒有聽過這項產品，但是 2016 年冰島發酵凝乳

的全球產值高達 80 億美元，也造成全球飲食劇烈改變。

近年來許多奇蹟出現在我們餐盤上，但我們都忘了要對這些食物感到驚奇，我發現我理所當然地使用鹽膚木、乾燥波斯萊姆粉、中東香料等，但是這些食材都是我在近幾年才認識；有天，十幾年後，我的孫子會問我幾歲，我會跟他們說：「老到我還記得人們不知道怎麼念『藜麥』（quinoa）的年紀！」

每年料理的拓荒者們都會不斷推陳出新，創造現代社會某種特殊新潮的飲食潮流，如印度奶茶餅乾、藍綠藻、安都雅（nduja）辣味香腸等，但是許多近代流行的食物不一定都是新食物，有些其實是非常傳統的食物，就像是羽衣甘藍。2009 年大廚丹・鮑伯出版了《托斯卡尼羽衣甘藍脆片》食譜，使用烤箱、橄欖油等，讓羽衣甘藍擁有脆口的口感，顛覆大家對於這個包心菜類蔬菜的刻板印象；差不多與鮑伯實驗羽衣甘藍食譜同時期，另一個美國大廚約書亞・麥克法登（Joshua McFadden）選擇跳出加熱烹煮的框架，加入切碎的大蒜、油及辣椒，製作羽衣甘藍沙拉，這道料理榮登現代最受歡迎食譜之一。2017 年羽衣甘藍脆片在各大超市通路都買得到，而羽衣甘藍沙拉連麥當勞裡都有在賣，生鮮羽衣甘藍每年在美國零售業創造超過 1 億美元的價值[1]。

2012 年左右，全球食客的飲食行為開始變得越來越能夠改變；2017 年春天，我跟蘇西・理查斯（Susi Richards）一起

吃金黃色的薑黃鷹嘴豆泥，理查斯當時擔任全英國第二大連鎖超市「森寶利超市」（Sainsbury's）的產品主任，她說：「這股薑黃潮流不知從何而來？」森寶利超市已經開始賣新鮮薑黃、薑黃粉、薑黃茶及小瓶裝的薑黃能量飲，鎖定聽聞薑黃中所含薑黃素有抗發炎功效的消費者，雖然說身為產品主任，她覺得這些螢光黃的食品並不討喜，但是現在連鷹嘴豆泥裡也添加薑黃，她也無話可說了。

　　過去 12 年在森寶利的工作經驗，理查斯發現人們在選擇食物的方式有了巨大改變，她說：「消費者的行為越來越無章法可循。」有很多人開始吃純素，導致番薯與酪梨的銷量大增，但同時「男人食物」的銷量也大增，所謂「男人食物」就是那些含有大量肉類的便利食物，如墨西哥玉米餅風味披薩（nacho pizza），專門為了週五晚上搭配啤酒所設計。2014 年左右，理查斯注意到消費者的要求越來越高，也比之前都更精明，超市營運層級漸漸分不出來哪些消費者屬於「傳統飲食派」、哪些屬於「健康導向派」，短短三、四年間，兩者之間的界線已經不再存在了。森寶利會員回饋卡（記錄消費者的消費內容）資料顯示，現在消費者的購物車裡選購的食物，多種飲食習慣同時存在，不論是對於超級食物甜菜根沙拉還是甜膩太妃糖布丁，都一樣喜愛，如果一個人飲食習慣等於身分認同，那現在我們大多數都有多重人格。

　　這種極端趨勢，或者說是潮流，端看你的詮釋角度，是人

類取得食物模式長期變遷中最新的樣態；在過去，我們的飲食習慣遷就著周遭土地能夠生養出來的生物，世世代代孩童無能為力的坐在餐桌前，吃抑或是不吃父母為我們準備的食物，但是現在不同了，我們只要有錢想吃什麼都行，這股自由很容易讓人沖昏頭。

食物潮流是最無謂、最無關緊要的事了，當我聽到有人說木炭果昔或其他新潮的食物將會席捲全球，我就會翻起白眼、繼續靜靜啜飲手中那杯熱茶，數十年來一貫的沖泡手法，要是可以的話，我希望未來繼續這樣喝，甚至用同一個馬克杯，直到我去世那天。當我看到夏威夷生魚片沙拉以「新壽司」的方式行銷，腦中想的是：「傳統壽司哪裡不好？」不過雖然這些飲食潮流無關痛癢，依舊深深影響我們的生活方式，即便只是小如酪梨吐司的流行，簡單來說，人們的飲食喜好口味是有其後果的，不論是對消費者本身，還是對於食物製造商都是如此。通常某種食物突然流行起來，對於生產方還是食用方都不是好事，我可以很篤定地說，你只要聽到任何食物用「超級食物」一詞來行銷，可以斷言他對於人體的好處一定不及廣告所承諾的。要是數百萬人一起改變我們的飲食習慣，意想不到的事情就會發生，就像是一艘船上突然大家都決定往船的某一頭集合，另一頭就會傾倒了。

在此我們提到的是一系列人類行為根本的改變，不只是吃的東西而已，透過貿易及帝國盛衰，歷史上人類曾無數次接納

新的食材，不過這些改變的過程以往都相當緩慢漸進，年復一年只要吃得飽、夠美味，基本上人類都能滿足於相同的食物。但是今天已經不如以往，人類在選擇食物方面喜好變幻莫測，晚餐吃的東西變換頻率跟我們換襪子一樣，或許真正飲食最大的改變就在於我們沉迷於「改變」本身。

莎莎醬是什麼？

　　為什麼人類現在會吃這麼多新的食物、這麼多新的食物態樣？記者大衛・坎普（David Kamp）在其 2006 年著作《芝麻葉合眾國》（*The United States of Arugula*）中感嘆我們飲食接納新食物的速度之快；他還記得參加 1984 年一場朋友的婚禮，有人跟他說想要認識莎莎醬，他回道：「什麼是莎莎醬？」到了 2006 年莎莎醬已經超越番茄醬，變成全美國最受歡迎的沾醬 [2]。

　　要是以食物潮流更迭的速度來看，2006 年已經是個遠古歷史，因為 2010 年才有像 Instagram 這種照片分享服務問世，大幅加速傳遞世界食物潮流傳遞速度，坎普撰寫著作那段天真爛漫的日子，人們只能靠著想像力猜測口味來選擇新食物，而不是像現代人直接走進餐廳點一份「網路打卡」人氣早午餐。食物潮流現在是以前所未見的速度及廣度擴散，有部分歸因於社群媒體的影響力，過去初榨橄欖油、青醬、或坎普書名

上的芝麻葉等，都得花上數十年才能融入社會，如今不再是消費者不願意購買的怪異食物；現在透過 Instagram 及其他社群媒體，任何一位主廚的新點子都可以在數月、甚至是數日間傳遍全球。

食譜與食材傳遍全球的速度又比五年前快上許多，尼達爾・巴瑞克（Nidal Barake）於舊金山創立 Gluttonomy 食品創新公司，觀察到某些特定食譜，像是手撕豬肉或薩塔雞，從餐廳一路流傳至連鎖休閒簡餐館、甚至到了家家戶戶的廚房。

社群媒體的影響力亦無遠弗屆，現在許多餐廳、簡餐店都開始針對滿足顧客拍照上傳的需求來設計空間佈置及菜單，拍照上相的碗裡排列食物（也稱作碗食〔bowl food〕）、隨意點綴花瓣的沙拉（花瓣不確定可不可以吃）、顏色奇特的蔬菜，上述只是幾個近年來在社群媒體上流行的料理；除了推廣新食物（如巴西紫莓〔acai〕或大麻籽奶〔hemp milk〕），社群媒體也幫助許多古代食物起死回生，以雞蛋為例，數十年來一直受到健康飲食衛道人士歧視，因為蛋黃裡面的膽固醇含量高，現在卻又再次在社群媒體上引領一股時尚；九〇年代起，一系列的研究證實雞蛋不是造成心臟疾病的元凶，因為蛋黃裡的膽固醇並不會如早先錯誤的概念，直接轉變為血液裡的膽固醇，這對於許多聞蛋黃色變、只吃純蛋白歐姆蛋的人來說是個福音，但是雞蛋的全球銷售量仍舊偏低（西班牙除外，當地馬鈴薯烘蛋還是很受歡迎），直到我們在 Instagram 上看到

許多早午餐的照片後，全球的雞蛋銷售額才見起色。

　　根據 2016 年統計數字，Instagram 上有關食物的標記，「雞蛋」排名第 8 位，前面是「披薩」、「壽司」、「雞肉」、「沙拉」、「義大利麵」、「培根」及「漢堡」，而且相較於「三明治」、「麵」或「咖哩」，標記頻率約是兩倍[3]。身為 Instagram 當紅炸子雞，雞蛋可以炒作的面向很多，可以搭上社群媒體最近流行的高蛋白、低碳水飲食，也可以算是素食或純素飲食，不過最重要的還是，雞蛋那黃白相間的顏色非常上相。2017 年 Instagram 上流行的食物之一就是「雲朵蛋」（cloud egg），以打發、如舒芙蕾般的蛋白，加入蛋黃後一起烘烤製成，外觀像是卡通版的炒蛋[4]；透過無數 Instagram 照片形象塑造，雞蛋變成塞尚的蘋果或馬蒂斯的橘子一般的存在，代表渾圓一體的幸福感。

　　這些在社群媒體上瘋傳的各種食物照片都有其令人折服的部分。2017 年 Instagram 上有超過兩億五千萬貼文有標記「食物」，透過 Instagram 你可以輕易觀察不同城市、不同大陸的飲食生活方式，比較赫爾辛基與尼泊爾的早餐內容也只是舉手之勞，還能發現同樣是柳橙，倫敦的是橘色，而越南的是綠色。

　　知道世界上有無數人、喝著無數種美味湯品相當令人振奮，因為在任何時刻都有無數人讓熱湯給撫慰了；或者是知道世界上有多少間餐廳正在製作無數份鬆餅，食物一直以來都連

結著人與人，現在透過網路，我們可以集結無數各地人們生活片段，以及無數食物的新點子。

多虧了網路分享眾人智慧，一般家常料理也漸漸放下窠臼，變得較有實驗精神、開放思維，我有時會想，我從部落格、社群媒體上學的料理技巧說不定比我現有的實體食譜書教我的還要多。透過新媒體，我學到其實麵糰不一定需要揉捏、炒蛋可以用水作媒介不用油（加州廚師丹尼爾‧帕特森〔Daniel Patterson〕的點子）、印度奶油雞可以用壓力鍋省時又省力，最棒的是，因為觀看肯吉‧洛佩茲‧阿爾特（Kenji Lopez Alt）的節目「料理實驗室」（The Food Lab），我知道最愛的蔬菜──蘆筍要用細火慢燉而非清蒸才能帶出真正甜味。

不過水能載舟亦能覆舟，要是部落格及社群媒體是傳遞食物資訊非常有效的載體媒介，當然也是散布壞點子的高效率工具。有鑑於 Instagram 的本質，鼓勵所有食客重視食物的外表、忽略食物的美味，在意鮮豔但無味的食物（果昔配花瓣），勝過那些形體不明、色調平淡但營養美味的料理（如燉菜），有時候社群媒體甚至會推廣有毒、有害健康的食品，只因為這些食物外觀美麗。沒多久之前大家都有共識認為攝取過量合成食用色素不是好事，會觸發過敏反應，而且沒有任何營養價值，但是現在食用色素大舉捲土重來，Instagram 上有許多「彩虹」食物。特別值得一提的是彩虹貝果，究竟什麼是彩

虹貝果？根據一位網路評論家說：「乾柴、過度加工、帶螢光的一輪絕望。」[5] 彩虹貝果是由染成七種顏色的麵糰，烤成環形的麵包捲，外觀繽紛程度即便拿去五歲小孩的生日派對也太超過，只有在 Instagram 社群媒體上面才會看起來比一般麵包美味，僅僅只有概念上的喜悅，而非真正的喜悅。

就如同我們的食物文化一樣，社群媒體上的食物也分成兩個極端，被貼上「不健康」標籤的食物，以及公認健康的食物，會在社群媒體上瘋傳的食物照片，像剛剛提到的彩虹貝果，都是一些誇張的垃圾食物，像是撒滿餅乾、棉花糖的冰淇淋聖代，或是超巨大漢堡，一層層肉跟起司，正常人的嘴根本放不下；另一方面，社群媒體上也有另一群健康食物的狂熱者，照片都是精心擺設的早午餐，大多內含新鮮莓果搭配一碗隔夜燕麥粥（Overnight Oats）、奇亞籽布丁或優格。

輸入「#skyr」，這我寫書的這一刻，Instagram 上有超過 25 萬筆相關搜尋結果，表示有這麼多人覺得在社群媒體上分享自己正在吃一種北歐早餐符合當下時尚；短短幾年間冰島發酵凝乳從默默無聞變成擁有巨大市場潛力，多虧了社群媒體的串流特性，廣泛傳遞這款源自冰島的發酵乳製品。2006 年希吉・希爾瑪斯森（Siggi Hilmarsson），一位冰島來的創業家，僅有兩間超市有販售他的產品「希吉冰島發酵凝乳」（Siggi's skyr）；到了 2016 年，通路擴展到兩萬五千間超市，同一年香草口味的「希吉冰島發酵凝乳」成功打進星巴克，變成數百

萬美國人正常早餐選項之一[6]。

在英國，冰島發酵凝乳的市場成長更加快速，從沒人認識到主流食物只需時兩年（2015至2017年），2015年6月之前，冰島發酵凝乳從未大量銷售於英國任何通路，就在該月，有兩大英國公司推出兩款不同的冰島發酵凝乳，其中之一，比較美味的那個品牌——海茲伯農場（Hesper Farm Skyr），是由一位年僅21歲的農夫山姆·穆爾豪斯（Sam Moorhouse）所出品，但是直到2014年之前，他從來沒有見過、嘗過、甚至聽過冰島發酵凝乳這項食品；不過就像其他千禧世代，穆爾豪斯對新口味、新食物抱持非常開放的態度，他告訴我會想要推出冰島發酵凝乳這類商品，是因為希望可以為家族所擁有的霍爾斯坦乳牛增加營收，不要只賣利潤較低的純牛奶。同時，歐洲乳製品巨頭、也是出產 Lurpak 奶油的「亞拉食品」（Arla Foods），也有相同的想法，現在亞拉食品大規模出產的冰島發酵凝乳遍布英國各大超市通路，通常跟希臘優格並排陳列，若無其事地好像一直以來都在那個位置一樣[7]。食品產業大秘辛之一就是這類潮流食品究竟如何運作？即便是現代如此開放的時代，也不是所有新食物都會馬上被消費者接受，冰島發酵凝乳是個很成功的案例，甫上市旋即受到熱烈歡迎，但是仍然有些新食物就沒有辦法打進市場。

新的？！其實不然

食物新潮流在初期階段相當詭異並且滑稽，每一種新食物成功打進大眾的日常飲食，如羽衣甘藍脆片及摩洛哥綜合香料（ras el hanout spice mix），背後就代表有數千種原本有潛力可以形成潮流的食物飲恨，如紫番茄醬、藍起司葡式蛋塔（我真的沒有胡說，是真實商品），單單 2014 年一年間，美國就有 14,000 種新食物及飲品問世，但是絕大多數的產品都馬上消失得無影無蹤、不留痕跡[8]。

2016 年冬天，我前往東倫敦舉辦的食品展，數百間參展廠商推出新產品，而且大部分都是當時全球消費者，包括我本人，都還沒有嚐過的味道；有酪梨冰淇淋、超級食物猴麵包樹果實做的軟糖、還有太多種所謂的「新椰子水」，我還遇到有人在促銷楓葉水。

他說：「楓葉水喝起來就像椰子水，但是含糖量僅一半，人人都愛喝，怎麼喝都不夠！」或許他自己私心希望，只要重複夠多次，他所說的就會成真。食物潮流是出了名的難形成，因為背後的驅動力是人類變幻莫測的欲望，很容易受到影響，但是很難從無到有創造，光是用嘴巴說是無法形成食物潮流的，在新食物被接受的前一年，人們通常會覺得它們古怪、甚至令人作嘔。

其實人類對於新食物感到遲疑、或甚至噁心是相當自然的

事，根據心理學家的說法，面對新食物人體所產生的噁心感其
實具備演化上的優勢，避免捕獵採集時期的人類誤食有毒、危
險、腐敗的物品；人類在「吃」這件事上，大多呈現兩極化分
布，不是「恐新」（害怕新食物），就是「喜新」（熱愛新食
物），我們不希望誤食有毒莓果一命嗚呼，但是也不希望錯過
所有可以給身體能量、滿足口腹之欲的好東西 [9]。

　　真正會引起流行的食物都成功刺激我們「喜新」心態，同
時又含有一定熟悉的元素得以抑制「恐新」心理，這也足以解
釋部分冰島發酵凝乳快速竄紅的原因。當它甫問世於各大超
市，消費者早就已經準備好，因為其實就本質來看，冰島發
酵凝乳除了名字帶點北歐風格，基本上跟希臘優格沒什麼不
同，琳恩・多恩布拉斯特（Lynn Dornblaser）是這麼描述冰島
發酵凝乳的：「雖然是新的，但是又不太算。」多恩布拉斯特
現任英敏特公司全球創新與洞察力總監，她自 1986 年就一直
為這間全球市場研究機構效力，身為一個見證大小無數食物潮
流的專家，這些年來多恩布拉斯特學到的就是「潮流食物不能
真的太新潮，人類要能夠理解新食物的本質。」現在坊間所
謂新食品很少是真的完全創新，她說：「就像是冰島發酵凝
乳，說穿了就是優格！」

　　許多大獲成功的潮流食物其實都不是純粹新產品，通常都
是融合運用我們熟知、已經獲大眾喜愛的食材或口味，冰島發
酵凝乳的瞬間竄紅要不是先有希臘優格的成功鋪路，應該不

會有此番成功。市場認為冰島發酵凝乳其實就是「各國優格大戰」的其中一場戰役[10]，比利時優格在新加坡及泰國大受歡迎，通常是以飲料的方式呈現，還有奶味濃厚的澳洲優格也正在北美各國流行起來，現在我們消費者又多了一種──冰島發酵凝乳，不過希臘優格依舊是這場優格大戰中的絕對霸主[11]。

美國優格市場自七〇年代開始進入百家爭鳴的時代，第一個美國優格品牌是達能（Dannon），廣告拍攝一位前蘇聯喬治亞共和國的百歲人瑞，暗示就是因為養成吃優格的習慣才能如此長壽。多恩布拉斯特還記得早先的優格都是用全脂牛奶當原料，不會添加這麼多增稠劑，社會大眾大多覺得優格和長壽有著若有似無的關係，同時象徵所有美國主流文化的反指標。到了八〇年代，優格變得越來越像甜點，添加大量增稠劑、乳化劑、甜味劑及香料，除了原味優格外，還多了各式新口味，有傳統草莓口味，還有起司蛋糕或巧克力脆片口味，多恩布拉斯特說：「法國著名優格品牌『優沛蕾』（Yoplait）專營這塊市場。」西方世界的優格（及霜凍優格）即使已經甜點化了，大家還是當作減肥食品來吃，已開發國家在八〇、九〇年代左右，優格就已經不是小眾飲食，形成一股勢不可擋的食物潮流。

在同一時代，印度、波蘭或土耳其人可能不會認為優格（或其他發酵乳製品）是一種潮流食物，反而只是一種基本日常主食。許多不同文化中，講到優格人們腦中想到的畫面不會

是一罐罐、各式水果風味的小塑膠盒，而是可以在自家製作的乳製品，大多裝在鍋子或玻璃罐子裡；英國或美國這類西方世界國家，有著不同的乳製品食用文化，所以大型食品製造才能把優格當成新食品賣給我們消費者，他們說這些含糖優格很健康，而我們也就這麼相信了。

喬班尼（Chobani），美國希臘優格領導品牌，改變了全球優格市場行銷模式，在短短 7 年間，銷售額成長了 18 億美元，即使產品售價比起其他全脂、低脂的優格要貴上 25％，但是喬班尼系列優格還是在短短數年間，成功打下美國三分之一的優格市場；而喬班尼成功的背後推手都須歸功於一位聰明的創業家哈姆迪·烏魯卡亞（Hamdi Ulukaya），年輕時從土耳其前往紐約念書，當時非常懷念家鄉優格的味道，並且不了解為什麼美國人願意接受品質這麼差的優格，過甜、過多令人作嘔的增稠劑，再加上防腐劑做為最後一根稻草；根據他的童年回憶，他知道優格可以有多好吃，真正的優格需要與好菌共存，而不是加入一堆防腐劑把細菌殺個乾淨，但是他也知道美國消費者要是沒有嚐過高品質優格，可能不會這麼想，至少時機還沒成熟[12]。

創立喬班尼初期，烏魯卡亞竭盡所能讓這種新的優格概念為美國一般大眾熟悉，另外他也覺得當時就已經存在的希臘優格品牌「法耶」（Fage）名字取得不好，消費者不確定應該要怎麼念（「g」應該發輕音，比較接近英文「y」的發音），

但是這個品牌更根本的問題在於不清楚希臘優格在市場的定位，是較濃厚、紮實的點心嗎？是用來減肥的嗎？為什麼要賣這麼貴？當喬班尼問世時，烏魯卡亞決定強調高蛋白含量的特性，來說服舉棋不定的消費者買單。有鑑於他本身土耳其裔的背景，烏魯卡亞其實可以或說應該將產品命名為土耳其優格，但是他卻決定用希臘優格，因為希臘這個國家對於西方世界來說比較熟悉，另外她也記得在優格中加入一些美國熟悉的元素如藍莓等。根據蘿貝卡・米德（Rebecca Mead）2013 年紐約時報的報導，她寫道：「烏魯卡亞透過喬班尼把一個原本具有鮮明民族特色的商品轉化成一個純粹的美國商品。」[13]

2004 年當「希吉冰島發酵凝乳」漸漸攻佔美國各大超市通路時，原本應該有許多說服消費者的工作，但是都給喬班尼的希臘優格先處理完了，多恩布拉斯特認為美國人接連接受希臘優格及冰島發酵凝乳的洗禮，跟優格的關係已經圓滿；六〇年代，當時自家自製的優格還是屬於健康飲食非主流文化，優格那時是又酸、又健康的食品，接著就越變越甜、高度廣告行銷、高度加工的食品，現在優格又再度變得又酸、又健康。

我請多恩布拉斯特簡單摘述過去 30 年來的食物潮流。她說：「最主要的潮流是人類對於健康定義的改變。」30 年前美國減肥餐雖然低卡路里，但是同時都會伴隨高含鈉及膽固醇、低纖維等特色，那時的健康知識還不足夠；情況自 1989 年開始改變，契機在於「健康之選」（Healthy Choice）的執

行長心臟病發，所幸無大礙，之後在董事會裡抱怨自家產品號稱健康但是沒有一樣自己可以吃。現在人們追求健康的方式較會全面考量評估，消費者想要最好的食物，就現在的定義，好的食物就是健康食品，這個心態的轉換改變了我們進食的樣態，冰島發酵凝乳只是其中一個小案例而已。對於冰島人來說，數世代以來他們都一直把冰島發酵凝乳當做日常主食，一定覺得很奇怪，世界上怎麼突然有這麼多人發現冰島發酵凝乳的健康益處、高蛋白含量等，拿來當早餐配咖啡，不過許多食物潮流都有類似的故事，有些人所認為的新潮流食物，可能是另一群人的日常飲食。

近年來另一種食物潮流就是非洲食物[14]，許多歐洲、美國、澳洲的文章大力吹捧非洲食物的好處，形成一股新的潮流，這股潮流本身沒有什麼問題，只是有些小細節需要澄清；首先，世界上沒有所謂的「非洲食物」（不像加納食物、突尼西亞食物或其他地區性料理，非洲的飲食方式跟非洲大陸一樣多元）；再者，我們不能把一種 12 億人已經在吃的食物稱作「新」食物。

食物潮流的現象代表我們食物系統的一大問題，人類使用食材完全忽略該食材與其產地的關聯，不論是哪種食物，只要引起風潮，無可避免地會影響到世界上某個角落的生產者，可能是正面或負面的影響，但是我們消費者都會忽視享受食材背後的後果，因為整個市場體系鼓勵消費者想像放入嘴的所有食

物，都是為了回應我們的欲望，而魔法般地出現在眼前的盤子裡。

藜麥來了！

五〇年代整整 10 年間，紐約時報僅出現過一次藜麥，就在 1954 年有個小標題寫著「藜麥來了！」短短數行描述美國農業部正在研究藜麥植株細幼的葉子，可能可以作為美國菠菜的替代品，不具名的作者說：「細幼的葉芽可以作為沙拉青菜。」但是完全不建議吃藜麥的種子，描述吃起來像是肥皂[15]。對照現在藜麥受歡迎的程度，說這是因為口味改變還只是輕描淡寫而已，1990 至 2018 年間，紐約時報專題報導藜麥超過 300 篇，而且都是在報導種子的部分，不再是葉子了；料理專欄作家們亦都不約而同、興奮地分享藜麥像糙米一樣，只是又具有更高的蛋白質含量，同時又不含有任何麩質！

千禧年初期，健康飲食的狂熱者幾乎要把藜麥當成主食，1961 至 2014 年，秘魯的藜麥產量從 22,500 公噸增加至 114,300 公噸，藜麥沙拉已經變成健康飲食的代名詞，我個人親眼見證，不論是南非開普敦、倫敦、孟買、布魯塞爾都有賣藜麥沙拉。

回到藜麥自古以來的產地安地斯山脈，藜麥的使用量竟然持續下滑，阿提普拉諾高原南方的玻利維亞，栽種的藜麥

都用於出口，當地農人不再吃自己栽種的藜麥了，因為價錢太高；生命科學教授史文－艾瑞克‧賈考森（Sven-Erik Jacobsen）任教於哥本哈根，田野調查研究玻利維亞藜麥問題超過 20 年，擁有第一手資訊，知道現在世界瘋狂渴望藜麥的食欲正在如何影響著原本以藜麥為主食的玻利維亞，2000 年藜麥的價格每 100 公斤值 28.4 美元，2008 年上升到 204.5 美元，增加 600% [16]。

由於這般突然、巨幅的價格成長，許多玻利維亞人根本無法從自產的藜麥中獲得珍貴的營養素，當世界藜麥產量成長三倍時，玻利維亞國內藜麥的使用量反而少了三分之一，對玻利維亞人來說，現在吃進口即食小麥製麵條比起自產的碳水化合物主食便宜，國際援助隊員擔憂北美國家健康意識抬頭、大量引進高營養價值的藜麥，加入本來就已經很營養的日常飲食中，會導致玻利維亞人營養不良，因為當地人日常飲食中增加低品質、過度精緻澱粉的攝取量。

藜麥市場需求增加在玻利維亞土地上留下深深的烙印，由於市場迫切需要大量藜麥，完全改變玻利維亞烏尤尼鹽湖區域──主要藜麥產地的耕作方式。傳統藜麥耕法耗時、需大量人工，但是對土地來說較為永續，現在增加拖拉機使用頻率，導致土壤貧瘠化，這個區域原本也是駱馬的棲息地，排泄物是天然的土壤肥料，但是現在駱馬的草場被移平，擴大藜麥的耕地，農人、動物及土地的關係已經完全改變，都是因為在世界

另一端的我們想要吃一碗素食藜麥沙拉配火烤根莖類蔬菜，看起來好像全然無害的行為，但其實不然。

想要增加藜麥產量本身不是個壞點子，2013 年聯合國農糧組織宣布該年為國際藜麥年，大力鼓吹藜麥的好處，說藜麥是唯一含有所有關鍵胺基酸、微量元素及維生素，又不含麩質的植物，理論上來說藜麥應該可以是拯救世界的食物、解決飢餓問題的真正解答，解決的是食物的「質」、不只是「量」的問題 [17]。

世界人口在 2040 年即將突破 90 億大關，藜麥看起來是可以餵養這麼多張嘴、又能維持永續發展的解答，就作物特性而言，藜麥耐旱又耐寒，有望可以面對環境變遷與極端氣候；另外藜麥也是世上唯一屬於完全蛋白質的作物，其他純素食者的蛋白質來源如豆莢或豆類都需要搭配澱粉如米飯及麵包，才能補足營養上的不足。

賈考森說：「如果你在找一項農作物可以拯救世界、解決氣候變遷、營養還有所有問題，藜麥就是答案。」然而玻利維亞的農人非常不願意與世界分享藜麥種子的基因資訊，記者麗莎‧漢彌爾頓（Lisa Hamilton）於 2014 年前往玻利維亞訪問當地藜麥農民發現，對許多玻利維亞農人來說藜麥種子的所有權攸關食物主權，他們相當擔憂要是玻利維亞公開藜麥基因資訊，美國公司一定會介入行銷，藜麥就不再屬於玻利維亞獨有了 [18]。

　　即便如此，藜麥還可以是拯救世界的食物。過去幾年間美國、加拿大及英國開始嘗試當地自產藜麥，「稻草人藜麥」成功種植收成於英國薩福克郡。不過現在還不太清楚究竟藜麥要如何從超級食物變成主食，藜麥現下被西方世界視為流行潮物，造就的經濟市場價值早已超過解決世界飢餓問題的程度，藜麥現在可是奢侈品，要轉換為一般的日常穀物，拿來供給真正需要的人，不是件容易的事。

　　藜麥並不是唯一案例，還有其他近期潮流食物無意間導致生產端嚴重後果的故事。2006 年至 2016 年間，美國人吃的酪梨量增加 4 倍，每年將近 100 萬公噸，為了滿足這大量的市場需求，2001 至 2010 年間，墨西哥米卻肯（Michoacán）區的酪梨生產量增加 3 倍，導致大面積砍伐森林及過度用水，綿延不絕的酪梨園造成生態浩劫。酪梨園的用水量是一般森林的 2 倍，生態系中其他動物承受二次打擊，第一來自森林砍伐、棲地破壞，第二來自山泉水資源掠奪。墨西哥酪梨產業經濟快速成長，2016 年世界上有八成的酪梨都是產自墨西哥，但是墨西哥環境保護總署長吉列爾莫・哈羅（Guillermo Haro）吹響警世的號角說道：「墨西哥境內的森林資源遠比任何酪梨出口產業更珍貴」[19]。

　　場景轉到西方世界的咖啡簡餐店日常，菜單上沒有什麼比酪梨吐司更誘人，是你偶爾想要愛地球、放棄培根的第一首選，也是你想要展現自制力、不吃蛋糕的聖品，除此之外，酪

梨醬那玉石般翠綠色澤、綿柔滑順的口感與吐司酥脆外皮強烈對比，再加上整間咖啡廳的人都在吃，不點真的說不過去。

西方世界酪梨旋風（也包含中國，酪梨的進口量增加200％）讓許多墨西哥酪農口袋飽飽，但同時也暴露在高風險中；2010 年左右，墨西哥酪農的高利潤吸引當地毒梟的注意，私自向酪農徵收稅金，不願意付錢的人，家族成員可能被綁票或受到人身攻擊，有時連農地也會遭到縱火，一系列的犯罪行為讓有些人稱墨西哥產的酪梨為「血酪梨」[20]。

任何吃藜麥或酪梨的人絕對不會希望自己的新口味會導致如此暴力的後果，不過這就是食物潮流背後的問題，全球消費者的口味瞬息萬變，根本沒有時間囤貨或考量後果，當我們購買最新流行的健康食品時，根本不會想到遠方的生產者會遭受什麼樣的磨難，也不會想到我們心心念念的新食物竟然是場騙局。

流行與謊言

如果你想要買到有摻雜質、錯誤標示的食品或飲品，只要從流行食品中下手準沒錯！克里斯·艾略特（Chris Elliott）教授說：「食物詐欺與食物流行總是如影隨形。」

艾略特講話帶著熟悉的北愛爾蘭口音，是世界食品詐欺的專家翹楚，想知道食品詐欺是怎麼發生、該怎麼處理，問他就

對了！英國馬門案醜聞（horsegate scandal）揭露便宜的漢堡肉排裡面竟然摻雜混入馬肉，艾略特藉此機會撰寫報告，公開食物供給體系的真實面貌。他本身為貝爾法斯特女王大學的副校長，運營一間具備尖端技術的實驗室，有研究實力能分析食品原料標示的真偽，這批標示「奧勒岡」的香草究竟是不是真的全部都是奧勒岡？還是鹽膚木混橄欖葉？艾略特與同事持續檢視世界食物供給，預防如馬門案般的食物醜聞再次發生。從一個小地方就可以發現，有多少既得利益者不希望艾略特的研究工作成功──艾略特實驗室的大門使用的是防爆破材質[21]。

食物詐欺早已行之多年，大概與貨物買賣的歷史一樣悠久。一直以來都有不肖商人將便宜的食材當作昂貴的番紅花來賣，酒店老闆把啤酒摻水或者是在秤上面動手腳，不過現在新型全球食物供應鏈提供不肖商人以前所未見的尺度行騙。

艾略特的秘訣就是從流行食物下手，食品詐欺發生的原因有幾種：賣家的貪婪、政府的放任態度、複雜綿延的食物供應鍊沒有單一機構能有效控管等，不過最主要的原因是供需之間出現落差，當市場上沒有足夠的原料可以滿足需求，食品詐欺犯就有很大的誘因介入參一腳，販賣假的原料；也因為這個因素，正流行的超級食物引發大量市場需求，可能是最容易遭遇食品詐欺的受害者，即便包裝上印著「最純」也無濟於事，紅石榴果汁就是最好的例子。在千禧年過後頭一個 10 年間，紅石榴相關產品突然爆紅，由於行銷得當，再加上健康專文

報導其獨特抗氧化的特性，2004 年單單一年間，美國人就喝下 7,500 萬杯、每杯 8 盎司的紅石榴果汁，而短短 4 年之後，2008 年數字增加至 4 億 5,000 萬杯，無疑是驚人的成長[22]；同時紅石榴果汁的消費者需求越來越大，2004 年美國超過半數的紅石榴果汁都標示著紅石榴調和果汁，到 2008 年超過四分之三的紅石榴果汁產品都標示著百分百紅石榴果汁，這樣的改變其實很合理，如果喝紅石榴果汁是為了健康因素，消費者當然希望自己花的每一分錢都在刀口上，不過有個小問題，艾略特研究中心發現 2008 年世界上根本沒有那麼多紅石榴樹可以滿足消費者對紅石榴前所未見的渴望。

　　新栽種的紅石榴果樹需耗時 8 年才能結果收成，對艾略特、還有那些食品詐欺犯來說真相再清楚不過，美國及英國從伊朗、伊拉克、敘利亞及其他中東國家進口，所謂百分之百紅石榴果汁，並不是所有人都老實，偽造紅石榴果汁的經濟誘因實在太大。2013 年紅石榴濃縮果汁每加侖的量販價格大約落在 30 至 60 美金，蘋果濃縮果汁每加侖只賣 5 美元，只要取出一半的紅石榴果汁、補進蘋果或葡萄柚果汁，商人就能大賺一筆；混合過的紅石榴果汁接著會交到印度、中國或俄羅斯的分銷商重新包裝後，再運到西方國家裝瓶販售避免消費者起疑，裝瓶廠商可能完全不知道買進來、號稱百分百紅石榴果汁的商品竟然是一場騙局，而消費者，因為從沒喝過百分百紅石榴果汁，也不會知道他們付了高額代價買的健康果汁竟然用了

他種果汁稀釋[23]。

2016 年我有幸可以訪問到艾略特，當時他手上的頭號嫌疑犯是椰子，自 1637 年荷蘭鬱金香泡沫經濟（Dutch tulip bubble）之後，鮮少商品像椰子水一樣可以瞬間吸引廣大消費者的興趣。這款平凡無奇的飲料是當時最流行的食品，據說擁有獨特補水力且要價不菲，正好提供消費者想要找到含糖氣泡飲料的替代品。全球椰子市場價格據估計至 2020 年應該會成長 26.7%，感覺上就是食品詐欺犯不可多得的好目標；艾略特說：「最簡單的作法就是加水稀釋後再加糖調味。」因為椰子水的營養組成跟每年的收成狀態有關，所以如果有某一批椰子經檢驗發現比較稀，很可能只是因為自然因素[24]。

與紅石榴果汁相比，椰子產品對食品詐欺犯來說根本就是天上掉下來的禮物，因為現在的消費者只要商品裡有椰子就願意買單，不論是椰子糖還是椰子醋（沒錯，確實有這種產品）；多年來，由於椰子內含大量飽和脂肪，所以許多關注健康的人避之唯恐不及，但是現在形象大翻轉，大家說椰子油是好脂肪（椰子的健康成效還未獲定論）[25]。

2016 年，泰國的椰子收成不如預期，導致市場椰子供給短缺，所以有些世界椰子水加工大廠（如百事可樂）就把目光轉向印度。艾略特不確定究竟有多少椰子詐欺事件，但是看樣子一場偷拐搶騙的風暴就在眼前，高價健康食品搭配無法滿足的市場需求，再加上不穩定的原料供給，就像是紅石榴的情況

一樣，不可能魔杖一揮變出一堆椰子，紅石榴果樹要養至結果需 8 年，而椰子樹則需時更長——10 年。

　　艾略特年約 55 歲左右，他還記得過去飲食習慣較緩慢、穩定的年代，成長於安特里姆郡一小農場中，幾頭牛、一些馬鈴薯、幾株果樹，就是艾略特的童年。他的家族基本上是流行食物的絕緣體，整個童年階段，艾略特不曾嚐過小茴香的味道，新食物獲得唯一管道就是與其他農人以物易物；小時候艾略特的祖父會載著滿滿一車的馬鈴薯出門，換回一車滿滿的包心菜。不過當艾略特有機會對比現今人類飲食態樣，他覺得非常幸運，雖然說不是出生富裕，但是他們家族每餐都有新鮮食材可以吃，現在他發現對許多人來說新鮮農產品根本就是奢侈品。

　　小時候艾略特對於桌上食物有一定的認識，他擔憂這些食物知識會流失，因為許多英國孩童不知道培根是從豬身上來的、牛奶是從乳牛來的，又因為健康流行食物的崛起，艾略特認為人類與現實食物的隔閡會越來越大，要是我們不知節制只知道追求新食材解決飲食問題，會讓自己對於無法掌握的食物市場變得易受影響。

　　到底什麼時候我們才能停止無謂的求新求變？究竟要付出多大的代價？我知道我的冰箱裡能夠出現冰島發酵凝乳代表我是幸運的一群，有時候我想起祖父母那輩的食物選擇有多受限，讚嘆萬種全球風味都在我面前供我選擇，泰國聖羅勒

（Thai Holy Basil）香甜香草味或斑蘭葉（Pandan leaf）神秘風味都在我指尖；有時候我也會想起被人類遺忘的傳統美食，它們本身沒有任何問題，只是因為不再新穎、不夠刺激了，其實我們現在每選擇一杯冰島發酵凝乳，就代表有一杯米布丁將從此不見天日。

　　我也擔心那些被遺棄的人們。多恩布拉斯特這麼多年來分析無數流行食品，發現低收入消費者生活困窘程度有多嚇人，完全無法以富裕消費者一樣的方式參與食物流行，這也是另一種文化排擠。多恩布拉斯特提到，美國年收入在 5 萬美元以下的消費者，絕對不屬於食物流行先驅者，身為低收入消費者，沒有餘裕可以冒著家庭不愛必須拋棄的風險，自在去嘗試新食物；就所觀察到的現象，有閒錢跟風流行食物如紅石榴果汁或椰子水的人，雖然說不知道最終是好還是壞，但是至少有能力得以選擇是否要加入時下流行潮流。多恩布拉斯特多年研究消費者的經驗告訴她，低收入消費者跟任何人一樣都想要購買高品質食物，而昂貴的流行食物崛起加深貧富差距，將富裕的消費者與其他人區隔出來，傳遞出高品質食物是一種特權的訊息。

　　近年來大部分成功的流行食物都花費高額行銷預算，紐約大學營養學教授馬利安・奈斯特（Marion Nestle）揭露食品產業的事實，食品公司會付錢給科學及部落客推廣某種特定的食物，認定某種食物是其他食物都比不上的，要是我們讀到一篇

文章說開心果是所有堅果中最健康的，很有可能這篇專文或研究是由某開心果企業贊助。鋪天蓋地的廣告行銷著昂貴的超級食物，但是真正健康飲食其實不需要任何一種超級食材，這是食品公司不想讓你知道的事實，沒有任何一種超級食物可以比得上我們每天從新鮮蔬果、還有一整個光譜的各色食物中所攝取的養分，不過這個真理好像老調重彈，沒人感興趣了[26]。

食物不需要每 5 分鐘就推陳出新，就好像水跟空氣，人類也不會想要求新求變，或許人類當今料理習慣最大的問題在於，人們把烹調當作生活的干擾，打斷我們思考其他更根本的問題，例如要怎麼樣結合忙碌的現代生活與歡樂健康的飲食。人類渴望新食物就像病急亂投醫，希望下個新食物就是我們的解藥，卻不斷忽略食物最基本的樣態，感覺整個社會都變得有些瘋狂，這種行為可能可以歸因於這個世代經歷太多次飲食變遷，所以有時候我們會忘記食物真正的模樣。

第六章
不用煮晚餐了

　　一個夏天晚上 7 點左右（西語系國家可能是 9 點），走在世界上任何一個市中心，你可以看到無數都會男女在外尋求一餐果腹，各顯本事。車水馬龍的廣場戶外餐桌上，有情侶一同啜飲啤酒或尼格羅尼（Negroni），用叉子捲弄眼前的義大利麵；也有二十幾歲年輕人成群開心哄鬧分食柴燒窯烤披薩；還有攜家帶眷共享黎巴嫩中東前菜（Lebanese mezze），不忘把鷹嘴豆泥（falafel）分成小口餵食嬰兒；熱愛亞洲食物的人可以選擇壽司或是讓你鼻涕直流的越南辣湯麵。

　　單獨用餐的人也有，你會在一些法式餐酒館的角落發現有人獨自點了一盤療癒的卡酥來砂鍋、搭配一杯紅酒、一本書，享受一晚不用準備晚餐的悠閒，我也想要當那個人，打扮光鮮、吃著別人幫你準備的美食、享受著比自家廚房還要有情調的燈光。

　　在餐廳用餐，你會感受到自己成為焦點、同時又有隨時可遁入黑夜的餘裕，還可以嘗試自己在家完全無法重現的新

料理，或是點一些罪惡感十足、小時候爸媽都不准你吃的東西。現在上館子的用餐體驗與早期家庭晚餐完全不同，沒有人會監督、控管你用餐的自由，所有責難及障礙都不存在，所有人都可以輕鬆自在享受不在家裡用餐的經驗。

美國人在食物的總消費，有一半都是花在吃外食[1]。

自 2000 年起，吃外食不只是變成我們偏好的進食方式，對年輕族群來說，更是我們偏好的休閒娛樂方式，顯示即便現代人生活忙碌，我們還是很重視吃飯，而且願意花錢在這上面。英敏特消費者研究公司研究人員托比・克拉克（Toby Clark）發現，消費者增加吃外食的開銷是為了整體用餐體驗，而不是只是要「用錢交換囤積更多東西」[2]。

現在吃外食的新鮮感有部分是因為我們太晚開始了，太晚到現在這個狀態，自古以來都有熟食鋪、烘焙坊，提供顧客美味的外帶食物，但是能夠坐下來、有人服務端上熱餐，是相對罕見並且奢侈的，而且沒有必要性；當然除了在外旅行的旅人之外，現在對數百萬人而言，為了娛樂而吃外食已經變成每日虛擲金錢的活動，也是一種個人態度的展現，今晚我們要吃韓式烤肉，還是想試試看轉角那間新開的西西里料理？

我們外食的頻率目前是史上最高，也象徵著越來越多人有多餘的收入可以花，九〇年代開始大幅增長的外食比例，舉世皆然，要不是因為大部分的人都較從前來得更富裕，根本不可能發生。南非平均收入 1994 年至 2010 年間增加將近一

倍（自 3,610 美元提升至 6,090 美元），同一時期境內觀察到
突然增加了許多平價連鎖餐廳，隨處可見南度烤雞（Nando's
chicken）或戴波內披薩（Debonairs Pizza）的招牌[3]。

全球都可見驚人的外食族增加數字，而餐廳的餐點也從一
年一次的大餐規模變成適合日常生活、逛街逛到一半隨時想吃
就可以吃的菜色。

當然，之所以有新的外食習慣，是因為我們不再受傳統文
化對於煮食的約束，現在如果你不想要煮飯，沒有人可以逼
你；另外我們現代取得食物的自由度也與過去購買食物的方式
全然不同，同時我們也具有足夠財力得以讓胃口在巨大的食物
市場自在悠遊。

吃外食或線上購物都好，現代食客能不費吹灰之力收集到
許多各式食材，也不受傳統教條規範進食的方式。2007 年有
位中國籍老先生跟我說：「我從來沒想過我們竟然可以有這麼
多食物。」經歷數十年匱乏的生活，看不慣現在小朋友早餐買
油條卻沒吃完、丟掉一半[4]。

人類購買食物的考量因素已經不只是吃而已，還有我們如
何安排每日生活。現代人習慣在公開場合吃飯、在私領域線上
購買食材，早期生活模式正好相反，食物採買多是在公開場
合，通常是露天市集或小型獨立商店，所以你買的每一種食物
都難免會受他人檢視、論斷，這也是為什麼早期料理方式、對
待食物的態度得以維持，大家買的東西都大同小異；不過吃飯

就是完全私領域的行為，通常都是一家人齊聚餐桌，而桌上的食物，不論是種類還是份量，都是由家長全權決定，同時也會影響我們對某些特定食材的喜好。

現在沒有人會去監督或干涉我們的食物選擇，伴隨其他營養變遷面向，現代食物取得方式的轉換帶來憂喜參半的效果，咖啡簡餐店林立、食物取得便利性破表，帶給人類前所未有的食物自由，不過這份自由並不是所有人都得以共享；再者，外表看似自由的食物選擇，本質上卻沒有這麼自由，在社會與經濟方面獲得自由，通常都會賠上健康作為代價。雖然說生活真的變得更為便利了，但是隨處可見的餐廳與超級市場也是為何現代人會遭受飲食相關疾病之苦的主因，食物本來就不應該這麼容易取得，在都會區無論哪個城市、哪個時段，提供給人們的食物大多都是過量超載，份量多到已經超乎我們身體與心智所有過往經驗，周遭四處都是光鮮亮麗的餐酒館、外帶熟食店、咖啡輕食店、酒吧向我們聲聲呼喚，要能果斷不吃還真的需要相當的意志力。

民主餐館

出外上館子已經變成日常生活的一部分，記不得只有特殊節日才能去餐廳吃飯的日子了。數千年來，自家烹調食物都是全球人類主要卡路里的來源，即便到了五〇年代的美國，出門

開心上館子對於一般家庭來說都是沉重的經濟負擔[5]；除了富裕人家之外，上館子吃飯通常是因為特殊目的，不會隨興之所至。美國早期其實有一些比較休閒的餐館，像是簡餐店、午餐車等，針對藍領工人設計菜單，提供簡單家常餐點，三明治或者是雞蛋配薯餅等，店家通常還會不斷續杯過稀的咖啡，但是要去正式餐館，有乾淨桌巾、紅酒，享受在家裡煮不出來的料理，就相當少見了。美國這種現象在當時舉世皆然（除了一些國家，如法國、義大利等，擁有行之有年的平價獨立小餐館可供選擇），1960 年一項調查發現，荷蘭有 84％的居民「鮮少或從不」去餐廳用餐，當時上館子是有錢人的特權，而當時荷蘭的餐廳也都給人太拘謹、正式且昂貴的印象[6]。

正如同食物商店這個許多消費者曾一度倍感批評的地方，餐廳一度也被視為昂貴、將多數人排除在外的所在，早期英國餐廳就是這樣個傲慢的地方，滿屋華服啜飲香檳、品嚐牡蠣，窮人只能把鼻子緊貼窗戶，在餐廳外挨寒受凍，餐廳裡的人其實也不好受，所有人拘謹挑剔，只要用錯了餐具就會引來一陣嚴厲的批判。

在僅僅數十年間，隨興上館子已經不再是有錢人的特權。1980 年荷蘭人「鮮少或從不」上館子的族群變成少數，僅占 26％，其他國家也可以發現類似的改變。1959 年英國一般家庭花在上館子的金額占總食物開銷的 9.6％，到了 1995 年數字就增加至 28.4％，幾乎上升了三分之一，或許最明顯的改

變在於，現在英國一般收入與非常有錢的人花在去餐廳吃飯的錢，對比總收入比例相當，短時間內竟有這麼大幅度的變遷，默默在上館子這部分達到了社會平等[7]。

外出吃飯本身要廣受社會認同，必須先改變幾件事：要有夠多人、夠有錢買得起餐廳食物；要有夠多的平價餐館或簡餐店；消費者的口味也需要改變，願意花錢消費新食物。花錢外出吃飯需要一定的信心，知道你的預算還有些空間，所以外食要蓬勃發展的首要任務就是人民所得需要提升，也就是我們可以多些閒錢款待自己上館子吃頓好的。

外食並不絕對是有錢的象徵，而自家烹調也未必廉價，有人之所以買外食是因為家裡太窮裝不起廚房，亞洲街邊小吃攤就是最好的例子，廉價的爐子、用塑膠袋裝的食物，可以是有加鹹魚碎、青豆仁的炒飯，或是印度咖哩配烤餅，但是大部分的外食，即使是速食，也會比自家烹調料理昂貴。每個國家都是如此，只要收入提升，外食的比例就會增加，正如第四階段其他面向，外食的發生代表國家與人民變得富有、越來越多女性開始外出工作賺錢、勞動力向都市集中[8]。

第二項讓外食普及的改變就是人們需要新的飲食形式，較便宜、較休閒，不需要像經典法式料理那般講究。20世紀末，外食蓬勃發展，背後不能忽略新移民經營的新餐館，賣著民族特色料理，如開在荷蘭的印尼餐館、西雅圖的越南河粉、還有基本上遍佈全球的義大利麵及披薩，現代餐館的成功是新移民

及豐富多元飲食的縮影，多虧了世界各地人員與文化交流。

　　第三項關鍵的改變是人們的味蕾需要發展至願意品嚐新食物的程度。接受與自家烹調截然不同的口味，必須張口、以開放胸懷擁抱不熟悉的食物。葉煥榮（Woon Wing Yip）回憶起五〇、六〇年代英國的消費者說：「當時顧客不理解怎麼會有東西吃起來又甜又酸。」他生於 1937 年，1959 年他剛從香港抵達英國，身上只有 2 英鎊，找了一個服務生的工作；1962年在英國海邊城鎮「濱海克拉克頓」開了第一間自己的中餐廳。

　　早期他經常聽到顧客在抱怨餐廳的菜單，站在門口用嘲諷的口氣說「糖醋豬肉」，好像這是一種荒謬的組合、天大的笑話，不過儘管英國消費者初期迷惘，沒多久他們就了解中式餐館像印度咖哩屋一樣，提供的舒適度與服務是同等價位英國餐館完全比不上的。到了 1970 年，英國已經有 4,000 間中式餐館（1914 年只有一間）[9]。

　　就如同世界上許多平價餐館，英國的中式餐館巧妙地引領消費者接受新口味，讓顧客點任何想吃的，包含非中式的英國傳統食物，即使英國客人想要在中式餐館點印度咖哩雞也歡迎，不用感到不好意思或者覺得格格不入。2016 年我旅居印度的時候，印度友人跟我說當地的中式餐廳也會提供相同服務，使用印度的茴香及綠辣椒，結合中國來的醬油及醋，為顧客客製化料理。

　　早期英國的中式餐廳把顧客當皇室一般對待，滿足顧客所有需求，想吃一頓盛宴不需任何理由，不用是誰生日，可以只是個平凡的星期四晚上。葉先生接受訪談時，回憶起早期的英國中式餐廳：「我們在店裡鋪上地毯、每張桌子擺上桌巾、安排專業服務人員，這些在當時是只有高級飯店才有的服務，但不是人人都吃得起，而且只營業到 9 點半。」我永遠不會忘記八〇年代，父母帶著年幼的我走進英國中式餐館，滋滋作響、垂涎欲滴的餐點，深黑色、香味四溢的醬油，一道道熱騰騰的佳餚，桌上鋪著滑順、粉紅色的桌巾，不過多久就被輪番上陣的菜餚、湯汁，沾染得五顏六色，好像一幅傑克森‧波洛克（Jackson Pollock）潑墨抽象畫。

　　當時去餐廳吃飯還算罕見，而且還需要是特殊節日，不過越來越非如此；英國 1985 年至 2005 年間，外食消費金額增加 33%，美國成長更快速，增加 76%，也就是說 2005 年美國人平均每年花 2,500 美元在外食上 [10]。

　　三五好友一同聚餐可謂人生一大樂事，身為一個貪心的人，我有時候會非常感激生在這個時代，有這麼多不同、歡樂的外食選擇，也有無數種食物可以帶給人安慰、或讓人暫時轉移注意力，放眼所及都是為了迎接你的餐桌、餐椅。T‧S‧艾略特的詩中描述到，普魯弗洛克（Prufrock）是用還剩幾匙咖啡還來計算人生長短，而我本人則想用上館子的次數來算，每桌餐點都會開啟一個新的口味世界。小時候我還記得我

祖父吃了紅咖哩（vindaloo）後漲紅的臉；20 幾歲時，在威尼斯吃的海鮮燉飯，流動、精緻像威尼斯的水一般；幾年後祖母過世了，我在西班牙餐廳流著淚、大啖西班牙小菜（tapas）。

　　不過外食興起帶來了不只是好處，還有許多問題，其中之一就是當特別節日餐點變成每日日常，節日食物所帶給人的滿足程度也大不如前。一群英國食物社會學家在 1995 年及 2015 年分別進行了兩次研究，調查民眾對於外食的態度。1995 年社會學家發現大部分英國民眾（母數取樣約 1,000 人）認為外食應該要是非常特殊的場合，受調民眾告訴研究人員，他們非常期待外食的體驗，對於餐廳食物各個面向津津樂道、如數家珍，不論是一起吃飯的人、上桌的食物、一切的感官體驗，好像參加一個有趣的活動[11]，大家都覺得外食經驗非常令人滿足。相同的調查到了 2015 年，大部分受調民眾對於外食已經喪失早期的歡愉感，相較 20 年前外食發生的頻率高很多，所以大部分人已經將外食視為理所當然而不覺珍惜，人們因此感受的喜悅程度就會越低，傳統節日飲食的特殊性及節日性已不復存在。外食也不再是社交場合，過去 10 年來，世界上許多繁忙街道上出現許多新的餐廳，介於連鎖速食店與傳統餐廳之間，主要客群就是那些根本沒時間自己煮飯的忙碌都會人；街上也有果汁吧、沙拉吧賣藜麥沙拉，還有健康日本料理店端出壽司、沙拉及味噌湯；又有專賣湯、專賣墨西哥捲的簡餐店，以及無數間星巴克，只是個簡單的午餐，就可以奢侈地有

這麼多食物及料理選項，而且沒有人可以控制你的選擇，然而這些各色外帶食物有個通性，非常簡便也非常沒有記憶點。

外食興起另一個更嚴重的問題就是，在營養上付出沉重的代價。美國一項研究發現，即便每周僅一餐吃外食，每年平均增加 1 公斤體重，大約是每天多攝取 134 大卡，而且大部分的美國人（包含其他國家）每天不只有一餐外食，是許多餐[12]。

卡路里與便利性

大致上來說，外食與自家烹調食品的營養品質不相同，美國農業部（USDA）分析七〇年代美國外食物的營養品質發現，外食傾向含有較低的維生素、較高的鈣及脂肪，當時對美國民眾的健康影響並不顯著，因為當時外食並不普及，奶油白醬義大利寬麵原本是一個月一次的放風解禁食品，要是每天都吃誰都知道對身體健康不好[13]！

現在就不同了。隨著我們每週外食頻率越來越高，吃進去或沒吃到的營養素變得與健康息息相關，外食影響健康並非美國獨有的問題，一項研究調查歐洲大陸超過 10 國、4 萬人次，發現外食相較於自家烹調食物會攝取更多卡路里與傾向吃更多甜食，這件事其實很自然，當我們外出上館子，會覺得應該對自己好一點，所以會想要拿滿足夠份量撫慰心靈，同時餐廳知道必須滿足顧客的欲望，不然消費者就會去別間[14]。

　　餐廳食物為什麼不能跟自家烹調料理一樣健康？這題並沒有絕對的答案，但是許多西式餐館，不論是不是速食餐廳，好像達成某種共識，認為健康食物如蔬菜不可能成為能夠滿足大家口欲的食物。英國食物基金會（Food Foundation in Britain）2017 年研究發現，英國人每吃三餐外食（不只是速食）蔬菜的攝取量就少了一半，當我帶孩子一起去餐廳時，我們一定會點幾道蔬菜料理，因為我們家很愛吃蔬菜，服務人員有時會表現出意外的神情，覺得我們也太健康了吧！在中式餐館點綠色葉菜類的經驗不太一樣，服務人員不會覺得我們想吃蔬菜的願望有任何怪異，反而會依據當天進貨品質，建議我們該點白菜還是芥藍菜，還會介紹大蒜與蠔油的各自好處[15]。

　　每個人的人生都是有起有落、有喜有憂，但是不論哀傷、還是慶祝罕見成功時刻，要是可以出外吃頓好的，坐在乾淨的餐桌、沒有任何責任、別人付出心力準備餐點，自己什麼也不用做，天下竟有此等樂事，聖經上說：「我就稱讚快樂，原來人在日光之下，莫強如吃喝快樂。」現在情形不一樣了，宴會太過頻繁，外食本身反而變成問題的來源。

　　如果大量外食會傷害我們的健康，部分原因是因為我們的外食大多是速食，美國現在大約有過半餐廳是速食，相對傳統餐館，速食餐廳給消費者更多自在感，同時也漸漸擴張版圖到世界每個角落，當地人都會有些反對聲浪，但是還是有許多其他人認為速食餐廳是現代飲食的表徵[16]。

2002 年艾瑞克・西洛瑟（Eric Schlosser）所著的《速食共和國》（Fast Food Nation）揭露了速食漢堡及薯條背後真正的原動力，也意外發現有些大型屠宰場的牛絞肉曾受到糞便汙染。我也曾看過摩根・史柏路克（Morgan Spurlock）執導的紀錄片《麥胖報告》（Supersize Me），記錄導演史柏路克 30 天只吃麥當勞，增重 11 公斤外，還有情緒不穩定及脂肪肝的種種問題。

不過 1993 年我在前往莫斯科的路上吃的那個大麥克還真的是美味極了！那時是蘇聯瓦解後沒幾年，我住在一個都是蟑螂的學生宿舍，當時大部分俄羅斯食物商店都還保留濃厚的共產主義思維，你可能需要排隊才能買到一條黑麵包，店裡架上的麵包也都三三兩兩、零零散散，不過 1990 年 1 月在普希金廣場（Pushkin Square）開了俄羅斯第一間麥當勞，空氣中瀰漫著的是富足、是喜悅，店裡擠滿人潮、吃著他們想吃的，只要你想吃的是漢堡、薯條、雞塊、大杯冰奶昔，來這就對了！

有時候那些從未聽過美元 99 分漢堡殷切呼喚的人們，會看不起速食餐廳的料理，他們覺得速食餐廳主要客群是窮苦階層，所以速食料理能帶給人的喜悅滿足一定不及正式餐館。就我個人經驗，這根本不正確，速食所帶來的喜悅，處於一個非自家的空間、吃著強烈調味、在家無法重現的食物，跟你去米其林星級餐廳、吃一頓 10 道料理的全餐，所帶來的滿足與情

緒是同等濃烈，唯一的差別只是速食消費者（如果是重度使用者）需要為歡愉付出代價，也就是一系列慢性健康問題。

現在已經有足夠多的證據證實，常吃速食無庸置疑會增加罹患心血管疾病，第二型糖尿病及發展胰島素抗性的風險，這並不意外，速食料理大多含有較高的糖及脂肪，相較於自家烹調的料理，有含較低的蔬菜、纖維、維生素及奶類，2007、2008 年，一個典型正常美國成人速食食用者，每天平均從速食中攝取 877 大卡[17]。

這並不是說每個愛吃速食的人都會增重或變不健康，畢竟只要談到食物，都不是件單純的事。有項研究希望可以從不同種類的速食中分辨出真正導致身體不健康的因素，總共調查了 4 萬名非裔美國女性、都 30 歲左右；10 年後統計罹患第二型糖尿病比例最高的是每週至少吃兩次漢堡或炸雞的族群，罹患風險略為增加的是經常吃外帶熟食如炸魚或中式料理的族群，而常吃墨西哥食物、披薩的族群，沒有發現糖尿病罹患風險增加，可供略做參考[18]。

速食也是造成健康不平等的其中一項因素，因為就現況來看速食消費的確集中於貧窮地區，明確科學證據顯示，人均速食店數與孩童肥胖率有顯著關聯性，這絕對不是小問題，因為現在美國小孩每三個就有一個每天都會吃到速食，這個數字自七〇年代以來增加了五倍[19]。

住得離速食餐廳越近，不論是成人或是孩童，肥胖的風險

越高。2010 年一項研究調查住在速食餐廳附近 3 百萬美國孩童及 3 百萬美國孕婦的體重，由哥倫比亞大學經濟學家珍娜·卡瑞（Janet Currie）領導的研究團隊執行。調查發現學校方圓 0.1 英里內開設速食餐廳，孩童肥胖率增加 5.2％，透過大採樣，本研究得以有效證實速食餐廳導致肥胖的因果關係（而非僅是有關聯而已）；然而研究也未臻完善，卡瑞說理想上她希望也能研究美國居住在速食資源稀少區域的人來做為對比，不過這個目標難以達成，因為現在美國已經找不到速食資源稀少的地方了 [20]。

　　速食該如何定義呢？大部分的速食我們只要一看就能分辨出來，然而卻沒有明確共識定義速食。美國傳統英語詞典（American Heritage Dictionary）定義為「廉價的食物，如漢堡、炸雞，快速準備、上桌」，其他別的定義認為速食就是菜單選項有限的食物、沒有桌邊服務或食物會用可拋棄材質包裝，但是如果用上述這些定義，速食與獨立餐車賣的自製純素食玉米餅並無二致，卡瑞與研究團隊想出幾個評鑑是否為速食的基準，但是後來發現最具指標性的基準，只要專注觀察美國前 10 大速食連鎖店就會知道了。

　　2010 年的前 10 大為麥當勞、Subway、漢堡王、必勝客、Jack in the Box、肯德基、塔可鐘（Taco Bell）、達美樂、溫蒂漢堡及小凱薩（Little Caesars），這些連鎖速食品牌有名的原因不只是他們提供超大份量、高油、高糖、高澱粉的餐點，還

有激烈的品牌、行銷、廣告手段，速食的行銷必須要讓人們
在知道這些對身體不好、比傳統食物難吃又有害健康的前提
下，還願意消費。2009 年泰國有隊研究團隊訪問了 600 位泰
國年輕人，詢問他們對於速食的態度，超過四分之三知道速食
如炸雞、漢堡，相較於泰國傳統香草、高良薑（Galangal）食
物含有較高熱量、也較容易導致肥胖，但是仍舊有過半的年
輕人有吃西方速食的習慣，不是因為速食的口味、口感比較
好，年輕人喜歡吃速食是因為他們認為速食是現代的象徵，喜
歡速食行銷口號、促銷方案及看到電視廣告上的食品真實出現
在眼前的感覺；最重要的是，他們更愛速食的迅速，很有效率
地拿了漢堡及汽水瀟灑離去，速食本身或許不健康也不比傳統
食物好吃，但是卻提供了全新的便利性。

　　速食改變了我們進食的方式，不論是否從未踏入麥當勞，
許多消費者現在不管吃什麼東西都開始要求速食般的便利，好
像大家都是魔法師，可以從空中直接變出料理，快速上桌。

機車上的晚餐

　　「最奇怪的是你從來沒見過你的老闆，因為老闆是無名
無形的應用程式。」2017 年一位英國 18 歲青年查克（Zack）
跟我這麼說，他邊打工邊讀書，為通過劍橋第六學級學院
（Sixth Form College）的期末考試作準備，我也剛好住在劍橋

大學城裡；查克只是戶戶送（Deliveroo）全球 3 萬名機車外送員中之一，戶戶送於 2013 年創立，提供用戶透過手機下訂餐廳食物以機車或腳踏車外送到府的服務，2017 年 9 月戶戶送公司價值已經超過 20 億美元，並且遍佈 12 國、150 多個城市 [21]。

沒幾年前，人們根本無法想像，有人可以用機車外送熱騰騰的法式牛排薯條佐法式伯那西醬（Bearnaise Sauce），現在至少對於住在都會區的人來說，這再平常不過了。每天晚上劍橋大學城區域，可以看到無數戶戶送的外送員穿梭大街小巷，我有時候都不敢相信，幾年前根本不是這般光景，他們看起來像是背著藍色龜殼的陸龜，在繁忙的街道、奮力踩著腳踏車，背上滿負泰式炒麵、豬肋排，還有滿坑滿谷的薯條。每週五下午，查克通常會吃下一大份義大利麵，再加上一個微波加熱的冷凍雞肉漢堡，揹起天藍色保溫食物袋，騎上他的腳踏車開始 6 個小時的外送打工，足跡遍佈整個大學城；他總是全速前進，因為薪水是依照外送趟數來計算（查克的父母時常會擔心他的安危）。星期五晚班時段，他的外送可能是八人份中式合菜，或是單份墨西哥餐，可能某個學生因為忙著寫論文沒時間煮飯，查克說：「有次我還外送一個墨西哥捲餅及 12 瓶可樂娜啤酒給一名男子。」

就像許多的青少年朋友一樣，查克不只是戶戶送的員工、也是顧客，之所以年輕人喜歡外送打工，是因為可以賺些零用錢，週六晚上就能跟女朋友約會，但是約會內容經常就是坐

在家裡看網飛（Netflix）、晚餐就用戶戶送來點餐。查克說：
「我們通常會看電視實境節目配晚餐，之後再看一部電影。」
查克很快就要畢業、之後進大學攻讀科學，他開玩笑地說：
「如果看我的銀行紀錄，基本上不論收入還是支出都來自戶戶
送。」

　　戶戶送以驚人的速度崛起，同時期還有 Seamless 跟 Uber
EATS 兩間外送平台，改變了人們取得食物的方式，是「不用
煮晚餐」的極致展現，對於那些手機上有應用程式又有錢的人
來說，外送服務就是把全城的餐廳帶到你的身旁，不論是在你
家沙發、辦公室還是學生宿舍。並不是說外送服務是個嶄新的
點子，只是過去食物外送限定於幾種特定食物，特別是披薩。
達美樂還有其他披薩店自六〇年代起就開始提供披薩外送服
務，單單 2016 年一年，美國消費者在外送披薩上總共消費 100
億美元，至於 Seamless 或戶戶送這類平台只是將外送披薩的便
利擴展到每一種不同類型的餐廳，不論是法式餐酒館、日式壽
司店、大形連鎖餐廳、獨立小店，也不論是早、中、晚三餐，
2016 年美國餐廳總營業額中，7% 來自外送餐點[22]。

　　對於有些家族經營的餐館，這類外送服務攸關存亡。我曾
跟在英國布里斯托（Bristol）小型連鎖印度餐廳老闆聊天，他
說自從加入戶戶送的商家平台，店營收顯著增加，因為這款應
用程式能夠拓展客群至那些從未踏進任何一間餐廳的人；另一
方面，也有店家認為外送食物平台是場災難，排擠了店家的生

存空間，因為每筆外送店家都需支付平台大約食物售價20％至40％的費用，同時還會讓店家失去來店用餐通常都會有的酒水飲料收入。自從外送食物應用程式崛起以來，曾經一度門庭若市的餐廳，現在午餐用餐高峰時段，店內座位竟然不到半滿[23]。

外送食物應用程式改變了我們外出吃飯的期待，因為突然所有餐廳都近在咫尺，科技幫助人們移走許多過去阻止人們上街外出飲食的障礙與限制，現在吃外食好比在旅館無止境地叫客房服務。

查克在家中排行老么，經常感覺到自己吃東西及社交的方式跟他兩位哥哥當年跟他同年紀時、大約是2010年代初期時並不相同。兄弟間年紀相差不遠，二哥只比查克大四歲，但是講到食物，兩個人好像來自不同世代，二哥週末時間都會去參加派對或去夜店，回家的時候習慣順便外帶一些食物回家，但是查克認為休閒時間的重心在於食物而不是外出，他表示若是沒有了戶戶送，他還真的不知道怎麼度過週末時間。

現在食物系統的核心價值就是便利性，而戶戶送又讓這個便利性再度升級，我們家五個人第一次使用戶戶送，點了日式連鎖餐廳Wagamama各色餐點，真的超乎我的想像，沒想到竟然可以這麼便利就叫了一整桌全餐，而且五個人的餐點各異，每份烏龍麵及拉麵都是用個有蓋、光滑的大塑膠碗裝著。查克也曾提過戶戶送所需要處理的包裝種類非常多，每次

要把這麼多大小不一的包裝擺進他的箱子又不能漏，真的是個大工程，簡直就像是玩俄羅斯方塊。

許多現代人吃東西如入無人之境，過去吃飯是個重要的社交活動，戶戶送這類服務正好相反，反而是讓消費者與社會禮俗脫節，因為食物出現在眼前整個過程都少了人性，都只需要透過信用支付及觸控式螢幕；2016 年一位戶戶送的外送員曾受英國衛報訪問，他表示去一間餐廳領榛果巧克力可麗餅，送到倫敦市區某人的餐桌上，讓他感到萬般疏離，會讓自己捫心自問：我到底在幹嘛？他也表示現代人收到餐點時，大部分都是拿了就走，什麼話也沒說。查克告訴我，他曾經達成連續送 40 趟沒小費的紀錄，即便偶爾有人願意給小費，金額大多落在 50、60 便士而已。對於像查克這種半工半讀的學生來說，只是在閒暇之餘送送餐賺外快，有沒有小費影響不大，但是對於許多全職外送員，要靠這筆收入養家，小費多寡影響甚鉅，這屬於新型零工經濟範疇，不過這些數百萬名勞動者卻沒有任何社會安全網或福利，讓他們可以安然度過這個殘酷、變幻莫測又隨叫隨到的商業模式[24]。

戶戶送是現代大規模人類採集食物方式一系列轉換的重要里程碑，原本食物的買方與賣方需要透過一連串人與人的日常交流活動才能發生，不過現在只需要在電腦上瀏覽各食物品牌、滑鼠點選就可以完成，不需要任何目光交集。食物採買曾一度是個非常公開且需要社交的活動，現在也漸漸轉為不記名

且私密，透過線上生活用品採買，你不再需要在乎別人的目光，要買什麼誰也管不著，對我們的前人來說，這可是個不敢想像的解放，相當令人震驚。

自助服務

超級市場提供無數令人無從挑剔的服務，便利性、貨品多元、農產品無須分時令，看似可以為我們節省時間、稍稍過快地推著購物車的快感等，我們有時候會忘記其實超市帶給我們最大的改變是在於社會心理層面，超市的購物體驗給了消費者能夠自己選取、自助服務的權利，不需要先行問商家或是攤商，讓我們首次嘗到隱密、私人的感覺，姑且先不論是不是真的沒人在看。

食物採買方式轉變劇烈且影響面積廣，世界各地都漸漸從獨立小攤商，轉變為大型、較沒有人情味的量販商。1956 年波多黎各全國只有 13 間食物商店夠格稱得上是超級市場，到 1998 年後，波多黎各的超市數量增加至 441 間，全世界都經歷類似的變遷，如沃爾瑪一樣大型零售業者開始在全球遍地開花，英國全國 75% 的食物交易僅由 4 間連鎖超市集團掌控 [25]。

超級市場帶給人們購物時的自由、自在感比餐廳更為顯著，然而就像是在餐廳，我們的選擇其實是經由菜單暗示，透過聰明的用字讓顧客點商家希望的餐點，超級市場的商場規

畫也是透過時而積極、時而隱晦的方式來改變我們的購物習慣，運用特價促銷、商品架上陳列方式等，商家可以讓我們不由自主地把根本不需要的商品放進購物車裡，成功的行銷就是讓架上瓶瓶罐罐的商品自己成為銷售員，商場不需額外雇用人力推銷，因為現在在選就食品時，消費者不再在意食物本身的好壞，而是在意外包裝上平面設計師所選的字體或是行銷團隊所說的好話。

　　我們常會談論「好」或「壞」的食物選擇，但是說真的，其實很多選擇在我們踏進超市的那一刻就已經被決定了，越來越多證據顯示，我們購買食物的場所與飲食健康息息相關，低收入家庭會覺得自己住在食物沙漠，距離任何一間超市或者大型食品日用品店家都超過一英哩。根據 2011 年的統計，超過 2,350 萬美國人是住在所謂的食物沙漠中，不過要是食物沙漠存在的話，當然也存在著食物沼澤，許多低收入的美國家庭居住區域其實遍布各式購買食物的店家，但是所有便宜的食物選項都有害身體健康，沒有賣新鮮蔬果的小型超市對健康不好，但是相對的大型超市對健康也不好，因為大型超市行銷手法就是要鼓勵消費者購買超量的食品，法國及澳洲的研究都顯示超市的規模越大，常客的肥胖普遍性越高 [26]。

　　即使漫步在超市裡的我們感覺很自由，但實際上我們是懷抱著對於某些商品強烈的欲望而來的，某些特定族群更容易受到商品行銷影響，單單就美國而言，食物行銷有鮮明的種族分

界，研究顯示，拉丁美洲裔及非洲裔美國小孩比起一般白人小孩觀看兩倍以上的糕餅及汽水的廣告，而且食品公司也知道要是廣告主角找拉丁美洲裔或黑人演員來飾演，會獲得相當高的品牌忠誠度，因為對於這些較貧困的社群很少可以看到自己族人能夠在白人主導的影視媒體中擔任主角[27]。

　　一般超市的購物動線規劃目的都在於要正常化過度購買高含糖及高油脂的點心食物，而且大部分超市特價商品也都是高度加工食品，新鮮農產品永遠不打折；在中國超過80％的高度加工及包裝食品都是從超市購買的，部分原因是由於零售業的利潤非常低，通常只有1％至2％，新鮮農產品對於零售業者來說風險較高，因為如果沒有快點賣掉，產品就會壞掉變成沒有價值的廢棄物，在貿易學中這稱作「損耗」（shrinkage），甜味早餐穀物麥片的存貨耗損率就比萵苣低許多，架上生存時間較長[28]。

　　更重要的問題是，為什麼我們會讓超市如此控制日常生活中這麼大筆的食物開銷，有些懷舊的人，希望可以用更為傳統、更人性的方式購買食物，如小農市集（或者獨立小型食品行、肉攤或糕餅店），讓你可以再一次面對面看著產出這項產品的生產者，番茄直接裸裝於你眼前，不再有塑膠膜包裹，你可以問賣家問題：這個禮拜什麼比較好？你推薦小柑橘還是無核小蜜橘？我該怎麼烹煮這條魚？購物曾經是其中一種日常主要的人與人交流方式，當我們不再與販售日常食物的人對

談，我們失去的不只是食物而已，這種上傳統市場購買新鮮食物的生活方式，在義大利跟西班牙還是主流模式。

不過我們必須老實說，這種人與人交流密切的食物買賣方式有好有壞，買賣雙方的人際關係有時也是相當棘手，當還沒遇到的時候我們傾向過於理想，事實上雙方利益衝突、麻煩事一堆（同時也較不方便、又慢，因為要買齊各項商品我們必須跑很多地方）。喬納森・米德斯（Jonathan Meades）在自己的回憶錄裡，提及他在五〇年代的孩童時期，還記得當時在傳統英國雜貨店採買，每個人都必須排隊等著店主結帳，店主總是穿著土色的長版外套，雜貨店很擁擠，你連前面人的體味都聞得到，隔壁聊什麼八卦也聽得一清二楚，在自助時代來臨前，顧客會不斷感受到被人監視的感覺，不只來自店主，還有其他顧客也都是監視者[29]。

因為一輩子都受到店主的掌控，自助式購物模式對大家來說是種解放，沒有人會來干涉你的購物，可以真實面對自己的欲望，而自助式的法文是「libre-service」，也就是「自由服務」的意思。瑞秋・鮑爾比（Rachel Bowlby）在她的著作《失心瘋》（*Carried Away*）中描述現代購物的發展歷程，認為顧客自助的精髓在於顧客得以自己選擇不同商品，而不是被他人說服；在賣場中，各商品的標價、重量都清楚標示，完全不需要擔心度量不準確或欺騙的問題[30]。

自助式食物商店可能是 1916 年由美國的「小豬商店」

（Piggly Wiggly）自田納西州發揚光大。早期這類自助食物店家稱為「食品雜貨店」（groceterias），因為形式很接近「自助食堂」（cafeterias）。超市首次問世須等到 1930 年，首間現代超市「金庫倫」（King Kullen）位於皇后區牙買加，創始人蜜雪兒‧庫倫（Michael Kullen）有的只是一個簡單的點子，將各式商品集中到同一地點，店址早先是個停車場，當時什麼都賣，不論是一袋袋的糖還是農產品、鮮魚或乳製品都有 [31]。

　　三〇年代之前，店主們相信顧客喜歡被服務的感覺，不可能願意自己動手拿商品，不過沒多久之後就發現，其實顧客很喜歡沒有中間人、自助服務的感覺；1935 年卡爾‧迪普曼（Carl Dipman），時任貿易期刊《先進食品雜貨商》（*Progressive Grocer*）總編，他認為自助服務也會帶動產品銷量，他曾寫道：「動線規劃得宜的店家，去除所有不必要的障礙，讓女性與商品間沒有了隔閡。」[32]

　　我們也是超級市場崛起的推手，因為它讓顧客在購物時感到自由，讓每個來店裡的消費者變得像踏進糖果店的小孩，而且沒有任何人監督我們的選擇，多買幾瓶酒、幾盒冰淇淋不會有人對你怒目而視，也沒有伺機而動的銷售員在你選擇較便宜商品時讓你覺得矮人一截，唯一見證你買什麼的就只有收銀員。研究顯示，人們在超市的消費行為跟在傳統市集不一樣，2018 年一項在肯亞都會區做的研究發現，快速擴張的超級市場鼓勵消費者購買更多高度加工食品、較少無加工原食 [33]，

很難真的證明這個趨勢有多少是因為超市行銷鼓勵，而另外有多少是因為消費者自身的食物需求與欲望改變。

當人們發現沒有別人在注視自己，我們對於食物的行為就會改變，我有時會想像如果我需要像傳統食品行的老闆一樣，跟大家報告我自己所有的飲食偏好，我究竟會怎麼吃呢？我通常覺得在這種一言一行都受到檢視的購物環境，我可能會節制自己，不要過度購買食物，把冰箱及食物櫃擠得水洩不通；有時我會去義大利熟食舖買起司及醃肉，買到一半就被自己貪婪的欲望弄得面紅耳赤而不得不停手，但是在超市裡，我卻從不曾感受到這種羞愧感，以至於我經常都購買了過多的食物。

超級市場提供的選擇種類之多對於人類來說根本毫無意義，1930 年金庫倫超市裡大約有 200 件商品，但是到了九〇年代，美國超市平均擺放超過 7,000 件商品，不過自九〇年代起至現代，增加幅度更為驚人，任一市郊的大型超市，商品種類都可以高達 4 至 5 萬件 [34]。

現代人選購食物的自由因為線上購物的普及又更上層樓，不需要離開房間，只要在筆電上輕點幾下滑鼠就行。你可能覺得在網路上可以選到你真心喜歡的商品，但是卻忽略所有出現在搜尋清單上第一筆資料都經過大量編輯，透過大數據分析，你的一舉一動、每一筆消費、每一次點擊都受到監視，只是大多人甚至都沒有察覺到這鋪天蓋地的監控正在生活周遭發生。

現在線上及實體通路的食物種類之多難以想像，沒多久前，1970 年英國食譜作家伊莉莎白‧大衛（Elizabeth David）曾抱怨生薑明明在中國、馬來及印度料理中是很常見的原料，但在英國卻很難找到，不過現在基本上在任何一間超市你都能買到新鮮的生薑；我還記得曾經若我需要某種特定食材如斑蘭葉或楓糖等，我需要親自去不同城鎮採買，現在這些食材還有許多其他食材都在網路上可以輕易取得，美食家的欲望不再受地理隔閡，這麼多食物可供選擇時常讓人們感到幸福，但是人類根本不需要如此多的食物選擇[35]。

另外，食物選擇多元僅僅只是少數人的權利，我們當今食物世界裡最殘酷的對立在於，擁有過多選擇與沒有選擇兩者之間的鴻溝，隨著人類對於食物精緻度與花俏度的要求不斷提升，不同族群間的飲食鴻溝也越來越大。誠如第三章提到的，過去曾經一個國家裡絕大多數人都依賴同一種主食，可能是米飯或麵包，比較富裕的家庭可以在主食之外多一些配菜；但是現在我們對於「吃得好」的觀念已經變成只有配菜、沒有主食了。如果要節省地吃，假設你有廚房的話，最好的策略就是自己煮美味的穀物及豆莢，如扁豆及米飯、燉豆莢及布格麥（bulgur wheat），不過許多現代飲食大師都反對這種吃法，認為含有太多碳水化合物，大力鼓吹應該多攝取怪異的綠色蔬果汁、野生肉類及無乳優格等。我們居住的城市雖說有著無數種食物選擇，但是真正能夠伸手抓住的人也只有一部

分而已，社會不平等的問題不僅存在於食物取得面向，記者約
翰‧蘭徹斯特（John Lanchester）曾在 2018 年寫道：「世界各
地的人周遭充斥各種訊息告訴他們應該要過什麼樣的生活，但
是他們心底都知道自己負擔不起。」[36]

不平等的選擇權利

　　現代都市飢餓跟維多利亞時代不一樣，不是有股麵包或燕
麥粥的味道，而是帶著罐頭番茄味。2017 年聖誕節前幾週，
一個灰暗、陰雨的日子，我與劍橋食物銀行主任強納森‧伊德
（Jonathan Ede）面會。劍橋是英國數一數二的富裕城市，但
是卻也有著全國最嚴重的經濟不平等[37]，這個城市裡，貧窮就
發生在所有人眼皮底下，如果你處於可以使用戶戶送點餐的階
級，對於其他需靠社會服務、住公宅的人，或許你假裝看不見
他們的艱辛日子會好過一點。

　　自 2007 至 2008 年的金融海嘯起，全世界都有越來越多人
因為飢餓問題而尋求食物銀行的幫助，美國稱作「食物補充
站」（food pantries），整個歐洲現在有一個明顯的食物趨勢，
就是食物銀行的普及，即使是數一數二富裕的城市仍然有許多
人需要免費、補助的食物來過日子。每個國家設置食物銀行的
機制不同，有時甚至國內不同城市間也有差異，有些是仰賴善
心人士捐獻、有些則會去農場、超級市場、食物製造商那邊取

得過多的食物；有些使用工廠模式，運用收到的食材煮湯分送，還有其他如劍橋食物銀行及大多數的食物銀行，會將一袋袋新鮮食材直接送給有需求的人。不論運作機制為何，食物銀行成立的原因都一樣，就是即便在富裕的已開發社會，到處都是餐廳、小餐館、熟食鋪、披薩店，仍然有許多家庭沒辦法擠出足夠的錢來換取一頓溫飽。

德國，身為歐洲最富裕的國家，有超過 150 萬的國民需要倚賴食物銀行的救濟才得以度日，那群在食物補給站外排隊的人，裡面有單親家庭、靠補助為生的人、低收入戶、退休金不夠的老人、孩童及無家可歸的弱勢族群，許多人都沒有分享到德國的國家繁榮，即便擁有全職工作，日子也不好過，將近五分之一的人口都擔心貧窮問題，另有 5.6% 的人口被德國政府歸納成貧窮族群。

德國現在發生的事情正在全世界各大城市重複上演，喬安娜‧畢格斯（Joanna Biggs）在 2013 年《倫敦書評》（*London Review of Books*）上發表一篇有關倫敦食物銀行的文章，認為食物銀行是個非常新穎的概念；英國向食物銀行尋求協助的人數不斷攀升，自 2011 年的 7 萬人增加至 2013 年的 34 萬 7 千人，這個數據是最血淋淋的證據，揭露現代飲食不平等的狀況，有些人可以眼睛眨也不眨地買下昂貴設計師品牌甜點、有機藍莓、奇亞籽等，但也有些人每天勞心勞苦也負擔不起基本營養的餐食。肯辛頓及切爾西，倫敦兩處最時髦的區域，畢格

斯親眼見識到當地食物銀行會收到一些匪夷所思的捐獻，如魚子醬、原片橙黃白毫茶裝在有流蘇的手拿包裡、提包大小的薄荷及黑巧克力等，對於那些有能力捐獻食物的族群來說，食物、即便是奢靡的食物，變得太過容易取得，就連魚子醬對他們來說也就只是一般廚房常備品而已，但對於接受食物捐助的族群來說，食物變得非常昂貴，要是能有一罐新馬鈴薯罐頭可以吃就萬分感激[38]。

伊德說：「有些人的情況真的非常絕望，」有位婦人，丈夫突然失業，一家四口的伙食費一個月只剩下 40 英鎊。我們站在食物商店裡，伊德帶我去看所有捐獻食物分類打包的地方，我看見一櫃一櫃的番茄罐頭及番茄義大利麵醬，還有整櫃的乾燥義大利麵，為一般四人家庭準備的食物箱裡，會有包裝麥片、罐頭濃湯、罐頭番茄、罐頭蔬菜、罐頭火腿、食用油、一小罐即溶咖啡、保久乳、鹽、胡椒、罐頭水果、義大利麵醬及義大利麵，有許多食物銀行協助的對象都不會烹飪，但是伊德告訴我，就他的經驗，有一樣東西是所有人一定都會做的，那就是義大利麵配番茄醬。

英國這類食物銀行於 2000 年甫問世，特魯塞爾信託食物銀行為英國第一間，成立於索爾茲伯里區一間不起眼的小屋，到了 2017 年特魯塞爾信託（基督教慈善機構）就已經拓點超過 400 間食物銀行，到處提供救急食物包裹，緊急幫助有需要的家庭照顧三天份的伙食。許多對於食物銀行機制的

批評，認為提供食物包裹是個錯誤的方法，無法解決飢餓問題，因為並沒有從根本處理人們需要免費食物的真正原因，如低薪、不穩定的工作，還有社會福利系統的改革等。

伊德告訴我，他非常清楚食物銀行的使用者與捐贈者間權力失衡的狀況，他說：「來這裡的人大多是屬於社會弱勢，而捐贈食物的大多擁有較高的社經地位。」食物銀行的志工都會竭盡所能，讓來這邊取得食物的人 ── 許多是孩童，能夠感到被受歡迎與尊重，不過他經常想像，那些首次需要食物銀行協助的人，要邁出那一步有多麼困難。

身為食物銀行的使用者，你的食物都是由他人為你選擇，有時可能剛好選到你愛吃的、有時則不，就像是戰時食物配給一樣，以罐頭食品為主，如果有人真的不喜歡食物配給中的某一樣，可以拿出來、然後去備用品區選另一樣替換，備用品區都是一堆伊德稱作「怪玩意兒」的東西，如罐頭肉醬、不知道種類的魚罐頭、橄欖及醃黃瓜罐頭，一看就知道是從某戶人家食物櫃深處撈出來的產品，在現在消費者主義的年代，限制某人的食物選擇好像十分慘忍，更不用說要是某人的食物選項只剩備用品區的「怪玩意兒」。

鑒於目前需求仍高，我樂見食物銀行持續運營，但是我覺得未來人們檢視這段食物歷史的時候會感到恐懼，不敢相信在同一個城市裡，怎麼可能有人可以如此富裕，要吃什麼都可以，還有人親自送餐到府，但是卻有人這麼貧窮，能有一罐番

茄罐頭就得感激涕零？

　　食物銀行只是 OK 繃，沒有辦法治癒現代已開發國家中不斷擴大的飢餓傷口，人們真正需要的是錢、是好的居住環境，但食物銀行只能提供卡路里，世界上到處都有人是餓著肚子入睡，不過現在不同的是，這種悲劇竟然發生在食物隨處可見的都會區。今日的飢餓問題不是只影響失業族群，擁有全職工作的人亦難倖免，而且也不只是食物不足的問題，與缺乏社會資源、家庭收入不足都有關，靠著最低薪資連家裡的暖氣都付不起，更不用說其他帳單跟營養伙食了。

　　食物銀行及食物補給站是線上食物購物的極端反例，在這個購物已經變成如此私密、選項幾乎無限的世界裡，食物銀行的使用者卻被迫在公開場合拿取食物，而且基本上沒有選擇食物的權利；在這個崇尚新鮮、新奇的飲食文化裡，食物銀行的使用者卻只有罐頭食物及無聊的調味，而且許多捐獻的食物都是大部分人已過度攝取的高度加工食品，許多美國的食物銀行使用者都罹患第二型糖尿病及肥胖症，所以捐助杯子蛋糕或含糖汽水不是一個有幫助的決定。

　　過去幾年間，食物銀行間有股風氣，推動更謹慎關注食物的健康影響。2016 年華盛頓特區的首都食物銀行（Capital Area Food Bank）宣布，不再收受含糖食物的捐贈，如汽水及糖果[40]，美國最主要的食物補給站聯盟社群「賑濟美國」（Feeding America）設定高目標，希望給出的食物至少要有

70%是所謂的「鼓勵食物」,如水果、蔬菜及全麥產品。

　　食物銀行不是解決食物貧窮的唯一方法,其他作法如「社會超市」(低成本社區經營的食物商店)或是「食物中心」,食物中心的運作模式,讓取得食物再度回到以往有人與人交集的模式,透過建立非營利的食物工廠與配送中心,讓當地自產的農產品可以較低成本直接送到需要的家庭裡,省去中間經銷商的分潤。

　　食物中心的模式也提供人們食物商店的理想狀態,不是為了娛樂消費者,也不是要從消費者身上榨取最大利潤,而且為了一個簡單的食物本質:餵飽人們。從現在消費型態,人們發現自己鮮少感受到食物滋養的感覺,因此我們的食物選擇很像是在補償缺失的哺育感,就像是小時候父母親餵養我們一樣。

　　2016年紐約市撥款 2,000 萬美元,設置新「綠色市集」(Greenmarket Regional Hub),配送在地小農產品給當地相關設施[41],部分受惠者為年長者,在萊諾克斯山銀髮社區(Lennox Hill Neighbourhood House)每人只要付 1.5 美元就能享用一頓有機蔬菜為主的午餐,多虧了紐約市食物中心,安東尼奧・沛雷茲(Antonio Perez),一位退休的飯店員工,終於能在 71 歲高齡首次嚐到夏南瓜(courgettes)的滋味,他跟紐約時報記者說:「那真的很美味。」[42] 這樣一餐背後的價值超乎填飽肚子,更讓使用者享有外出用餐那種備受尊重、喜悅的感覺。

　　現代人談到食物的取得，概念已經偏離主軸，經常將飲食視為娛樂休閒活動，而不是人類生存的基本需求，能夠正常取得三餐、餐餐也具有一定品質、最好能與他人一同用餐，不應該是一件可有可無的事情，好像在決定你的墨西哥捲餅裡要不要放酪梨，每個人都值得擁有好品質的餐食，對數百萬人來說，現在用餐所帶來的興奮感以及充分的用餐時間可能是前所未見的，但是仍舊有許多人尚未享有這份幸福，雖然說人們不再需要將準備一頓有品質的晚餐當作每天必需完成的任務，不過也不表示吃一頓有品質的晚餐不該成為每個人的基本權利。

第七章
飲食法百百種

　　1903 年千色樂（Crayola）出產的蠟筆只有八種顏色：
黑、棕、黃、紅、橘、靛、紫及綠色，當年孩童的顏色選項
只有八種，選擇要用什麼顏色是件輕鬆的事，如果你想畫太
陽，就拿黃色，簡單！不過壞處是許多小孩想要畫的東西，只
用這一小盒蠟筆是不可能描繪出來的，天空只有在黃昏的時候
是靛色、晚上才是黑色，而唯一雲朵的畫法只剩下留白而已。

　　1935 年令人興奮的事情發生了。千色樂的蠟筆有的顏色
翻倍，變成 16 色，加入一些新色如粉紅及白色，開啟了全新
的色彩世界，不過千色樂並沒有就此止步不前。1949 年戰後，
變成 48 色，添加了各式深淺不一的藍色、桃色及紫色；到了
2010 年千色樂的蠟筆共有 120 色，而且數字仍在持續增加，
在本書撰寫的當下，最大盒的千色樂蠟筆共有 152 色，包含一
些以前不曾命名的顏色，如亮紅蘿蔔色（Neon Carrot）、粉紅
玫瑰色（Razzle Dazzle Rose）及亮灰色（Timberwolf），在這
片色海中，一個小孩要怎麼決定畫太陽要用哪種黃色？而同樣

的事情一樣發生在現代人的食物選項上，我們的選擇實在太多了，但其實這並不一定代表自由，有時我們面對過多選項時，反而會不知所措，不知道該怎麼做決定。我發現要是去一間餐廳，菜單上的品項如果太多，我就會開始覺得不管我選什麼，五分鐘後看到別桌點的食物，我一定會馬上後悔，所以我都會叫其他比我有決斷力、更有智慧的人幫我點餐。

在超市裡我則感到另一種無所適從。我腦中那個強迫進食的自我意識再度浮現，我有時會擔心我會不會吃了店裡所有的東西，要能順利從超市商品叢林中存活下來，靠得就是一連串斷然地拒絕，這個不要、那個不行、這個不合，最後找到真正自己想要或需要的，一連串的拒絕是件很耗精神的事情。

相較於 1930 年只有 200 件商品的金庫倫超市，現代西方超市平均擁有 40,000 件存貨單位（stock-keeping units, SKU），這麼多商品根本不是人類所需要的，同時也造成不必要的困擾，這就是營養變遷所帶來的過度富足，沒有人會再挨餓了。但是對消費者來說（雖然對零售業者而言並非總是成立），理想的食物選項應該要落在 200 至 40,000 之間，只是究竟理想數字為何？而又會由誰來為我們決定這個數字？心理學家貝瑞・史瓦茲（Barry Schwartz）創造「選擇悖論」（the paradox of choice）這個專有名詞，描述擁有太多選項讓人感到較不快樂的現象，研究顯示如果僅提供消費者少量果醬種類，他們會比較滿意自己選的那種，要是果醬選擇過多則滿足

感下降[1]。

2017年觀察作家安吉拉・帕默（Angela Palmer）在論文中寫道：「要是一個孩子有了一盒48色的蠟筆，就永遠不會滿足於只有8色了。」文章主要在說現代人的需求急速擴張，她還寫道：「或許孩子只是不知道怎麼在一個崇尚多的世界要求少。」[2]

現代食物文化最令人驚訝的改變之一就是突然許多人開始要求少，希望可以將一些顏色放回箱子裡。其中一個跡象就是樸實無華的食品行越來越流行，如歐洲的利多（Lidl）及奧勒奇超市（Aldi）及美國的喬氏超市（Trader Joe's，由奧勒奇超市所有）。奧勒奇超市的氛圍跟喬氏超市的差很多，前者主打便宜省錢，後者則專精於有機、健康食品，如「綜合堅果」（Take a Hike Trek Mix）或奶油葵花籽等，不過這些商店有個共通性，就是存貨單位數遠低於其他超市平均值；利多及奧勒奇超市平均存放1,400至3,500存貨單位，而正常來說喬氏超市大約落在4,000存貨單位，另外大部分都是自有品牌商品，所以消費者不需要花大把時間比較不同品牌的罐頭梅子番茄優劣勝敗。曾有位積極的行銷大師在部落格撰文描述喬氏商店，寫道：「在這邊你不會發現多餘、令人困惑的過多選項。」[3]

同時，許多消費者已經開始學會在現代食物世界自主減少一些不必要的選項。我跟許多餐廳業者交流，他們告訴我，過

去這幾年有越來越多顧客要求製作客製化特殊餐點，其中一位英國大學的外燴業者表示，幾年前辦一場 200 人的正式晚宴，可能只有 5、6 個賓客有特殊食物要求，現在他發現有特殊飲食需求的人數已經上升至總體賓客的 50%，而且有許多需求都變得更為複雜且刁鑽，常見賓客們說要「素食加貝類」或是「我只吃有機飼養肉類」等飲食需求。

特定飲食已不再是那些有著致命食物過敏（乳糜瀉或花生過敏）獨享的權利了，不過這些食物過敏的比例也逐年提升，背後原因還不是很清楚；除了官方正式承認的過敏及不耐症（如乳糖不耐症）之外，還有另一波浪潮，人們想從現代食物過多選項中殺出一條血路，而發展出許多自行研發的限制飲食方式，可能是小麥、碳水化合物、乳製品戒斷，或是其他客製化的組合飲食法；2009 至 2015 年間，全球非乳製品的牛奶替代品如杏仁奶、燕麥奶等銷量增加一倍，2016 年世界總產值高達 210 億美元 [4]。

我本人還是個牛乳的愛好者，不過我也有發現有許多人轉而奔向杏仁奶的懷抱，有些是比較喜歡杏仁奶的味道、也有覺得杏仁奶幫助消化，不過這股熱愛植物奶的風潮，其實是一陣復古風，早期人類生活，一年中有禁食、也有宴會的日子，杏仁奶並不是什麼新產品，早在中古世紀歐洲，堅果奶就是禁食日子裡廚師使用的替代品，因為這段時間動物產品包含牛奶及雞蛋，都是不能上餐桌的。除了杏仁奶之外，中古世紀的廚師

還會做杏仁奶油及杏仁起司。

　　時下最流行的飲食實驗法「間歇式斷食法」就是短時間內不進食，有些人是為了減重、有些是相信這會提升人體能量及增加心理專注力。我有位朋友，她不是個趕流行的人，每個禮拜天傍晚後就不吃任何東西，直到隔天禮拜一傍晚，她覺得自己受益良多。另一種現代斷食法叫做「生酮飲食」，基本上不吃任何碳水化合物，但是攝取大量的油脂，如椰子油、堅果、奶油及肉類，為了就是要讓身體處於一個燃脂狀態，稱為酮症狀態（ketosis），有些研究顯示生酮飲食對於第二型糖尿病患者有益，也有批評認為生酮飲食是種高度限制的飲食方式，不過對於相信這些飲食法的人來說，這些限制也是吸引他們使用的原因之一，在現在世界裡沒有節制的大吃，聽起來是件很恐怖的事情 [5]。

　　2015 至 2016 年間，Google 數據顯示，用戶網路搜尋飲食限制關鍵字的次數大幅度上升，熱門關鍵字包羅萬象，從宗教飲食禁忌到食物不耐各種都有，包含「清真肉品」、「無乳糖牛奶」、「最佳減重奶昔」、「素食起司通心麵」、「藜麥含麩質嗎？」等 [6]。

　　在一個平均有 40,000 種食物選項的世界，先人中庸之道的智慧不再適用；現在有一些跡象顯示，人們對於廉價、大份量、隱性含糖食品已經受夠了，也不想再容忍第二型糖尿病猖狂及食物浪費，過去五年間，數百萬人拒絕接受主流食物，創

造出自己的飲食規則，顯示現代飲食終於有了希望，至少有些人真的往健康飲食的方向邁進，帶著對食物嶄新的態度重新擁抱蔬食。不過，有些我們為自己開發的新飲食法其實跟我們想要汰換的食物系統一樣極端。

素食主義，包含維根主義，是現在最大規模的飲食運動，沒來由地，人們開始以蔬食為主菜，如白花椰菜牛排，或者是鹽焗的塊根芹在烤箱裡烤至迷人柔軟，像牛肋排一樣切厚片盛盤。

現在特別是在富裕的都會區，吃葷食的人數還是比素食者多很多，但是素食餐點正在快速成長，如果營養變遷第四階段代表的是肉食比例大幅上升，那麼希望在下個階段人們可以減少肉類攝取，回歸蔬食。1994 至 2011 年間，美國素食人口大概增加一倍，至 7 百萬人，更驚人的事實是三分之一的美國素食者轉為維根飲食 —— 不只是不吃肉而已，而是拒絕所有動物產品，包含牛奶及蜂蜜。

在英國自稱是維根主義者的人數自 2006 年起，增加了 350％，從 150,000 人增加至 542,000 人（2017 年數據），突然間商店裡陳列滿滿各式植物原料商品，過去從沒想過的產品，如椰子優格、模仿炸烏賊口感的黃豆魷魚[7]。

九〇年代我還是個學生，當時認識的素食或維根主義者經常必須要屈就於一些自己根本沒有那麼愛吃的東西，為了保全自己的道德價值，經常只能吃乾燥堅果、咖啡也只能選擇黑咖

啡，因為早期提供豆奶的咖啡廳很少見，一般餐廳菜單上通常也都只有一項素食餐點，而且大多索然無味，還經常含有起司成分，有些時候甚至連一道素食料理都沒有，維根主義的朋友就更難熬了，通常都只能點小配菜。九〇年代對於維根主義者來說，並不是個健康的時期，因為他們外食經常只能點薯條配一些橄欖。

現代維根主義浪潮完全不同以往，跟當今餐廳主廚交流，你會發現蔬菜是現代人的聖品，每餐無肉不歡、一大塊肉當主菜的飲食方式，開始被認為難以想像、不永續並且浪費。

2018 年 3 月，我與有理想的劍橋區主廚亞歷克斯・茹斯密（Alex Rushmer）會面，他正在推動設立蔬食中心的餐廳。我們一起坐在一間嬉皮咖啡簡餐店，就是你可以點一份玉米麵包早午餐，搭配醃辣椒、紅蘿蔔絲、酪梨泥及炙燒萊姆的那種店，茹斯密說：「人們對於蔬食的態度正在轉變，而且速度很快。」雖然他本人尚未完全吃素，但是茹斯密認為以蔬食為主的飲食模式可以解決許多他對現代食物的不滿，如畜牧業產肉的低效能、不健康的西方標準飲食等。成本是另一個茹斯密烹飪不太使用肉的原因，特別是煮給自己跟家人吃的時候，他說：「我們的一般家常菜就是維根扁豆餐。」因為吃高經濟價值的肉類，他覺得成本太高，「相較起來，扁豆真是太棒了！」

我漸漸覺得減少肉類攝取量這個想法，是目前降低超市裡

過多選項的最簡單作法。人類學家理查德・蘭厄姆（Richard Wrangham）曾寫道，吃肉等於資源缺乏社會中的享樂，但是對於富裕社會，少吃肉與生活困苦與否沒有關係[8]。

對我來說，增加吃素食餐點的頻率感覺上像指引了一條道路，幫助我逃脫現代食物選項叢林，給我訊息超載的大腦一個冷卻的機會，讓我不用再小心翼翼比較食物成分內容、記得現在什麼是當令食材，當我限制自己大幅增加素食餐點占比，我不再有選擇障礙、困惑、擔憂自己的食物選擇夠不夠健康、夠不夠永續、夠不夠多蔬菜，雖然說我還是會擔心我那個挑嘴、愛吃肉的小孩會不會吃我煮的，不過這又是另一個故事了。

有群道德飲食專家說：「只買自己能負擔的最高品質肉類，最好是草飼肉品。」但是他們沒有解釋我們應該在哪裡買到這種草飼人道肉類，更別說我們怎麼知道在家附近隨便一間店，當我大口咬下一口肉，希望能夠撫慰我一天工作的辛勞時，那口肉夠不夠高品質。事實上，肉的品質好壞真的差很多，不論是口味、營養、還是動物飼養過程都不一樣，你一吃就會知道這口肉來自慢飼、吃好、有自由活動空間，還是來自快速增肥、穀飼、限制在陰暗角落的飼養方式；要是有機會，花多點錢買品質較好的肉類絕對是比較好的消費模式，不管是對人類、對土地還是對動物本身都是如此。

就像我們大部分的食物供給，現代肉品生產也正急需改

革，因為對於大部分的消費者來說，吃肉的成本還是太高，無論是經濟成本還是時間成本。

對我來說，最佳妥協方案就是將肉類在日常飲食的占比下降，不用全然不吃，就像是我們家一樣，調降肉類的出現頻率及份量，這件事現在執行起來容易得多，因為相較早期，過去五年來，素食食譜變得令人興奮、滋味豐富，想像一桌油炸豆餅佐辣味鷹嘴豆泥、剛出爐的薄餅、多汁的黑橄欖、醃漬紅蘿蔔，根本不會覺得不滿足；在週末，我會做雞肉派或羊肉咖哩，有些人說我這種飲食法叫做「彈性素食飲食法」（flexitarian）或「少肉主義飲食法」（reducetarian），但對我來說這些作法只是希望讓過去失衡的飲食找回一點應該有的平衡。

素食食品正經歷一系列的轉變，其中一項轉變就是有很大一部分的素食食品都是由非素食者（如我本人）給吃掉了；對於那些無法愛上扁豆的人，現在市面上有非常多種肉類的替代食品，做得跟真的肉一模一樣，或者至少跟真的加工肉品一樣。2015 年我跟吃素的姊姊和她三個孩子一起前往費城的一座露天遊樂場，我們買了各式漢堡，有些有肉、有些沒有，我姊姊吃了一口她的素食堡，直接吐出來，因為口感跟真的肉太接近，她當下還確信是我拿錯漢堡給她。

一些城市如柏林，現在可以找到維根肉舖，購買一系列各種不同的擬真肉，如維根熟食冷肉盤、沒有牛肉的牛

肉條、沒有雞肉的沙威瑪。有些研究預測再過幾年我們就可以在商店裡買到試管肉（也就是實驗室合成肉），絕對人道的肉品，由動物細胞人工培養養成，不過同一時間，素食漢堡模仿真肉越來越準確，很難分辨真假肉；沒多久之前甜菜根在我們的文化中接受度很低，大家覺得有點恐怖，但現在年輕人主動點會滴出深紫色汁液的甜菜根維根漢堡。「不可能漢堡」（Impossible Burger），一間有比爾·蓋茲與無數名人背書的漢堡品牌，用椰子油及馬鈴薯蛋白質完美重現牛肉漢堡肉的嚼勁及油脂感，同時還有高溫炙燒香氣，甚至像真的牛絞肉一樣會流出血水，雖然說我們現在無法肯定這項產品究竟能不能讓世界數十億肉食愛好者不再吃牛肉，但是目前漢堡的食後感不可能都很正面。2016 年商業記者林奈特·洛佩茲（Linette Lopez）表示，不可能漢堡非常好吃，雖然對她來說，吃起來並不完全像牛肉，比較像是提醒她牛隻是確實存在的活物[9]。

　　減少肉類攝取量或是完全不吃肉的理由有無數種，有些人是因為健康原因，有些則是不忍大規模市場裡的動物受到悲慘的對待，自 2015 年，一系列條理清晰、支持維根主義的紀錄片在網飛串流，促使許多年輕世代消除飲食中的動物成分。最近我遇到一個 20 幾歲的男性，說他跟女友看了一部紀錄片描述肉類及乳類產業的動物所受的殘忍對待，一夕之間就決定要擁抱維根主義，前一天他還是個熱愛培根、無肉不歡的人，愛

吃肉到甚至有時候可以直接生吃盒裝絞肉，隔天他就不吃任何動物製品，甚至是有含雞蛋的麵條或是蜂蜜，他說他每天都在懷念培根的滋味。此外，身為一個經常跑步的人，他必須隨身攜帶果醬或鷹嘴豆三明治，不然會非常飢餓，但是既然已經知道了肉品背後的故事，他選擇不再將肉品視為食物。不過現在維根食物種類漸漸出現在公路旁快餐店，也有越來越多餐廳提供全維根菜單，表示很多人有跟他類似的經驗。

　　許多跡象顯示，這股維根主義的崛起，象徵人類的飲食正在往正確的方向前進，不過綜觀世界，我也遇到一些人觀察到現代飲食其實正往兩極化發展，營養世界也分兩極端，天平一端是維根主義，另一端是極度低碳、純肉食大師，如自救作家喬丹・彼德森（Jordan Peterson），宣稱靠著只吃牛肉治好了自己的憂鬱症。兩個極端之間，走中庸之道的飲食法不再存在。在孟買的時候，維克拉姆・多克特告訴我印度沿海地區如喀拉拉邦（Kerala），曾經有好幾種美味的料理，不是純素食料理、也不是純肉類料理，剛好落在極端之間，主體是蔬菜，添加少量的海鮮增加風味及蛋白質，維克拉姆注意到這類傳統料理正在失傳，因為吃葷的、吃素的都不喜歡。

　　很多人開始將食物描述成簡單的二元關係，肉食對素食、碳水化合物對脂肪、超級食物對垃圾食物，我那正值青春期女兒的朋友跟我說：「我討厭的是那種罪惡感」，現在只當素食者已經不夠了，在學校只要有人多吃了一片起司，就會備受指

責目光，認為不夠道德或不夠重視健康。發明新飲食規則的問題在於，一旦開始了，不知到哪裡停下腳步；對於有些很注重健康的人來說，重新思索肉類在飲食中的角色只是起頭而已，終極目標可能是消除生活飲食中一切不夠純粹的食物。

最健康的飲食法？

首先，淨食（clean eating）聽起來很中庸、甚至有些樸實，需要的不是精確計算卡路里，而是盡可能攝取各種自己烹調的營養食材，這個方法就好比把盒子裡面有毒的蠟筆都拿出來，只留下對人們好的顏色。但是很快地許多案例都顯示，「淨食」不只是個飲食法，而是一整個信仰系統，宣稱現代大部分人的飲食不只讓人增胖、更是不潔、不純粹的，突然就看到有很多椰子油、無稽的承諾及螺旋切片的櫛瓜等商品橫空出世。小說家蘇西・波伊特（Susie Boyt）2017 年時開玩笑地說：「我期望淨食代表除去過多選項、簡化的日子到來。」

健康飲食意識抬頭象徵著無數人處於絕望的境地，願意相信任何一位健康飲食大師，只要能保證我們從日常飲食中移除足夠多的食物，就也可以變得純粹、良善、散發耀眼健康光芒。

「淨食」這個運動是從什麼時候開始的已經很難確認，因為「淨食」不像當代任何一個飲食法，而是組合許多現存飲

食法而成的綜合辭彙，包含一點「舊石器時代飲食」、一些「阿特金斯飲食法」（Atkins），再加上六〇年代「大自然長壽飲食」拼湊而成。2000 年初期，兩個迥異、但關係密切的「淨食」概念於美國推出問世，其中一方信奉「真實」食物教條、另一方高舉「排毒」大旗，一旦「淨食」這個觀念進入飲食領域，引發社群媒體上瘋狂熱潮也只是早晚的問題，Instagram 上隨處可見用戶標註「#eatclean」，分享自己梅森罐裡的綠色蔬果汁，或是彩虹沙拉。

　　第一版、較溫和的「淨食」運動源自 2006 年，由加拿大健美模特兒托斯嘉・雷諾（Tosca Reno）開始，她撰寫出版了《吃得乾淨》（The Eat-Clean Diet）一書。書中雷諾描述自己全憑戒除所有過度加工食物，特別是白麵粉及糖，成功減下 75 磅、改善自己的健康狀況，雷諾典型的乾淨飲食餐通常包含清炒雞肉與蔬菜搭配糙米飯，或者是杏仁椰棗義式餅乾搭配一杯茶。《吃得乾淨》許多部分就跟先前數百本其他飲食書一樣，提倡多吃蔬食、鼓勵自家烹調及適量飲食，不同的地方在於雷諾並沒有將「淨食」當作某種飲食法，而是一種包羅全部面向的生活方式。

　　而第二版「淨食」是由前烏拉圭心臟病專科醫生亞力山卓・楊格（Alejandro Junger）發起，2009 年影星葛妮絲・派特洛（Gwyneth Paltrow）在個人網站公開讚揚楊格的淨化排毒法後，他便出版了《超簡單淨化排毒法》（Clean:

The Revolutionary Program to Restore the Body's Natural Ability toHeal Itself）一書。楊格的淨化系統概念比起雷諾要嚴格得多，需要經歷為期數週且極端的飲食控管，戒除所有流質食物、咖啡因、酒精、乳製品、雞蛋、糖、所有「茄科」（nightshade family）蔬菜（如番茄、茄子等）、紅肉（據楊格的說法，紅肉創造體內酸性環境），還有許多其他禁忌；數週排毒療程後，楊格建議要小心謹慎重新接受「毒性誘發因子」（toxic triggers），如小麥（經典的食物過敏源）及乳製品（產生體內酸性物質的食物）。

　　讀楊格的書，會讓人覺得生活周遭所有可以吃的東西都有潛在毒性，楊格說：「誰適合這種排毒療程呢？只要是在現代世界中生活、進食、居住的人都適合！」

　　世風日下，日常生活中的食物理論上應該要可靠、永續，但是今天的食物世界卻變得使人反胃、無法辨識，繁榮的國家裡有許多人，不論是否為了減重，都漸漸理解現代食物供應體制，而且因此感到懼怕，擔心這些食品對人體造成的傷害。當一般飲食開始讓人們生病，大家轉身找尋其他進食方式以自保再自然不過，而我們集體對飲食的焦慮又因為對於主流飲食科學建議的不信任（如同報紙頭條誇大不實）再度加劇；這些所謂的專家告訴我們應該避開油脂、糖，但是人們卻越來越不健康，不知道這些專家接下來又要說什麼？為什麼我們應該相信在這個充斥焦慮與迷惘的氛圍中，橫空出世一系列的健康福祉

大師，傳遞美好、單純、穩定人心的訊息：只要這麼吃，我就可以讓你重新找回清新及健康。這些大師之所以不管怎樣都可以找到一定的受眾及粉絲，有部分原因必須歸咎於傳統醫學沒辦法有效處理食物問題；過去 50 年間，主流西方健康醫療令人不解地忽視飲食對疾病預防及緩解的重要性，「淨食」運動的開始，就是因為無數人覺得現存的飲食方式帶來很多麻煩，體重增加、頭痛、壓力等，而傳統醫療卻無法提供協助，在沒有醫生的營養指引下，民眾自然會想說「不然我不吃某種特定食物好了」，於是有了無乳製品、無麩質飲食法等的誕生，而那些飲食大師督促我們應該遵循這些禁令。亞米莉亞・弗利爾（Amelia Freer）在她 2015 年著作《食・養・容》（*Eat. Nourish. Glow*）中提到：「我們無法證實乳製品是一系列疾病的成因」，不論是腸躁症還是關節疼痛，但是書中結論依然是建議「絕對值得」完全戒除乳製品以保平安。另一處弗利爾亦寫到：「我知道一般來說，要讓一個科學知識變成全民常識約需耗時 17 年」，但是她同時亦倡導戒除麩質，作為疾病的全面預防。

因為這些坊間的偽科學，我們看待周遭許多基本、營養食物的感覺不一樣了，竟然會對義大利麵、一般麵條感到懼怕，在某些「淨食」運動中，這類食物被稱為「米色的澱粉」（beige carbs）；就像是八〇年代的脂肪，麩質現在被視為一種汙染源，只要一點點就可以毀了整盤美食。真正患有乳

糜瀉（一種自體免疫系統疾病，因為麩質而腸道受損）只占總人口的 1%，而麩質則是一種存在於小麥、大麥、黑麥中的蛋白質；還有更少數的人罹患一種更輕微的疾病稱作「非腹腔病性麩質敏感」（Non-celiac gluten sensitivity, NCGS），症狀包含腦霧（brainfog）、胃痛及脹氣，不過即便把這兩個症狀放在一起，也沒有辦法解釋為什麼超過 1 億人，或者是三分之一的美國人（根據業界數據）會認為自己應該主動避免麩質攝取，我有些罹患乳糜症的朋友說，這股「淨食」風潮讓他們買食材容易多了，以前必須到特定專門的保健食物店才找得到；不過看到這麼多人沒來由地放棄自己曾經一度最喜歡的食物，只為了漫無目的地追求沒有根據的健康福祉，轉而購買較為昂貴的無麩質產品，我覺得有些不捨。

自有人類飲食以來，就不乏許多招搖撞騙、沒有根據的飲食療法，不過之前這些飲食法都像陰謀論般，無法打進主流飲食文化，只能在邊陲地帶遊蕩，但是近年的「淨食」運動不一樣，主動挑戰現行主流飲食方式，而其經年累積的廣大歡迎程度讓「淨食」不再屬於非主流，透過社群媒體強力傳播，比歷史上任何營養學派都還具影響力、累積更多跟隨者，也不屬於任何宗教飲食禁忌系統（包含耆那教素食主義，一種飲食規則，最近越來越受歡迎）。

「淨食」運動延燒得快，氣燄正旺卻也回燒到自己。許多人批評這些大師推廣錯誤的價值觀，論斷體態一如法西斯主

義，讓跟隨者把食物視為「不潔」的象徵。2016 至 2017 年間，對「淨食」運動的批評愈演愈烈，許多早期的「淨食」女神都嘗試重新塑造自己的品牌形象，不再使用「淨食」這個詞彙來描述已為自己賣了數百萬本書的飲食法，但是即便許多「淨食」的概念都證實沒有邏輯且受大眾批評，熱度卻不見任何消減。現在即使你從不曾主動嘗試「淨食」飲食法，也無法全然避免該運動的影響，因為「淨食」運動已經改變生活中食物供給模式，同時也改變了人們談論食物的態度。

　　「淨食」的影響力無遠弗屆，隨處可見薑黃拿鐵、健康碗（wellness bowls）、零罪惡感零食、無穀物沙拉等，部分這些新產品對於改善第四階段營養不均有幫助，讓我可以在公路簡餐店點到烤甜菜根佐羊乳酪沙拉，之前這種店裡只會賣無味的三明治。

　　「淨食」運動比較不吸引人的部分在於嚴謹的道德規範，嚴重損害人們享用每日三餐的情緒。有位年輕朋友告訴我，每次跟同學出去吃飯都是很糟糕的經驗，在大家面前她連想點義大利麵都不敢，因為周遭的人都會來跟她講解、甚至威脅說澱粉有多邪惡。

　　越來越清楚的是，過度專注於追求「健康福祉」，即使說立意全然良善，但還是會造成真實的傷害。英國營養師芮妮・麥奎格（Renee McGregor）長期協助專業運動員及飲食障礙患者，自 2016 年起麥奎格注意到，她經手的所有飲食障礙

患者，在訪談時表達自己正在或打算要使用「淨食」飲食，這並不是說「淨食」運動與飲食障礙有明確因果關係，通常飲食障礙都牽扯複雜的心理因素，有些甚至與遺傳有關，不過對於麥奎格診所裡面那些脆弱的人，「淨食」運動提供了一套誘人的飲食規範，一旦相信了，要重新學習其他飲食理論就難上加難。麥奎格個人對於健康飲食的定義為「不受限且不複雜的飲食」，「不受限」並不是指暴飲暴食、不知節制，而是指沒有罪惡感與恐懼地攝取各類食物。

一種新型的飲食障礙越來越普遍，稱為「健康食品癡迷症」（orthorexia）。由希臘文「ortho」（正確）與「orexis」（胃口），兩個詞結合而成；其意含根據麥奎格書中定義，是指對於純粹的食物過度偏執，雖然很多面向跟厭食症很接近，不過主要偏執並不是希望可以減重，而是拒絕攝取明明沒有什麼「不純粹」的食物。首先，有些人會戒吃糖、接著又戒吃肉及乳製品，再來戒麵包、接著再戒所有澱粉、飽和脂肪，下一步就是所有種類的脂肪、接著就是水果（認為裡面除了糖之外什麼也沒有）；一回過神來，你會發現自己可以吃的東西只剩下蔬菜（還不包含茄科食物，如紅甜椒）及一些堅果。麥奎格寫道：「無止境追尋彩虹的彼端，只會令人困乏、消磨且不健康。」[10]

幾年前，麥奎格有一位 20 幾歲的患者，是位銀行行員，她擔心自己是否攝取過量的酒精，同時也變得畏懼與同事的社

交活動。向麥奎格診所求助時，她每天的飲食只有兩餐，都是非常小片的魚或雞肉，再加上一盤蔬菜，但是她的膽固醇數值異常地高，而她想知道還需要少吃什麼才能讓膽固醇數值下降。麥奎格跟她說，其實就是她所謂的「健康」飲食讓膽固醇居高不下，因為身體不斷處於半飢餓狀態，無法產出足夠的雌激素，破壞了身體膽固醇新陳代謝的機制。不過即使跟她說了事實，她還是覺得應該要再從現有飲食內容中剔除某一項 [11]。

　　「淨食」真正的殺傷力在於它並非全然錯誤，在一連串的空話提倡「亮出神采」及「健康福祉」底下，「淨食」大師們完全正確，指出現代人絕對可以因為戒除精緻糖、加工肉品，多吃蔬菜及自家烹調的食物等變得更健康；問題癥結在於，「淨食」理論想要去蕪存菁、只留下有道理的部分，基本上不可能，不管是不是使用「淨食」這個詞，一股食物純粹化的運動正在席捲全球。

　　一旦你開始走上戒除各式各樣所謂「不淨」食物的這條不歸路，你會開始感到商店中沒有任何食物入得了口，即便是攤商陳列的蔬菜也會質疑不夠有機，這種絕對主義的飲食法，意味著將手中整盒蠟筆送回去，重新尋找食物本身的替代品。

蛋白棒的世紀之謎

　　2016 年我在西雅圖遇到一位女性，邊嘆氣邊跟我說：

「他都不跟我一起去餐廳吃飯。」她對於男友沒有辦法跟她一起分享對食物的熱情不甚滿意，在這段關係中，沒有燭光下的深情對望、沒有互餵甜點的甜蜜時刻，也沒有一起發現新食材的欣喜；而這些生活樂趣，她男友用一根根維生素強化、高蛋白「運動棒」（sports bars）給取代，餓了就吃一根，沒有分享的必要。她男友是位健身狂熱者，宣稱蛋白棒就已經提供他身體所需養分，「至少他很健康，我猜啦……」她語氣並非肯定地跟我這麼說，還哀傷地問我她男友有沒有機會改變，看著她我想起的是擔心孩子不吃青菜的家長。

如果有人什麼也不吃、只吃披薩跟乳酪條，我們會說他挑食，但是如果有人將所有生活飲食用現代代餐替換，如蛋白棒及全流質早餐，我們熱愛快速的文化反而會鼓勵他，相信自己的行為比其餘的老古板優越，浪費那麼多時間坐在桌前，用刀叉、與人交談；現在這個低頭族的世代，這類人會節省用餐時間，然後花在他們覺得更有用的事情上，如回電郵、滑手機或線上購物買更多東西。要選擇自己該吃些什麼時，許多人會找能夠有飽足感但低熱量的食物，希望可以幫助我們運動及工作時的表現、又方便攜帶，不需要坐下來才能吃，我們還希望食物裡面不能含有「壞」東西（至於什麼是壞東西，看個人定義），甚至期待可以提供身體蛋白質，但是吃起來要像甜點，很遺憾的是，許多現代人的飲食需求，傳統餐食做不到，所以也就有了點心棒的出現。

　　2016 年冬天一場倫敦國際商展，我有機會跟一位荷蘭能量棒設計及製作公司的職員聊聊，他的公司業務就是服務所有食品業者推出能量棒相關產品，不論是運動棒、蛋白棒、慢跑者及登山者專用能量棒、維根棒、維生素功能代餐、中年婦女營養補充棒、青少年瘦身棒等，應有盡有；他遞給我一疊厚厚的廣告摺頁，上面寫道：「過去幾年來，我們所製作出的能量棒是人類夢寐以求的聖品。」產品多元，既可輕薄脆口搭配脆米，也可濃厚紮實搭配堅果與巧克力，內層可以是一層層水果凍，搭配優格硬外衣或蛋糕奶霜。

　　基本上不太可能計算現今世上有多少相互競爭的點心棒品牌，也不清楚這些不同的點心棒滿足多少種不同的人類需求。八〇年代，點心棒還只存在人類飲食的邊緣，僅少數運動員及健康食品狂人食用，當時脆口燕麥杏仁穀物棒還只是一包 6 條裝，主要消費族群為健康食品愛好者，市面上也有針對專業單車選手及跑者的紮實能量棒，「PowerBar」就是最好的例子，要讓一般民眾大量食用這類能量棒在當時根本難以想像。

　　一直到九〇年代，所謂的「營養」棒才變為主流食物。1992 年由克力夫（Clif bar）公司首推餅乾口感的營養能量棒，當年克力夫的年銷售額為 70 萬美元，2002 年公司市值 1.06 億美元，同時市場上也出現許多不同的競爭產品。今日大多數美國人將能量棒當成日常食品，根據英敏特（Mintel）統計數據，三個月內，每 10 位成年人中就有 6 位曾購買點心棒

類產品 [12]。

點心棒的核心概念就是要簡化現代人的食物選項，但實際上，它卻又增加了一大類新的食物選項，就像是又拿到一盒全新的蠟筆。2005 年美國市面上約有 750 種不同的點心棒，2017 年 8 月美國市場上販售的點心棒種類已經接近 4,500 種，比喬氏超市或奧勒奇超市所有存貨單位還多 [13]。

點心棒的種類雖多，但其間的差異很細微，在這樣一個擁擠的市場，單單標榜「全天然」已經不夠特別了，要成功就要找到新的利基，所以我們可以發現市場上有生酮點心棒、無麩質點心棒、孩童點心棒、孕婦點心棒等 [14]，這些點心棒產品對於食品公司來說是打進不同飲食習慣族群的絕佳機會，可以順勢推出無糖點心棒或全素點心棒等產品。下個點心棒戰場會在哪裡？根據 2017 年運動營養市場報告：「糖尿病市場目前還處於藍海階段。」製造商投入點心棒市場的意圖淺顯易懂，但是我問那位荷蘭點心棒廠商，為什麼我們消費者會願意購買這麼多點心棒呢？點心棒其實並不便宜，健身房或便利超商裡面一條大概都要價 2 英鎊左右，他很坦白地回答說：「很多人都有飲食失調的問題，這個不吃、那個也不吃」，他還認為點心棒的崛起跟健身人口上升有關，越來越多人把認真健身運動當作興趣，相信自己需要攝取額外的蛋白質來幫助達成目標。

蛋白棒真的是我們世紀之謎，為什麼大家稱它蛋白棒而不是糖分棒？我去附近的超商選了一系列的蛋白棒，有些內含花

生、有些像是椰子燕麥甜餅，不過不論這些點心棒的形式為
何，他們內含碳水化合物的比例都遠高於蛋白質，而且大部分
碳水化合物都是糖類，如葡萄糖漿或蜂蜜，每一種點心棒我吃
起來都有餅乾的甜度（雖然是個非常昂貴、但令人失望的餅
乾）。

　　談到食物，蛋白質這個辭彙通常代表的是一些美味、暖心
的東西，如雞蛋、一片烤豬肉、一塊椒鹽豆腐、一碗香辣黑豆
等，所以我很納悶為什麼蛋白棒裡的蛋白質一點都不好吃。有
人告訴我說：「許多人都曾嘗試製作美味的蛋白棒，在義大利
及澳洲上架，人們一直說需要這類產品，但是一旦上市大家卻
不買。我們不知道為什麼現代的消費者只喜歡吃起來像布朗尼
甜點的點心棒。」

　　正如同許多人類的消費行為，蛋白棒也是個悖論，讓人有
機會可以正大光明、理直氣壯地吃糖果，還當作是正餐。在糖
分充斥的現代，我們又多了一個甜食選項，不過這次竟然說服
我們它不一樣，但事實上跟餅乾、司康無異。真實的食物每一
種吃起來都完全不同，反觀代餐點心棒都吃起來大同小異，不
是巧克力、就是堅果、不然就是巧克力堅果。

　　不過點心棒還是或多或少與真實食物有些連結，雖然甜但
至少還有些東西可以嚼。克力夫創辦人蓋瑞‧艾瑞克森（Gary
Erikson）曾提過，在他的成長記憶中，都是吃希臘裔母親的
親手料理，也非常贊同「慢食」的價值；有幾次他內心自我衝

突，覺得製作高舉便利性與可攜性的點心棒與自己核心價值相牴觸[15]，不過艾瑞克森的希望是人們在吃克力夫點心棒時，可以有個慢下來喘息的時間，好好品嘗口中的感覺。

相反地，要是食用液體代餐，如 Soylent 或 Huel，就沒有什麼機會好好品嘗。這類液體代餐製作廠商也不提倡好好品嘗這個概念，產品重點在於全然釋放消費者選擇障礙，再也不用擔心餐食的樣態、口味及口感。

食物之外

過去，食物對於人類生命來說是絕對必要，有些人吃某種食物、有些人愛吃另一種，有些人討厭吃蘿蔔、有些人不吃甘草糖，但是沒有人可以真的背棄食物本身，除非你罹患一些飲食障礙症，如厭食症；但是社會正在發生一些奇怪、新穎的事情，過去 10 年來，為數不少的一小群人開始認為不吃比較好，世界最受歡迎的代餐營養液公司 Soylent 創辦人羅伯·萊恩哈特（Rob Rhinehart）2013 年在自己的部落格上寫道：「我已經 30 年沒有進食了，這改變了我的人生。」現在有無數人跟隨萊恩哈特的腳步，開始禁食，有人使用如 Soylent 的液體代餐替代食物，有些人是一次數日完全不吃任何東西。

在矽谷，「生物駭客」（biohacking）很流行，透過間歇式斷食，讓身體處在類似酮體的狀態。生物駭客公司執行長傑

弗里・吳（Geoffrey Woo），在 2017 年初帶領超過百人執行 7
天斷食，他認為透過斷食打造的生酮環境，是大腦運作的絕佳
環境，在斷食 2 到 3 天後，他發現飢餓感會消退，取而代之的
是前所未見的心靈澄淨。不過飲食失調專家警告，長期斷食有
其危險性，而且可能誘發厭食症[16]。

　　對我來說，我根本不敢想像一天挨餓的日子。一早醒來，
我經常處於一個微焦慮的狀態：鬧鐘怎麼沒有早點響？我的早
上待辦清單怎麼做得完？孩子們今天上學需要什麼？我怎麼沒
有前一晚就做好準備？讓我冷靜下來的就是一杯咖啡、一片吐
司，搭配優格或者是梨子，聞著廚房裡瀰漫溫暖、安撫人心的
氣味，聽著磨豆機、烤吐司機穩定重複的機械聲，食物就這麼
讓恐慌消散了。

　　另一方面，對於食用代餐的族群來說，食物本身反而是恐
慌的來源，或許人們寧願喝蛋白奶昔、運動能量棒是合乎邏輯
的舉動，因為現代人已經被食物的訊息給淹沒，社群媒體不斷
傳送精緻可口的蛋糕、餐廳美食的照片，選擇要吃什麼這件事
需要考慮的面向實在有夠複雜，簡單的午餐就要思考這綠豆是
否友善種植、選擇食物是否健康、奶油是否天然、三明治裡要
加什麼醬、還有要花多少錢等，真的太辛苦了，只要有了代餐
飲料，就能避開這些複雜抉擇，而且還知道自己不管怎樣都已
經攝取了所有基本養分，根本就是「生活妙招」，所有要做的
事情簡化成只要仰頭喝下，你就能繼續過日子。

　　代餐接受度之高令人驚訝，使用族群也以驚人的速度成長中，全球各地新創公司靠著銷售各類代餐沖泡粉商品大賺一筆，2016 年世界大約一百萬人嘗試代餐飲料，其中 20 萬是常用消費者，大部分為男性，原因尚不明，我個人推斷，女性比較不願意將食物替換成飲料代餐，是因為女性平均來說，由於基因差異，對於食物的氣味及口味比男性較為敏感，因此比較不願意放棄固態食物 [17]。

　　15 年前，我祖母在彌留之際，那些日子她已經沒辦法咀嚼，所以都是用沖泡式代餐給她喝，只是為了續命，一點快樂也沒有。她一定會很訝異於幾年後健康小夥子竟然會主動喝代餐，然後說這個比真正的食物好。美國 Soylent 公司 2014 年成立，是代餐企業龍頭，現在有數百間廠商跳進來分食這塊大餅，包括 Queal、Joylent、Mana、KetoSoy 及 Power-Chow 等品牌。

　　有人真的很享受代餐嗎？即便有著數十億的產值，我卻從來沒有聽說誰非常享受手中這根蛋白棒，覺得跟真正的食物沒得比，想像你一口咬下奶香四溢的玉米或一片椰棗核桃蛋糕，滿足度之高，是蛋白棒難以比擬，但代餐消費者在選購產品時的考量本來就沒有在意口味好壞，他們關注的是產品的效用，能不能給我 4 小時的飽足感？能不能幫助我修復重訓後的肌肉？這很像針對人類設計的寵物食品。

　　認為食物只是能量來源無需品嘗，即使這麼想的族群仍

Ambronite	芬蘭	粉狀
Athlete Fuel	美國	粉狀
AussieLent	澳洲	液體
Biolent Original 1.4	加拿大	粉狀
Bivo 2.0	義大利	粉狀
Huel v.2.3	英國	粉狀
Huel Gluten Free	英國	粉狀
Huel Bars	英國	固體
KeoChow	美國	粉狀
KetoFuel	美國	粉狀
KetoLent	美國	粉狀
KetoOne	美國	粉狀
Lembas	新加坡	粉狀
MANA (Mark 2)	捷克	液體
MyDaily	印度	粉狀
Oz Soylent	澳洲	粉狀
Paca	瑞典	粉狀
Plenny Shake	荷蘭	粉狀
Plenny Shake Wake Up	荷蘭	粉狀
Plenny Shake Sport	荷蘭	粉狀
Plenny Shake Vegan	荷蘭	粉狀
PrimalKind for Him	澳洲	粉狀
PrimalKind for Her	澳洲	粉狀
Queal Agile	荷蘭	粉狀
Queal Standard	荷蘭	粉狀
Queal Vegan	荷蘭	粉狀
Ruffood	中國	粉狀
Satislent	西班牙	粉狀
Saturo Coffee	奧地利	液體
Saturo Drink	奧地利	液體
Schmilk	美國	粉狀
Soylent Powder	美國	粉狀
Soylent Bar	美國	固體
Soylent Drink (2.0)	美國	液體
Soylent Cafe	美國	液體
Superfuel	美國	粉狀
TwennyBar	荷蘭	固體
Vitaline Daily Pouch	法國	粉狀
VSante	越南	粉狀
YFood	德國	液體
YFood Coffee	德國	液態
Your Popup Meal	比利時	液態

2018 年全球市售代餐品牌列表

占少數，這個概念象徵人類飲食習慣大幅改變。縱觀人類歷史，吃之所以迷人，就是因為口鼻在進食過程中的享受，擺脫貧窮意謂著能夠好好享受吃這件事，感受不同感官刺激，而不受限於單調無味的根莖類主食，如米飯、麵包等。代餐的意義代表走回頭路，回歸單調無味，我雖然不能假裝了解人類祖先當時的餐食狀態，但是我想應該跟現在各大超市都買得到的鋁箔裝、冷燕麥粥早餐很接近。許多人走回頭，重拾相對無味、口感單調的飲食習慣，透露著現代社會飲食習慣的一大警訊，問題癥結不在於為什麼這麼多人開始吃點心棒、喝代餐飲，而是為什麼我們相信只有這些產品可以提供所需營養，而食物不行。

小黃瓜的反義詞

想要激怒朱利安・赫恩（Julian Hearn），就請他發表對小黃瓜的看法。正如其他沖泡粉代餐的護航員一樣，赫恩身為 Huel 公司的共同創辦人，攜手研發由豌豆及糙米製作的代餐飲，他認為人們面對食物的重點放錯了，2017 年他本人跟我說：「人類都被洗腦了，一提到食物，只會聯想到口味、口感，而不是營養。」身為一位廚師，當我看到小黃瓜，我完全感受不到憤怒，想到的是薄荷葉羊奶起司沙拉，還有適合炎炎夏日的冷湯，小黃瓜這麼無害的東西，很難想像會有人這麼反

感，多汁、單純又令人喜悅，但是當赫恩看到小黃瓜，他只看到浪費及低效能。

　　他告訴我小黃瓜真正惹惱他的地方，就是因為小黃瓜重視口感甚過營養。就他的角度來看，沒錯，小黃瓜一口咬下，滿口清脆，但是考慮到小黃瓜的生產成本，這點口感完全沒有必要。在上桌之前，首先要從西班牙的溫室採摘、低溫運送至英國，還要進一步處理，要是外型不夠美觀、達不到超市標準就會被丟棄。然而在這麼多工序後，小黃瓜提供人類什麼？對赫恩來說，絕大部分都只是水分，只有3％是營養素，他認為食物營養價值應優先於追求美味。

　　我不知道每天喝代餐飲究竟對健康福祉是否有益，因為這類產品近期才問世，長期食用的相關研究不足，大部分的代餐研究都是追蹤調查使用減重奶昔的人。有篇研究調查一天兩餐使用黃豆基底代餐飲的效用，發現155位受試者中只有5位發生腸胃問題或腹瀉情況，其他人覺得完全承受得住，對我來說，這並不算是科學鐵證為代餐背書，但是這可能跟你究竟想要從食物中獲得什麼有關。

　　赫恩自誇自家產品含有「所有人體所需的蛋白質、碳水化合物及脂肪」，加上26種維生素及礦物質，而且全素食者可食用，除了豌豆及糙米，也添加亞麻籽、椰子、香草精，還有許多精挑細選的原料，的確是值得「吃」的東西，但是這裡的「吃」比較像是吃維生素膠囊的「吃」，而不是一口咬下成熟

水蜜桃的那種「吃」。

　　早上 6 點或下午 4 點的上下班通勤時間，搭上任一巴士或地鐵你一定會看到至少一個人拿著運動搖搖杯，裡面裝滿米色的代餐或其他產品，通常那個人會穿著瑜珈裝，不過也有些人是邊喝邊看著筆電或書，因為代餐飲本身不需要費任何心神。

　　Huel 與 Soylent 類似，重視營養而非食物本身，不過對於那些依舊重視口腹之欲的顧客，Huel 也推出各種口味的代餐飲，包含鳳梨、椰子、巧克力，更在聖誕節期間推出季節限定的聖誕布丁口味以代替聖誕大餐。Huel 公司名稱是由「人類」（human）及「燃料」（fuel）兩個字組合而成，赫恩的願望就是讓世界所有人知道，人類太重視食物帶來的感官享受，而不是食物中的營養價值。

　　出於同樣的觀點，羅伯・萊恩哈特（Rob Rhinehart），世界最成功的沖泡粉末食物公司 Soylent 創辦人認為，Soylent 推出的口味相對比較少，正好證明它的產品是非常有效的科技，2014 年 Soylent 盛大上市，同年萊恩哈特向紐約時報說：「水雖然沒有味道，但它可是世界上最受歡迎的飲料。」[18] 對萊恩哈特來說，成立 Soylent 的立意單純，只是想要解決自身問題。當時食物對他來說是種經濟負擔，開發出 Soylent 產品配方時他才 20 幾歲，住在舊金山，任職於一間科技新創公司，每天都吃不健康的食物：泡麵、冷凍墨西哥煎餅、美式熱狗等，只是會加上維他命來平衡身體營養攝取，當成功發

明 Soylent 代餐飲，一種超級奶昔，他發現自己可以三餐都只喝自製的代餐飲，每個月可以省下 400 多美元，同時覺得自己變得更健康了，他還在部落格寫了篇標題是「我如何不再吃食物」的文章，宣揚不用吃飯的生活多有效率。

赫恩認為 Huel 和 Soylent 不盡相同。他不認為自己是個反食物的人，反而認為他的工作是讓食物展現其最原始的效用——生命的必需品，而不是生活的困擾，創立 Huel 就是要讓食物回歸營養成分，放棄不重要的口感及口味。

赫恩真心相信 Huel 推出的維根沖泡粉末可以解決所有現代食物相關飲食問題，改善肥胖、食物浪費、非人道對待食用動物，不過代價就是要放棄我們現在享有風味與喜悅的世界。他說：「現在社會充斥著口味與口感，英國現在爆炸式地出現各國料理，印度菜、泰國菜、韓國菜等，在我 20 歲之前，我還不知道咖哩是什麼滋味。」赫恩繼續抱怨，他認為在今日的世界裡，人類擁有太多食物選擇，而這些選擇分類原則是風味，而不是其所具備的養分。

與赫恩的對談中，我突然發現在這些人體駭客、巨量營養素等艱澀詞彙背後，Huel 有個非常傳統的元素，我感覺赫恩希望人類飲食可以回歸他童年戰後時期的斯巴達式飲食——晚餐只有不夠鹹的肉加兩份青菜，他跟我說：「當時真的沒什麼可以選！」

食物滿足人類生命中的兩個需求——滿足感及能量，兩者

通常密不可分。但是代餐飲的出現提供了前所未見的機會，再次細分食物的任務，去除食物所有娛樂面向，或者至少拯救我們脫離另一個險境，關閉我們有的選擇。

大多數這類沖泡飲使用者並不會將所有的飲食都改用代餐飲，通常是週間早餐或加上週間午餐，把食物有趣與社交功能留給晚餐及週末。赫恩有位太太跟年幼的孩子，週末時他會跟家人一起享受休閒輕鬆的餐食，他承認，要是有廚房，知道如何煮一頓他所謂的「全食餐點」（whole food meal，最好還是不要出現小黃瓜），那麼這頓飯會比 Huel 的產品好，即便是他也不建議 100% 或 90% 的餐點換成沖泡代餐飲，但他堅持要是沒有廚房的話，代餐飲是個好方法。我決定相信他一次，嘗試一個禮拜的中餐只喝 Huel 代餐飲。

你還記得電影《綠野仙蹤》裡，桃樂絲從黑白世界的堪薩斯州，縱身跳入彩色的奧茲魔法王國那一幕嗎？對我來說，第一天嘗試將我日常午餐換成代餐飲，就好像從奧茲回到堪薩斯州般，感覺我離開了一個色彩繽紛的世界，來到了只有黑白的地方。

一般來說，我會花半個早晨想午餐要吃什麼，想想我幾點可以正大光明放下手邊工作，去準備午餐。嘗試代餐飲的這幾天，相反地，我發現午餐時間竟然是我想要拖延的。到午餐時間，我不情願地打開我的代餐飲杯，感覺冰冷的液體在我口中，最終饑餓感會勝過噁心感，我便坐下，一口一口喝著，聞

起來像蛋糕麵糊，口感既滑順又有顆粒，喝了一半後，我已經覺得我好飽了，不確定自己能不能喝完，不過我還是奮力完成，一陣愁雲出現：晚餐前什麼也吃不下了。

　　健康方面，經過這周我沒感受到有什麼不同，只有一些輕微的噁心感，體重沒有增加也沒有減少，雖然說只吃五天不能作為判斷依據，不過我很訝異的是，代餐飲真的成功抑制我午餐到晚餐之間的食物，但它沒有做到的是，消除我對固態食物口味及口感的渴望。五天後，我心存感激且鬆了一口氣，回到我原本的午餐。真實食物的色彩與口味令我震驚，先前不知道原來我的午餐竟然對我下午工作時間這麼重要，即便只是一盒昨晚的剩菜；要是純粹就營養素而言，如蛋白質及碳水化合物等，代餐飲可能真的可以提供完美人體所需養分，但就進食心情來說就是另一回事了，要是在風味十足的真實食物與代餐飲之間讓我選，我不敢想像我會選擇後者。

　　但是如果並非要你在代餐飲與美味的餐點間做抉擇，而是對比油膩、昂貴、無味的一般速食呢？簡單來說，就是如果另一個選項是一般薪水階級買得起的一般午餐食物呢？

　　要了解越來越多人選擇代餐飲的原因，其實要看到的是大眾對於現在的用餐體驗有多失望。在我讀過王丹（Dan Wang）的部落格後，對於代餐的想法改變了。

　　王丹是一位 25 歲的作家、編輯，當我第一次接洽他，他每天喝 Soylent 代餐飲一次，他認為人們對於代餐飲的偏見是

錯誤的。不像許多使用者，他並沒有宣稱 Soylent 改變了他的生活，或者讓他變得更健康，甚至不假裝說代餐飲有多好喝，相對地他指出其實大部分西方平均販賣的食物也沒有多好，他說：「我不相信這些質疑代餐飲的人，每天三餐都可以吃上一盤營養美味的餐點，準備起來輕鬆，還有三五好友可以一起吃飯。」

王丹從 2015 年開始喝 Soylent，不是取代三餐，而是替代掉那些最後也只是用食堂裡熱狗隨意打發的餐食，換句話說就是午餐。Soylent 有兩個版本，1.3 版與 1.4 版，前者我稱為蛋糕麵糊、後者則為烘烤芝麻，王丹稍稍偏好蛋糕麵糊版，雖然也擔心有一天會覺得噁心、吞不進去。當他第一次聽到 Soylent 時，他覺得這個產品根本是天大的笑話，不過沒多久後，將粉末加水混合這件事變得再日常不過了，他告訴我說：「最棒的好處就是每天不用想午餐要吃什麼，這真是天大的好消息。」

對王丹來說，Soylent 非常符合現代美國生活，不是因為它是理想產品或是多神奇，而是因為除了代餐飲之外其他西方食物都太令人沮喪了。王丹說：「人生中的頭七年，我是在雲南昆明度過，那裡是美食天堂，有上湯、米線、冷盤、還有各色香菇，都非常美味。」所以當他離鄉背井來到多倫多再輾轉來到費城時，他覺得自己每天對於家鄉食物都有濃濃的鄉愁，不過他還有自家烹調的晚餐可以期待，父母做的道地家鄉

菜，讓他可以在北美洲享受濃濃昆明味；然而當王丹離家前往紐約就讀羅徹斯特大學後，就無法每天都有家鄉美味了。以他學生打工收入可以負擔得起的午餐選項，只剩下微波食品及油膩的漢堡，他當然可以選擇高單價的沙拉，但是他對生菜沒有興趣，大學食堂裡面的食物又貴又讓人反胃，王丹轉而投向代餐飲不是因為他不喜歡好食物，而是因為他太愛美食所以也為此所害。晚餐時間比較充裕，他還是會為自己煮一鍋美食，大量蔬菜、米飯、搭配慢煮豬肋排或雞高湯，不過白天他覺得帶著一罐代餐飲去上課最方便，不用浪費錢在爛食物上，正好符合自己的節省性格。

2016 年王丹在電話裡跟我說：「代餐飲無法取代正常進食，取代的是『不進食』。」畢業後王丹搬到舊金山。我曾兩次造訪舊金山，這個陽光普照的西岸城市可說是世界上數一數二的美食之都，有著令人稱羨的高品質柑橘類（如血橙、梅爾檸檬）、唐緹麵包坊出爐韻味十足的酸種麵包、祖尼餐廳的烤雞及紅醋栗沙拉等，不過這些美食都要價不菲。考量他的薪水，王丹在上班的區域絕對買不起他滿意的午餐，所以依舊一天喝 1 到 2 次代餐飲，但是他提到：「如果有便宜、營養、容易取得又美味的食物，我一定不會喝代餐飲。」

許多批評代餐飲的人，評論基礎都建立在食物理論上應該要帶給人喜悅、提供社交機會並且帶來健康，王丹認為代餐飲的批評者都是那些自己有絕佳食物取得機會的人們，他非常不

希望有人暗示每個人都應該每餐都吃愛麗絲・華特式的有機蔬菜，因為大多數的我們，要做到一天中有一餐是有機蔬菜都已經氣喘吁吁了。

我最後一次跟王丹聯絡是 2016 年末，他不再喝代餐飲了，找到新工作搬到紐約市，薪水比較好，他也終於找到付得起、合胃口的中菜。辦公室的食堂提供的午餐品質很好而且免費，早餐王丹就去住處附近的中式烘焙坊買幾個餅吃，他特別喜歡港式茶餐廳早餐，他可以奢侈地點港式點心、粥、鹹蛋、豬肉等，盛大地開啟他的一天，而且點這麼多也只要 5 美元，他說要是下次我到紐約，他要帶我去吃，他告訴我說：「我覺得自己變得比以前健康了，這樣吃是不是比喝代餐有趣？沒錯，的確是。」不過他也說，要是他又到了一個周遭只有標準美式飲食的地方，他還是會回去過喝代餐的日子。

說真的，這樣的評論相當令人沮喪，為什麼我們複雜多元的食物供給系統會讓非食物看起來比真正的食物更有吸引力，就像王丹一樣，大部分人要是處在多樣、美味食物容易取得的環境，相信一定也不會選擇代餐飲。18 世紀詹姆士・包斯威爾（James Boswell）曾寫道：「我對人類的定義就是會煮飯的動物。」現在，人類是既不會煮、也不一定吃的動物，這是第一個面對這種挑戰的世代 —— 當人類社會移除正常餐點後會發生什麼事 —— 不是因為飢荒或貧窮，而是因為食物本身讓我們失望了。

第八章
自煮風尚回歸

　　有天我與三五好友一起喝下午茶，其中有位朋友說：「我想要退休了。」不過說的不是她的工作，而是她的烹飪生涯。我們初相識時兩人第一個孩子都正好 1 歲，上同一個幼稚園、一起在同個畫架上塗塗抹抹；轉眼間我們的孩子都已經準備要上大學了，我的朋友疲軟地回首自己這些年來準備的所有餐食。

　　身為職業婦女，她不太清楚為什麼決定一家大小 4 口每天晚餐的責任還是不偏不倚地落在她肩上，無數個夜晚，她都必須獨自一人在廚房忙，從原料開始製作晚餐，只有收音機陪著她，所有大大小小的採買、忙進忙出、緊急時刻匆忙翻找蒜頭、不停思索小孩子的口味喜好等。我朋友說有許多女性早就卸下煮飯的重擔，她非常羨慕，有一部分的她也想早早跟進，但是百般不願意，總會有些什麼把她又拉進廚房，繼續重視自家烹調的價值。

　　人類飲食方式近幾年的變化幅度無可測量，我們點心越吃

越多，越來越常外食，但卻鮮少真正享受食物。我們願意吃一些單調乏味的食物，或是讓身體生病的速食；我們大口灌下蛋白質奶昔及綜合穀物點心棒，對食物的偏執愈趨嚴重，卻也破壞了餐桌上原本的幸福，過度擔心吃進去的食物到底乾不乾淨。

但是，如果不考慮另一場更為動盪的變革，那就無法全然理解上述這些變化，而這個變革就是家庭烹飪從義務變成了可有可無。如大廚奧莉亞・赫克莉絲（Olia Hercules）所言，在堅持一日三餐由自家烹調豐富料理的飲食文化裡，不會有點心棒的需求，我們也不會變得疑神疑鬼，擔心放進嘴裡的食物不夠乾淨、不夠純粹，因為我們三餐都是從原料做起，對吃下肚的食材了然於胸。全世界皆然，傳統烹調手藝都在營養變遷過程中流失了，而大眾喪失烹調習慣是最主要的原因之一，這也讓我們在面對高度加工食品行銷攻勢時毫無招架之力。不過，誠如紐約食譜作家黛博・佩雷爾曼（Deb Perelman）所言：「很多有理的論證支持在家煮飯。」[1]

不像從前的世代，我們雖然沒有自己煮飯但依舊過著美味的日子，自家烹調的三餐曾經是人類生活的基石，到了今日，變成只是一項我們可有可無的活動；社會愈趨繁榮，越來越多女性也投身職場，也越來越沒時間煮一桌美味且重勞動的傳統菜餚，而為了填補女性不在廚房的真空狀態，許多產品與服務便接連問世，許多這類產品都是高度加工食品，但是最

近，即使自己不想煮也可能可以吃到自家烹調的料理。一位土耳其作家跟我說，她很看不慣她的女兒完全放棄自煮，她女兒20多歲，正在攻讀律師資格，但她承認即便女兒都不自煮還是吃很好，因為她都會點近期一間在伊斯坦堡竄紅的新鮮現做家常料理，外送到府。

　　人們已經多次大聲哀悼烹調習慣不復見。2015年羅伯托‧A‧費爾德曼（Roberto A. Ferdman）在華盛頓郵報上宣告：「美國的烹調習慣正以緩慢但穩定的速度消逝中。」還有另一位重量級人物也大聲疾呼烹調習慣的消失，麥可‧波倫（Michael Pollan）在2013年著作《烹》（Cooked）中提到，美國人過去幾年間越來越少煮飯了。之所以兩位大師都會對現代烹調習慣憂心忡忡，主要是因為食物產業分析師哈利‧鮑爾澤（Harry Balzer）在追蹤2,000個家庭、研究期程長達30年、調查家庭成員的飲食習慣後，出版一系列著作《美國飲食習慣》（Eating Patternsin America），書中認為人類的烹調習慣終將終結，變成一個過時的人類活動，如同「補丁襪」（darning socks），他告訴波倫：「接受吧！我們人類就是又懶又廉價。」[2]

　　但是仔細看完調查數據，其實情況還沒到令人絕望的地步，烹調習慣還沒完全死絕，反而有死灰復燃、重生之貌。重新定義、重新接納，當然不是所有人，不過也有足夠多的一群人，足以代表一個潮流的興起。

雖說現代世界明明沒人有烹調的必要，就我們目前看來，還是有這麼多人選擇這麼做，何等神奇、美妙，人類飲食有這麼多難以測量的面向，人們如何決定要不要烹調可說是最難以捉摸的。部分原因可能是當我們提及「烹調」時，每個人都有自己的詮釋，有些人覺得如果沒有一些精緻複雜工夫、多道菜的料理，根本稱不上是「烹調」，也有人覺得開一罐豆子罐頭、放一片吐司進烤箱就算是「烹調」了，而實際上又有誰能說他們錯呢？關於「正確的」烹飪，我們有各種各樣的先入為主觀念。

最終，跟調查其他人類飲食習慣面向一樣，測量烹調頻率最好的方法就是直接去訪問活生生的人，並且鉅細靡遺地問他們的烹調習慣。現有最好的科學根據來自 2013 年《營養學雜誌》（*Nutrition Journal*），一篇由不屈不撓的巴瑞・波普金（Barry Popkin）共同研究的文章，調查美國人究竟煮了多少飯。作者使用了 1965 至 2008 年間、進行的六項全國飲食調查數據，以及六項時間使用研究的調查數據，調查數萬美國人而得。該研究顯示自 1960 至 2000 年間，美國人平均烹調時間明顯下降，女性尤其顯著，1965 年 92.3％女性每天都會煮飯，2007 至 2008 年數字跌落至 67.7％；另外，平均花在烹調上的時間也下降了，自 1965 年的 112.8 分鐘減少至 2007 年的 65.6 分鐘，想起我那個朋友，每天需要困在廚房 65.6 分鐘，真是辛苦她了。

如人類飲食的其他面向，烹調也變得非常兩極化，一半的人會煮、另一半不會，美國人無論男女，願意每天花一點時間煮飯的人口比例只比 50％多一點點，與六〇年代相比，這個數值也是大幅下降了。不過真正令人震驚的是，與波倫的認知正好相反，事實上美國成人烹調人口比例並沒有持續下探，自九〇年代起，烹調式微的趨勢就回升持平，現在不只是烹調人口沒有下降，研究人員發現美國家庭每天在家準備食物的比例，自九〇年代後就相當穩定。

現代烹調的故事不是簡單的以哀傷式微作結，而是一個複雜多變、有希望的新展開，當我們說出「再也沒有人煮飯了」，腦中想的畫面通常是一個苦命的婦人、一輩子被困在無薪重勞動的廚房；相反地，現代新型烹調通常不會只是一個人的工作、也更為多元。數百年來，烹調的頂點應該是發明新菜式，不過現在或許最偉大的發明是找到符合現代人生活步調的烹調方式。

半吊子廚師

2017 年《哈佛商業評論》（*Harvard Business Review*）一篇廣為流傳的文章寫道：「烹調處於長期沒落的趨勢。」文章的標題聳動地寫著：「只有 10％的美國人喜愛烹調。」內文描述了一個現代大家都知道的故事，數十年來食物製造商不斷

嘗試說服我們生活忙碌、沒有時間可以煮飯，所以需要他們便利的產品來幫助我們省去諸多麻煩與不便 [3]。

該篇文章作者尹艾迪（Eddie Yoon）是位韓裔美國籍顧問，他認為長期消費者行為的改變，讓從原料開始烹煮的方式消失。尹艾迪 20 年來都擔任美國包裝食品公司顧問，那天我打電話到他位於芝加哥的家，他告訴我，趨勢就是大部分的人不再經常煮飯了。

約在 2002 至 2003 年間，其中一間尹艾迪服務的食品企業客戶請他蒐集消費者對於烹調的態度及相關數據，他設計了一套問卷，取樣數相當大，接近萬份，他說：「施測對象種類夠多、數量夠大，數據應當頗具代表性。」從他的聲音中，我聽得見他興奮的神情；依據回收問卷答題結果，尹艾迪將美國人分成三種類型：其一，非常熱愛烹調且時常烹調；其二，討厭烹調，盡可能避免下廚，會買便利產品、使用外送服務或去餐廳；其三，喜歡偶爾烹調，依據不同情況，交替搭配購買現成食物與自己煮兩種方式。根據尹艾迪的數據，2000 年初 15％的美國人熱愛烹調、50％討厭烹調、35％對於烹調有著複雜的感情，有時候喜歡 [4]。

將近 15 年後，2017 年尹艾迪為不同客戶又做了一次相同的研究，這次只有 10％的美國消費者說他們熱愛烹調、45％模稜兩可、45％表達相當的厭惡，他認為這是大眾對於烹調態度重大改變，在相對短的時間內，美國人「熱愛烹調」的人口

比例竟然少了三分之一，顯然烹調正在式微，尤其是年輕世代，自家烹調已經快成為可有可無的活動了[5]。

尹艾迪的文章看似證實了許多人長年的懷疑：在這個充滿美食狂熱的現代社會，一般大眾反而不再自己煮了，要是我們越期望自己能跟電視上的大廚一樣端出精美菜餚，我們就越抗拒作菜，因為知道自己做不到。這就是 2013 年波倫所提的「烹調悖論」：在我們將一日三餐外包給食品公司的同時，突然對於看別人煮飯感興趣了[6]。

2017 年 9 月尹艾迪文章刊出後，引來一系列常見的絕望回應，其中一篇標題寫著：「90％的美國人不喜歡烹調──每年要多花數千元」[7]，這不只是美國特有的現象，也無須感到絕望。先前我跟一位英國學校老師聊天，他告訴我這個失落的世代，家庭裡不只是小孩、連家長也完全不懂最基本的備餐技巧；東英格蘭一位校長告訴我，學校裡有位孩子反覆罹患腸胃疾病，最後發現原因竟然是家長不知道生肉需要冷藏保存；學校廚藝老師反映多數學生不知道洋蔥有層粗糙的皮，更不用說有切過洋蔥了。

但是如果說烹飪技巧在一些家庭裡已不復見，還是有其他家庭重拾鍋鏟。尹艾迪的研究不一定要以他的方式理解，讓我們回過頭來看看這些有關美國人對於烹調態度的數據。雖說自千禧年後，熱愛烹調的人口比例下降，但是意外地表達自己不介意烹調並且有時會烹調的人口比例顯著上升，根據尹艾迪的

研究，現在有 45％的美國人認為自己是偶爾、不介意下廚的人，而 15 年前只有 35％。當我跟尹艾迪提起這個面向，他同意並說到：「如果妳翻轉命題，看那些大概只能煮一道菜的半吊子廚師，那麼沒錯，我認為數字應該是上升的。」驚人的不是有這麼多人不煮飯了，應該是明明沒有必要，竟然還有這麼多人願意煮。尹艾迪的研究中另一個重要訊息是，現在有 45％美國人說自己討厭烹調，但這個數值 15 年前是 50％，這也符合美國國家調查歷年數據。對我來說，半吊子廚師的增加是近 15 年來巨大的改變，我們卻不常聽到有人宣傳這個現象──烹調習慣復甦的希望。

波倫認為電視烹飪節目改變了人們的烹調習慣，料理從動手做變成睜眼看的活動，但這並非實際情況，不論美國美食頻道（Food Network）的電視廚師，還是如山似海的 YouTube 烹調影片，都大大影響了現實的烹調世界，許多當今廚師都是透過螢幕學會所具備的知識，而不再是從母親或祖母口傳秘方食譜了，雖然這無法滿足我們對於廚師職業的偏見，但是平心而論，東西還是很好吃的。美食評論家瑪莉娜・歐洛林（Marina O'Loughlin）曾說，除了泰國當地外，她吃過最無可挑剔的泰式糯米飯是在曼徹斯特的 Siam Smiles 泰式餐廳，這間小餐館主廚梅（May）所有廚藝都是在把三個孩子哄睡後，密集地看 YouTube 烹調影片學到出師。許多非專業廚師都自己嘗試重現電視上看到的料理，只要有哪一部料理影片廣受好評，就可以

發現影片中建議的某項食材在市面上大賣特賣，英國食譜作家蒂麗婭‧史密斯（Delia Smith）2009 年播出的聖誕節特別節目就曾引燃一波肉桂棒及榛果泥的熱賣潮[8]。

　　過去 10 年間，我們終於看見食材原物料從被排擠到購物籃邊緣又觸底反彈的跡象。2009 至 2013 年間，美國前 25 大食物及飲料公司損失超過 180 億美元的市值，食物業者不樂見的事情正在發生，有些消費者刻意避開超市中間走道，因為那邊常放高度加工食物，把自己的購物力都花在新鮮蔬菜、水果、蛋白質及穀物──而它們通常被放在超市的邊緣。從2013 至 2015 年，美國包裝食物年度銷量每年都下降超過 1%，聽起來雖然不算多，但這是因為食物產業的年度營業額分母太大，即使只是 1%，也代表著數百萬消費者決定要換一種方式餵養自己[9]。

　　瑞士信貸（Credit Suisse）分析師羅伯特‧莫斯柯（Robert Moskow）在《財富雜誌》（Fortune）曾說：「越來越多人在問，為什麼這條麵包可以放 25 天不會壞。」

　　許多人 15 年前應該都沒想過自己有一天會手執煎鍋跟菜刀，但是現在都將烹飪作為日常生活的一部分，這群新型、兼職的廚師可能不會每道菜都從新鮮原料開始煮，又或許他們沒機會從祖母那裡學到燉牛肉的手藝，有時候他們可能會去外面吃個漢堡、或者待在家裡叫越南菜外送，都沒有關係，因為當需要的時候，他們就會拿出砧板、菜刀，然後為自己煮一頓好

吃的。

　　另一個我們不常聽到的廚房發展是，過去50年來美國男性烹調比例越來越高。根據波普金的數據，1965年僅有29%的美國男性將烹飪當作日常生活的一部分；2008年，成長至42%，同時每位美國男性廚師花在廚房的平均時間也增加了，自1965年的37分鐘成長至2008年的45分鐘，如果這些男性跟著埃杜阿爾德・德・波蒙（Edouard de Pomiane）的10分鐘食譜，就足夠做出4道經典美味的晚餐料理了。

　　人類數個世紀以來都是由母親下廚，何不換人試試看？我那位朋友最後也理解到，其實自己真實願望不是卸下食物採買與烹調的責任，而是丈夫跟小孩能夠一起承擔，而她的家人也的確這麼做了。上一次我見到她，她說她的丈夫開始做很多道不同的菜，如鷹嘴豆咖哩或魚餅等，另外丈夫也發現自己對烹飪的興趣，可以有機會從工作中抽離，不再一直想著沒回的電郵。

　　尹艾迪告訴我，他也是新世代男廚師的一員：「我就是那喜歡偶爾煮的45%，也有可能比較偏向熱愛烹調那邊。」尹艾迪的日裔美國籍妻子完全不喜歡煮飯，所以家中三個小孩都是吃爸爸親手做的料理，因為他們家日韓文化交融，他也希望自己的孩子能多接觸、學習亞洲料理，他最近在嘗試讓三個小孩接受、享受韓式泡菜，他說：「我還曾經想過，如果用奶油炒泡菜會如何？」

　　我覺得奇怪，一位在廚房裡找到這麼多樂趣的男人竟然會堅持認為烹飪正在式微，尹艾迪跟很多人一樣，太專注在逝去的飲食習慣，而沒有注意到再創的飲食新樣態。當尹艾迪預測「烹調將死」，他是在說那種重勞動、什麼都要自己來的烹調模式，就是他小時候母親每天都要去菜園現摘、現煮的料理方式。他不認為自己算是一個會煮飯的人，因為生活變得忙碌，有時候他也會叫外送，但是他母親從不這麼做，總是親力親為。

　　所以尹艾迪的研究標題不應該是「10 個美國人裡有 9 個不愛烹調」，應該是「超過半數的美國人，包括為數不少的男人，不再討厭烹調」。烹飪的喪鐘敲得太早了，與現行主流意見相反，我認為我們正經歷烹調習慣的文藝復興，歷史上還未曾出現過。這不是發生在米其林三星餐廳，或是有錢人家裡，而是在簡單的廚房，一般大眾去採買食材、變出一道道有活力、美味的料理。烹調已不再是死板的責任，而是人們自願選擇去做的活動，大家煮飯的初心各自不同，可能是為了健康、為了省錢、為了傳承給下一代韓式泡菜的美味，也可能就是為了烹調過程中的樂趣。

數據化烹調

　　有次拜訪 HelloFresh 公司位於倫敦 Shoreditch 時髦大街

上的辦公室，HelloFresh 主要業務為提供「餐點 DIY 配送服務」。英國分部代表派翠克‧德雷克（Patrick Drake）問到：「人生中，我們什麼時候有機會見證某件事物開花結果？」德雷克與我訪談的地點位於公司內部的圓形劇場，地面上還用塑膠草皮裝飾，這個地方通常用來定期舉辦內部小型演講，類似 TED 的形式；德雷克戴著小圓毛帽、一邊吃著無鹽綜合堅果，他先前是個律師，轉換跑道創業成功，光看氣勢就略知一二。他嘗試解釋，為什麼即便其他人都這麼不認為，但他還是相信烹調習慣有潛力可以變得非常普及。

在一個工作、生活都離不螢幕的世界，德雷克認為烹調是個機會得以用自己的雙手創造美好事物，並獲得讚賞認同。HelloFresh 會為客戶將食譜卡、預秤妥的食材、剝好皮的蒜瓣，甚至是需要幾撮的香菜，所有需要製作該項料理的原料都打包裝箱、配送至客戶的住所，通常不會有任何垃圾，除了配送用的大紙箱（可資源回收）。

「我來備料、你當大廚」是 2017 年亞馬遜網站用的廣宣標語，象徵線上電商龍頭要跨足美國的餐點 DIY 配送服務，當然不只有 HelloFresh 一家廠商，還有 Blue Apron 及 Plated 與其他公司。短短 5 年間，餐點 DIY 配送服務的美國市值就超過 50 億美元，市場預測 2026 年總市值會成長至 360 億美元 [10]，不過因為美國食材雜貨總市值約落在 7,500 億美元，所以這仍只占一小部分而已，但考量這類餐點 DIY 配送服務問世沒多

久，就能造就烹調習慣的改變，已經是了不起的趨勢。

　　2012 年 HelloFresh 英國分部正式啟動，2017 年就已經拓點至 7 個不同的國家，包含荷蘭及法國，德雷克知道世界各地還有很多跟他一樣的年輕專業人士，想要將烹調變成日常生活的一部分，只是一見到食譜就頭痛、困難重重。那天我們逛到 HelloFresh 公司圖書館，這裡藏有 4,000 本二手食譜，他告訴我：「有次我想嘗試製作越南河粉，我花了 45 英鎊買了一堆這次煮完就再也不會用到的食材。」直到今日，只要想起為了那碗河粉買的那半公斤桂皮，他就覺得憤恨不平。

　　如果對你來說，花 64 英鎊買 4 道 4 人份家常料理（或 36 英鎊買 3 道 2 人份的素食餐）可以接受，那 HelloFresh 就會把食譜及所有需要的食材寄到你家，不管每樣食材需要的量多寡，可能是幾公克的帕馬森起司、或 6 隻去骨雞腿肉，全都乾乾淨淨地裝在牛皮紙袋裡，就像是有自己的管家或是二廚，把所有麻煩的事都處理完了，你只要享受烹調樂趣就好。德雷克向我解釋：「我們想要從此翻轉人類的飲食方式。」餐點 DIY 配送服務的原始點子來自瑞典，原本是針對有小孩的家庭行銷，不過德雷克跟事業夥伴認為這種烹調模式的客群應該更廣。傳統食譜書要求讀者具備許多烹調知識，舉例來說，中式料理的食譜書可能會請你在「中華炒鍋燒到冒煙這麼熱」的時候加入某種食材，表示作者預設讀者曾經使用過中華炒鍋，可以知道快要到達這個熱度之前是什麼狀態。HelloFresh 內附的

食譜就不是這樣，預設所有顧客都不具備任何料理知識，且針對一般平均的廚房設備設計，無需高級的廚具，只要有幾個鍋子、菜刀及木頭湯匙即可。德雷克說：「我們絕對不會預設顧客有多麼先進的設備。」如果食譜上有需要香蒜醬，會建議顧客直接用刀切碎蘿勒及堅果，不會排擠任何家裡沒有食物調理機的人，要是食譜中需要擀麵，HelloFresh 則會建議使用酒瓶包保鮮膜，而不是預設大家都有擀麵棍[11]。

身為擀麵棍重度使用者，我認為自己不是這項服務的客群，原本預期我會覺得這類服務過度照顧使用者、甚至有些無意義，因為這麼多年來我都是親自選購食材，要找到熟透的番茄、最新鮮的魚，我不認為我會享受這種別人幫你備好所有材料的烹調經驗。但是嘗試 HelloFresh 服務幾個月後，我覺得這項服務讓我重新看待烹調這件事，如果你問我，我會說我熱愛烹調，過去這 20 年來的聖誕節大餐都是我一人張羅，蒸煮朝鮮薊、烘烤聖誕蛋糕，同時也懂得用保鮮盒底部剩菜製作濃湯的美味，對我來說，幸福的三元素就是砧板、菜刀跟檸檬。不過，餐點 DIY 配送服務讓我發現自己對於是否喜歡烹調其實較偏向模稜兩可，當我發現所有食材像份體貼的禮物直接出現在門口、我不再需要負責決定家裡晚餐吃什麼、買什麼食材時，我竟然在流理檯前掉下眼淚。

使用 HelloFresh 服務當週，我先生比之前更常下廚，我的大兒子當時 17 歲，享受餐點 DIY 配送服務遠勝過這些年來我

逼他進廚房體驗的一切。身為一個神奇寶貝卡牌粉絲，他對於食譜卡片上的資訊信任度超過我們這些家長的耳邊碎念，原本他會做的只有炒蛋及培根蛋麵，HelloFresh 讓他拿手菜突然增加了泰式茄子炒飯、鮮蝦螺紋水管麵、海鮮醬炒蔬菜等；我 14 歲的女兒說，看著這些食譜卡作菜，感覺自己像是電視上的大廚。

　　食譜本身（至少就那些我們使用過的）其實沒這麼厲害，以我的經驗來看，HelloFresh 食材箱裡的蔬菜大多是非當季的紅甜椒及櫛瓜、肉類也不是自然放牧飼養、建議的烹調時間通常過短，我跟德雷克反映，依照食譜建議時間烹調有時會上色不足，他回覆說根據公司市場調查結果，消費者對於烹調一道料理所需時間有個莫名的偏好——27 分鐘。要是食譜上說烹調時間為 45 分鐘，消費者會說：「誰有 45 分鐘？」

　　透過當代的餐點 DIY 配送服務奇妙地喚回古早的飲食習慣：一週七天儀式化的飲食結構，如今羅馬的小酒館裡的每日特餐就是如此規律。美食作家瑞秋・羅迪（Rachel Roddy）曾在《衛報》（*The Guardian*）上寫道：「星期五就是要吃義大利麵配鷹嘴豆或鹽鱈魚、星期六則是吃羅馬牛肚配薄荷與義大利綿羊乾酪、星期日吃義大利寬麵配雞肝與烤羊肉、星期一吃白飯配高湯苦苣、星期二吃義大利麵配豆子、星期三吃自己想吃的、星期四吃馬鈴薯丸子。」[12]

　　就跟 Soylent 與其他代餐一樣，餐點 DIY 配送服務也是一

個能簡化現代社會選項爆炸的科技。德雷克說：「我們要終結選項的暴政。」一旦收到餐點 DIY 配送服務的食材箱，基本上你沒剩下什麼選擇，除了決定哪天要吃什麼外，對於每道菜色，消費者沒有選擇的空間。舉例來說，可能星期一是墨西哥炸玉米粉圓餅、星期二是翡麥奶油飯、星期三是香料魚配豌豆馬鈴薯；配送的食材箱可以讓人一窺烹調完全自主的樣貌，讓人感到自由、消除繁瑣與無聊感。戰後期間，烹調與便利兩者無法同時存在，但是餐點 DIY 配送服務讓兩者可以同時發生，對於想要短暫逃離無盡的工作電話與電腦，即便只是短短27 分鐘也是無比的救贖。聞著蒜頭切碎的刺鼻香氣、看著哈羅米起司在烤箱高溫下由黃轉褐、變成硬化外層、感受著開心果在刀鋒下碎成蠟澤碎末，這些都有助於身心靈健康。曾有朋友跟我說，餐點 DIY 配送服務讓他人生首次體會到作菜的樂趣。

　　誰會想到消費者竟然會願意花更多錢，只為了自己煮一餐？依我粗略計算，在我寫作此時，如果想要煮義大利辣椒番茄斜管麵這道經典簡單的義大利菜，使用 HelloFresh 餐點 DIY 配送服務的價格是你上市場採買的兩倍，而你只多了張小卡告訴你，這道菜含有一天五份中的三份蔬果，還有一句精神喊話：「笑一個、大口吃吧！」

　　在數十年來外食稱霸的局面後，烹調本身終於等到回歸主流的趨勢，餐點 DIY 配送服務的崛起，象徵著烹調習慣的回

歸。在我時常進行研究的大學圖書館，我注意到大學生們開始
自己準備午餐，色彩繽紛、蔬食為主的餐盒，有時我還會聽到
他們趁休息空檔彼此交流烹煮維根餐的好點子，這些話題在幾
年前根本就不會有人在意。最近這幾年，一群為數不少的消費
者基於各式原因，可能是健康、口味或享受，決定要回歸廚房
人生。

　　在煮與不煮之間，現在許多人都不排斥選擇自己煮，今
日的烹調看起來可能跟過去習慣差很多，但不一樣不代表不
好，無需哀矜，要是哀悼美國人只剩下 10%熱愛自家烹調，
表示你預設所有人都應該要熱愛烹調，不過當時的人煮飯絕大
多數不是因為熱愛（而且大多是女性），而是因為沒有選擇。

　　2016 年食物歷史學家瑞秋・勞丹（Rachel Laudan）回憶
起自己母親的烹飪習慣，生於約 100 年前的一戰時期，嫁給了
務農的家庭，與三〇年代大部分的婦女一樣，每天都被備妥餐
食給佔據，勞丹寫道：「煮飯對於我媽來說是份全職工作，而
且全年無休，每天早上 9 點要上早餐、午餐與茶點 12 點半要
上、5 點要出晚餐。」[13]

　　勞丹母親的日常光用看的都覺得累，每天早上必須早起，
親手煎培根、煎蛋或水煮蛋、準備鯡魚乾或香腸：接著烤麵
包，先直火烘再放入吐司機，用力甩開經常清洗褪色的泡泡紗
桌巾，鋪在早餐餐桌，再準備一壺熱茶放在綠色的茶壺保溫套
裡，另外再備一壺熱開水、一壺牛奶放在茶壺旁邊，接著擺放

所需瓷器、餐具、奶油碟、自製果醬、麵包架，半個小時大家吃完後，再清理餐桌、清洗餐具 [14]。

上開事項全部做完才算完成一餐，而所有的程序每天要重複三次，每次吃完一餐，勞丹母親都會重新鋪上新的桌巾。

有人問勞丹說，她的母親算不算是一個好的廚師，但是當下她卻愣住了，不曉得該怎麼回答。用今日的標準，勞丹母親的烹飪水準在各個面向都無可挑剔，勞丹說：「我從來不記得有任何一餐遲了、或是糕點的外皮硬了、蛋糕塌了。」而且家庭裡吃的所有東西都是使用當地食材、新鮮、純手做，但是勞丹母親卻從來沒有機會選擇自己是否要當個好廚師，純粹就是社會給她的期待，當時英國每個農村的妻子都是受相同的社會期待所規範，她們烹調不是因為熱愛料理，而是因為這就是人生中被分配到的使命。

勞丹母親的烹調方式沒有任何不尋常之處，硬要說的話，她的廚房生涯就當時的標準來看，還算是輕鬆的，畢竟身為農家的妻子，肉類、蔬菜等食材的取得不是問題，其他二十世紀初的英國家庭可就沒有這麼幸運，只有微薄的食材、受限的烹飪條件，通常住在一房的屋子裡，沒有獨立的廚房但是還是非煮不可，更要煮出同等份量的餐點。我們大多過度理想化早期自家烹煮的料理，只會想像雙頰泛起緋紅的婦人，一瓶瓶如畫般醃漬的桃子與梅子，不過其實早期所謂烹飪的藝術指的就是，一個睡眠不足的母親在眾多家務事的空檔中，就手上有的

食材拼湊出的料理，同時還必須在煙霧中與火候大小拚搏。在我們過度緬懷過去的烹調習慣逝去的同時，也該記得早期烹調的真實樣貌，現在世界上依舊有許多人過著這樣的日子，每日無可奈何地站在爐灶前。

烹調之地

　　很多人說「窮人不煮飯」是因為懶惰，我經常聽到許多自以為是的人說其實窮人也可以吃得很好，只要不去麥當勞、買粗糧主食如米飯及豆類就好了。2014 年英國保守黨上議院議員詹金女爵士（Baroness Jenkin）曾說，人民之所以挨餓是因為不懂得如何烹調，指出她曾經早上為自己煮了一碗粥當早餐，大概只需要幾便士而已，為什麼窮人不跟她一樣就好了呢？[15]

　　然而美國數據顯示，低收入家庭平均花費在烹調的時間已經遠比富裕家庭高上許多，但這並不是說低收入家庭每天都煮飯，就我們所見聞，沒有錢、沒有時間的族群，包裝點心食物就是他們最好的解套方式，不過自九〇年代至今日，低收入的人們花在廚房烹調的時間卻越來越多，從 1992 年的 57.6 分鐘增加至 2007 至 2008 年的 64 分鐘。

　　類似情形，英國低收入手工作業的婦女，會比高收入管理職或專業女性每天多花大約 30 分鐘煮飯。[16]

　　就在我們家嘗試 HelloFresh 服務幾週後，我與 38 歲反貧窮倡議者同時也是記者的凱斯林・凱瑞吉（Kathleen Kerridge）見面。凱瑞吉有 4 個孩子，她 29 歲時心臟病發，之後還被確診罹患乳癌，而她的丈夫後來則被裁員，一家六口每週的伙食預算只有 40 英鎊。用 HelloFresh 收費標準來看，只能買得起 2.5 餐 4 人份的料理，但是凱瑞吉卻需要用這筆錢變出 21 餐 6 人份的食物；現在她與丈夫兩人的工作收入都不高，在付完房租、水電、孩子的學費後所剩寥寥無幾，每天都要開伙真的需要超凡智力，但凱瑞吉依舊能夠用少少的東西變出一家 6 口得以飽餐的料理。

　　許多人對於食物預算拮据的生活一無所知，還不斷大言不慚地發表評論，每每讓凱瑞吉非常感冒。在一次研討會的茶點時間，她跟我說：「大家都說我們低收入家庭都買現成的給家人吃，但是實際上我根本負擔不起 6 人份的外食。」迫於無奈她必須每天都從原始食材開始煮起，不過在預算有限的狀況下，並不是一個很愉快的經驗，她說：「每次逛超市都只能不斷跟孩子說，這個不行買、那個也不行，真的感覺很糟。」不像其他孩子，凱瑞吉的 4 個小孩都很愛吃蔬食，但是她必須要根據預算控制孩子們每餐蔬食的份量，因蔬菜為不像義大利麵或麵包有那麼高的飽足感。

　　對凱瑞吉來說，現在烹飪重視品質的思維只讓她的生活更辛苦而已，看著另一個令人興奮的世界，那裡的人都有著光

彩耀人的頭髮、吃著新鮮亮麗的蔬菜，但是她沒有一樣買得起。正處於青少年時期的女兒有次看到將櫛瓜切細條狀，作成類似義大利麵樣子的「櫛瓜麵」（courgetti）央求她買，因為她在 Instagram 看過很多人分享，無奈凱瑞吉說：「但是就每公斤價格來看，比新鮮櫛瓜貴 10 倍，我實在買不下手。」

　　當然不是說過去低收入家庭過得比較好，不過至少當時大家都有個共識，知道煮飯是件苦差事，不像現在，凱瑞吉覺得現代大家對於「理想烹調」的想像讓她覺得備受歧視；她曾提到當她發現孩子們看著她試著把三根蔥、一杯白米變出 6 人份晚餐，覺得萬分心碎。凱瑞吉寫道：「在理想世界中，我也想每天都幫我的孩子打果昔當早餐，只用最好的食材、買自然放牧有機農產品、一天吃 10 份蔬果。」但是在現實世界中，晚餐吃什麼全憑有多少預算，運氣好的話，能有些冷凍豌豆可以吃[17]。

　　所以說，能夠烹調代表有權力、有地位嗎？或許端看烹調的人是誰。派翠克、德雷克告訴我，HelloFresh 讓許多人充滿能量，因為餐點 DIY 配送服務讓他們得以第一次為一家人煮一桌菜，過程中更獲得新的獨立感及尊敬；不過要是烹調是因為逼不得已，不煮的話大家都會餓肚子，那就是另外一件事了。不論貧窮還是富裕的國家裡，都仍然有數百萬的廚師每天以微薄的報酬煮飯，為的是滋養所愛的人，這些廚師每天執行著生死攸關的任務，做出料理保護家人免於飲食相關疾病，即

使他們重要萬分，卻鮮少得到應得的尊重。

　　般若‧得賽伊（Prajna Desai）一天於其孟買住所說：
「我們迷戀米布丁裡小荳蔻的香氣，但是製作米布丁的女性
們都已經被遺忘了。」2014 年得賽伊舉辦一場為期三個半
月的料理工作坊，選址於達拉維、孟買最大的貧民窟之一，
她記錄其中 8 位女性參與者的烹調與生活，整理內容出版
成食譜書《舉棋不定的雞：8 位達拉維廚師的故事與食譜》
（*The Indecisive Chicken: Stories and Recipes from Eight Dharavi
Cooks*）[18]。這是一本我讀過最原汁原味的食譜書，她發現沒
有食譜的幫助，這 8 位婦人依舊用驚人的自信與思維烹調料
理，她們有冒險犯難的精神，並且不在意從頭到尾花超過 27
分鐘料理一道菜；她們手捲小米製薄餅、將白肉魚浸泡在香菜
羅望子醬中，料理手法同時纖細至極、又可以看到許多省事的
小點子，舉例來說，她們會將青苦瓜塞入花生甜味餡料，再用
細繩綁住固定，下淺油鍋半煎炸。

　　得賽伊 2014 年前往達拉維，詢問街坊有沒有自願者來參
與一個烹調計畫。第一場座談會大約來了 35 位女性（我覺得
大部分只是想要有個可以暫時離開家的理由），最後只有 8 位
堅持下去；一個禮拜三次座談會，但不是每一場都記錄於書
中，這群婦女每次來都要互相記錄對方的食譜，剛開始這個方
式窒礙難行，必須要先說服她們的烹調知識其實很有分享的價
值。得賽伊說：「記得當時，大部分是想要來學新菜色，沒有

想過原來自己也要當老師。」

2017 年春天，我用 Skype 與得賽伊通上話，那時她在位於孟買的家中，房間牆壁都用繽紛的布佈置得當，甚至還可以聽到背景有陣陣鳥鳴。得賽伊的專業其實是藝術史學家，一開始是一間非政府藝術組織找上她，希望可以執行計畫研究達拉維貧民窟的藝術與健康，這就讓她想到，與許多前人智者看法一致，烹調本身就是一門藝術，不過人們都不習慣給烹調應有的重視。

如得賽伊所認知，印度的經濟成功必須歸功於她在達拉維遇到的那些親手實作、才華洋溢的婦女，她告訴我說：「要是沒有這群免費的廚師幫大家煮三餐，印度一定會分崩離析，在印度三餐自家烹調還是常態。」不過即使費盡心機用那微薄的預算準備出一餐餐絕妙好滋味，這些妻子、母親所做的努力還是沒有受到尊重。

與得賽伊合作的 8 位女性其中一位是卡維塔・卡娃卡（Kavita Kawalkar），時年 25 歲，正在準備從事教職。卡維塔的拿手菜之一就是鮮魚瑪撒拉（fish masala），由新鮮魚、辣味番茄醬、再撒上香菜，組合而成；在開始製作醬汁之前，卡維塔會拿出一整顆洋蔥、一顆乾燥椰子，之後用兩把噴槍分別將兩者表面焦化，得賽伊寫道：「這是使洋蔥產生甜味、讓椰子釋放香甜椰子油，很重要的一步。」成品根據得賽伊的回憶，送進嘴裡一抿，絲綢般滑順的口感瞬即爆發。

　　當我們感傷西方世界都沒有什麼人煮飯的時候，數百萬的印度家庭主婦都還是每天這麼煮著，8 位參與得賽伊計畫的達拉維婦女，什麼都是從原料做起，即使是市面常售有的扁麵包。

　　她們煮的料理非常多元、美味、也大多非常健康（雖然得賽伊發現有些人會使用大量的廉價烹調油，不過這也是我們在第一章看到的全球趨勢），通常每餐都會有米飯、豆類、酸辣醬、沙拉或自製調味品、一兩種咖哩、絕對也會有自製優格當配菜。這種程度的技巧與組織能力的展現，每天進行三次，然而這些達拉維婦女卻不認為自己對這個家、社會有什麼貢獻。

　　單單就食物而言，這些廚師所做的事情相當有益，不過得賽伊擔心的是餐食製作的人工成本；印度與許多傳統亞洲社會皆然，達拉維婦女每天準備這麼多元的餐食並不是因為她們想要這麼做，而是被要求、家庭期待她們煮出一定程度多元的料理，煮飯不是一件可以商量的事，而是女性的義務，也讓她們好像矮那些吃飯的男性一截。

　　印度與世界各地的傑出傳統飲食應該要保存並重視，在我們現在飲食疾病猖獗的年代，這些勤奮的廚師每天三次送上救命預防解藥，要是這些料理文化遺失了，將會是這個世界一大損失；再加上我們現在正好是最需要它們的時候，問題在於要如何保存料理文化，同時避免壓迫女性過著大部分人都不願意選擇的日子，讓她們也有選擇。我們能保有傳統烹調的好

處，卻不強迫任何人忍受傳統家庭廚師的低地位嗎？

新式廚房規則

　　與耶米西・阿里比薩拉（Yemisi Aribisala）碰面的那個早上開普敦正下著雨，她搭的 Uber 塞在車陣中，我在一間嬉皮咖啡店等她，啜飲著我的白咖啡（flat white），試圖驅趕身上絲絲寒意。阿里比薩拉人還沒到，她溫暖、感染力十足的笑聲先到，接著就遞給我一包香氣濃郁的美味，乾燥小魚、煙燻辣椒泥、南非國寶蜜樹茶、乾燥無花果，還有許多各種超乎想像、香氣四溢的香料，跟我以往經歷過的全然不同。

　　阿里比薩拉是一位奈及利亞食物作家，剛剛的見面禮還不到她廚房收藏的一半，她非常驕傲地跟大家分享她的喜好，對阿里比薩拉來說，奈及利亞食物是一處未知的寶庫，即使世界上超過 1.8 億人口都在吃，她在其 2016 著作《長喉回憶錄》（*Longthroat Memoirs*）中寫道：「我都跟大家說這個世界還沒見識過奈及利亞食物。」書中記錄的不只是奈及利亞烹調，還有身為 21 世紀女性煮飯的意義。

　　阿里比薩拉受過高等教育，她曾寫到有些女性長輩希望她不要浪費自己的才智與時間在廚房裡，但是她就是覺得自己與從小長大的約魯巴料理文化（Yoruba gastronomy）有著很深的連結。她理想中的烹調不是 HelloFresh 那種輕鬆的方式，而是

一系列複雜的步驟，曾經一度被視為「女性成年禮試煉」，像是要能不用隔熱手套直接處理爐架上的熱鍋、或是在沒有砧板的狀態下切山藥，她對於自己可以伸手進滾水裡拿水煮蛋十分驕傲，就像芝加哥的尹艾迪，她也積極於傳承烹調文化給下一代：使用風味十足老母雞、蘇格蘭帽椒、肉荳蔻燉成的黏稠秋葵羹湯。

　　阿里比薩拉其實了解為什麼現在這麼多人討厭煮飯。許多有錢的阿布賈婦女，要是她一個月花 6 萬奈及利亞幣請的廚師休假，她只會餵自己的孩子吃泡麵，或者是訂披薩、買外帶的中國菜；在奈及利亞選擇不煮相當可以理解，因為跟電視上男性大廚不一樣，奈及利亞家庭主婦的烹調工作沒有受到應有的認可，社會禮俗要求女性必須餵飽整個家族後，自己才能吃，還需要忍受燒燙傷、切割傷，雙手老繭遍佈，卻鮮少聽到一句感謝[19]。

　　不過儘管如此，阿里比薩拉認為廚房對於奈及利亞女性來說應該是個「充滿光亮與權力的空間」，飢餓的人進到這裡來都能飽足地離去，就是因為這個轉念，當然還有許多其他原因，阿里比薩拉拒絕放棄烹調，即便她要放棄也不會是因為任何外力，而且還有許多跟她志同道合的朋友，她說：「許多奈及利亞女性，週末先煮起來冷凍，週間仔細計算好工作時間與解凍時間，下班後穿越恐怖的交通，到家、穿上圍裙，驕傲地為家人端菜上桌。」[20]

　　有鑑於現在有這麼多替代方式可以準備食物，我們很驚訝不論是在非洲、北美洲或是歐洲，還有這麼多人選擇要自煮，現代烹調方式可能看起來跟我們的祖父母輩差很多，但這也是因為現代家庭組成跟過去相去甚遠，美國有些州，每 1 千戶家庭中，就有 21 戶是同性伴侶，這些家庭重新定義了誰該下廚、誰洗碗、誰顧小孩的規範，好處是這可以讓我們重新重視、尊重烹調的價值，因為再也沒有誰本來就應該做這些的概念了[21]。

　　我們這些年其實都想錯了，以為當家中的掌廚者並非權力的象徵，但還有什麼比照顧所愛之人（包含你自己）的健康福祉更有權力的事情呢？只要好好觀察近期營養變遷對世界造成的後果可以明顯發現，自家烹調習慣普及的社會，如愛吃米飯及豆類的墨西哥、愛喝蔬菜湯的葡萄牙，與飲食相關疾病攀升之間有著一條清楚的界線。

　　就如阿里比薩拉寫道：「我們真的應該心存感激，想想無關任何榮耀，每天在鍋爐前張羅出好吃又創新的料理有多麼困難。」我們也需要找到方法大大降低烹調的門檻，但最佳方案不是網路上提倡的簡易烹調。

　　如何讓傳統烹調繼續留在現代，這個大難題的解答就是放寬「烹調」這個詞的解釋，男性做飯仍是自家烹調、拿昨天的咖哩微波加熱還是屬於自家烹調、只煮給自己吃也是、用許多讓曾祖母望塵莫及的廚房神器全都算是自家烹調的範疇。

　　全世界的廚師們都在嘗試新方法來製作相同的傳統美味；在巴西，壓力鍋是廚房新寵兒，可以快速燉煮黑豆飯，還省瓦斯；在美國、英國及印度，快速爐旋風席捲所有生活忙碌的上班族（包含我在內），結合慢燉鍋、壓力鍋、飯鍋、還有其他功能於一身，可以讓你煮出慢燉靈魂食物但是不需要那麼長的製作時間；在義大利則是美善品多功能食物料理機（Thermomix），不只可以像食物調理機混合食材，還能切、攪、秤、拌，做出來的燉飯，要是不說別人還以為背後有個強壯的媽媽細心攪拌 20 分鐘才有這般效果，現在每 30 位義大利人中就有 1 人擁有一台美善品多功能食物料理機（包含許多男性），考量到一台要價將近 1 千歐元，這個持有比例很了不起[22]。

　　烹調習慣其實一直都在生活需求與美食渴望之間拉扯，今日這股拉扯更為複雜，但是我們現在的處境其實沒有那麼糟，因為走投無路才煮是一件事，在生活眾多活動中主動選擇煮飯正向許多，是個有決心、有愛的象徵，不論你是為誰煮，你明明有更好的事情可以做，卻在這邊把一顆白花椰菜削成一小朵、一小朵小白花，送入烤箱後再擠上檸檬汁，沒有人逼你拿玉米、馬鈴薯、韭菜、鮮奶油，煮成一鍋濃郁的巧達濃湯，不過你仍然慶幸自己這麼做了。

　　然而傳統的飲食方式還沒有全然消逝，每次我們從事烹調活動時都是一次提醒，即使只是煮一碗簡單的湯，單單只是拿

取食材加熱這個動作都帶有某種程度的深思熟慮，讓人想到多少人類飲食文化已經逝去，即便只是從手上投入鍋中的片刻，也強迫我們關注食材本身。

　　現代人飲食方式變化太大、太快，不過食物對於我們的重要性卻比以往更強，自主烹調是為了重視飲食現況，並且繞過現代食物文化的某些矛盾與過量；我們或許不過每天煮三餐，但是只要願意花時間下廚，就是一帖面對這瘋狂現代人生的良藥，電郵可以不回、飛輪課可以忘記去、手機訊息提示震動，這些都別管了，因為晚餐準備好囉！

第九章
跨越飲食失調，抵達甜美草場

　　世界上大部分角落現在都有著童話故事般的結局：「而他們再也不會挨餓了。」正如我們現在所見到的，今日富足的食物供給是早年世代夢寐以求的桃花源，幾世紀以來，人類祖先因為都吃不飽，想出一些薑餅屋、舀不盡的一鍋粥、越肥越好的聖誕節烤鵝等鄉野奇談，古代歐洲的童話故事相當重視食物的份量，大多是讓主人公肚子填滿碳水化合物、帶著不可思議的飽足感入睡，再也不會半夜被餓醒。

　　民間的口耳相傳很有參考價值，誠實反應出當時飲食現狀，出現「而他們再也不會挨餓了」這類故事，促成營養變遷從第三階段進展到第四階段「從飢荒進步到富足的年代」。2000 年至 2015 年間，發展中國家的飢餓問題減少了 27％，成果相當驚人，不過同時令人羞愧的現況是仍有超過 8 億人口吃不飽，其中包含數百萬 5 歲以下的幼童，因為食物缺乏、發育不良而造成永久性的傷害。面對這樣的慘況，最直覺的應對策略就是加緊腳步、生產足夠所有人吃飽的食物；1941 年

富蘭克林・羅斯福（Franklin D. Roosevelt）宣布「免於匱乏的自由」是人類四大基本自由之一[1]。我們的食物系統受到21世紀中期農人幫助甚大，全心全力投入增加食物產量，不在意食物品質、食物多元性及永續性。諾曼・布若格（Norman Borlaug）人稱綠色革命之父，發明矮稈高產小麥品種拯救數十億人免於飢餓之苦，這個數字是無庸置疑的。作家蘇珊・朵金（Susan Dworkin）曾任職於美國農業部，了解種籽培育農的想法，她寫道：「他們問的問題都是每一畝地有多少食物產量、可以餵飽多少人，這就是當時農人的思維，眼中看見的不是餐桌體驗，而是能不能填飽肚子。」[2]

但是觀察今日矛盾感叢生的食物供給系統，「而他們再也不會挨餓了」不再像是正確的快樂結局，反而引起新型飲食疾病恐懼，2歲幼兒因攝取過多含糖飲料而滿口爛牙、成年人因第二型糖尿病截肢等的數字節節攀升，但是我們的農業系統仍舊專注優化產能、生產量，全然忽視現在世界上大多數人所面對的難題是過度飲食與營養不良的綜合症。

「而他們再也不會挨餓了」對於印度的「瘦脂嬰兒」來說不是個開心的結局，對西方世界低收入的消費者來說也不是，為了止飢他們只能吃營養不均衡的包裝零食，這個童話結局沒有辦法翻轉全球標準飲食的單一性、改善現代食品大多營養含量不足，卻添加過多糖分及精煉油的困境，也沒有辦法拯救我們脫離飲食失調的夢魘。再者，世上有許多種食物渴

望，再多的營養也解不了，如渴望更多時間可以從繁忙的日常中撥出時間好好吃頓飯，還有渴望不要變胖，希望不要再因為自己的食物選擇而持續感到痛苦或充滿罪惡感。

　　正是這種不願意感到飢餓的心態導致人類許多（雖然不是全部）不理性的飲食行為；面對進食，我們經常把恐懼放錯對象，舉例來說，我們常常會過度擔心一些少量攝取的食品可能會有什麼負面影響，或者是把所有試圖阻止我們吃熱愛零食的人都視為童話裡的壞巫婆，但是當我們看到一個 500 大卡、過量糖霜、配料滿滿、比八〇年代 2 倍大的杯子蛋糕時，眼中卻只看到喜悅。

　　人類需要新的飲食思維模式，去幫助我們面對富足的環境，打造一個比較好的飲食方式。有鑒於過去人類歷史經歷過多次飲食文化變革，沒道理現代人類飲食的處境沒有轉圜餘地，很可能只是我們子孫未來回頭看、茶餘飯後的一個趣談，就像我們現在看當時沒有安全帶的汽車、或者香菸廣告說有治癒氣喘療效的心情一樣。現代也不遑多讓。「什麼！？家長竟然讓小孩吃七彩糖霜圈當早餐？包裝上還可以合法說這是一個聰明的選擇？」

　　我個人是持正面態度，人類一定能在營養變遷第四階段殺出血路，平安抵達第五階段，就像波普金所解釋的，第五階段透過行為模式改變會迎來新型態的飲食及生活模式，會是一場自文化徹底翻轉的改革。舉南韓為例，第五階段仍會保有第四

階段的富足，只是用更節制的方式，並且多以蔬菜為飲食核心。我個人會留下韓式泡菜以及許多現代振奮人心的新料理方式、放棄淨食主義與罪惡感，第五階段回歸以水為主要飲料，大幅度減少卡路里飲料的攝取量，相信也會看見更多有目的的活動（purposeful activities），因為人類會降低第四階段對車輛的依賴，開始多走路、騎腳踏車。第四階段我們見證了飲食相關疾病的猖獗，第五階段希望可以見到慢性非傳染性疾病與肥胖問題的緩和，我希望可以不要再看到恐胖症蔓延，真正理解到健康飲食遠不僅是 Instagram 上健美的體態，食物會再度拾起本業，滋養我們而非毒害我們[3]。

但要是沒有外力幫忙，我們到不了第五階段。這意謂著各國政府及民間組織也要同步調整飲食思維，改變人們的飲食環境需要各方出力，包括農業制度、改善食品市場法規，甚至是教育與料理課程。2018 年食物記者費莉絲蒂·勞倫斯（Felicity Lawrence）曾寫道，現在越來越清楚，要是希望改變現況絕對需要政府公權力介入，雖然人們有千百種反抗現狀的方法，但是沒有人能夠以個人逆轉整個態勢[4]。

甜美翠綠草場

出於一些不解的原因，即便是現在飲食相關疾病問題如此嚴峻，要求政府負起責任讓國民有更健康的飲食，竟然

會是個這麼有爭議性的話題；只要有人提出食物環境法規修訂議題，就會有人歇斯底里地喊著「保姆國家」（nanny state）！2012 年紐約市發生一場活動，抗議時任市長彭博（Bloomberg）提案限制市場含糖汽水的容量，最大杯不得超過 16 盎司，彭博的提案與禁止販售汽水無關，也不是進行汽水定量配給，市民還是可以自由地購買 16 盎司的汽水，要幾瓶都可以只要負擔得起，但是彭博的提案還來不及生效，在 2014 年就遭紐約市政府衛生委員會否決，同時也受到廣泛的批評，認為政府過度干涉個人自由。其中有個評論說：「市長好像覺得政府最應該實現的價值就是告訴人民該怎麼過日子，即便是枝微末節都要管。」[5]

　　我認為政府介入飲食控管之所以有這麼大的反彈，有一部分是因為飲食與人類生存的本能息息相關。從嬰兒時期開始，人類就不喜歡別人告訴我們什麼不能放進嘴巴，要是連吃什麼也要被管，我們會覺得很受冒犯（我相信任何養過挑嘴小孩的家長都很清楚我在說什麼）。每次我看到政府發送的飲食指南傳單，我都會想說「別鬧了」，說什麼年糕配茅屋起司會是個很好的點心，連愛吃茅屋起司的我都無法接受。

　　食物管制法規之所以這麼惹人嫌還有第二個原因，跟「減少」的心理因素比較有關。過去我們對於政府介入確保食物供給欣然接受，因為政府的舉措大多是為了讓大家有足夠的食物，自古以來，國家政府的基本責任之一就是確保國民有足夠

的糧食與營養，戰時配給制度也是為了未來戰時食物不足情況預作準備，確認大家到時都還有東西可吃。我母親生於 1941年，現在講起二戰時英國政府發給 5 歲以下小孩的黑醋栗糖漿以確保攝取足夠的維生素 C 時，還會感激地熱淚盈眶。

今日的困境在於，中央及地方政府無法只是保證提供人民更多食物，因為就均值來說，我們都已經擁有過多的食物了，所以政府需要做的其實是減少食物，但相關舉措表面上看起來就會有懲罰性質。彭博認為自己的提案純粹只是為了盡市長的本分，保護市民的健康，因為紐約市現在據估計已有 98萬 7 千人罹患第二型糖尿病，不過批評聲浪大多覺得，這提案感覺上像是從人民的盤子裡偷走食物（或者說是從我們水桶般大小的重量杯裡偷走汽水）。然而提到食物政策，有件事政府不只能夠、更應該幫助人民，就是提升食物的品質。

數十年來，人們一直在追求食物的量，卻花太少力氣提升食物的質。餓了？就多吃點，胖了？就少吃點，不論我們想要增重還是減重，普世有個很狹隘、偏頗的認知，覺得只是簡單的卡路里攝取及消耗的數學問題，但是健康飲食從來就不只是量的問題，無法僅由內容物成分來定義，就我們看來，能夠帶來健康的飲食方式不只是減少糖分、速食等的攝取，還要加上增加攝取營養豐富的食物，如優格、魚類、堅果、豆類及綠色蔬菜。

現在普遍民眾仍舊認為「高品質」的食物是上流、富裕階

層所獨享。電台節目主持人德瑞克‧庫柏（Derek Cooper）認
為，英國飲食文化的問題在於存在兩種不同的食物，第一種
是廉價又糟糕的東西，庫柏稱它們為「一罐罐過度繽紛的垃
圾」；第二種是昂貴的食物，通常會跟著「真實、自然、有
機、傳統、純粹、手作」等形容詞，但是庫柏問：「難道不應
該所有食物都純粹、新鮮嗎？為什麼要有這些廉價、對身體有
害的食物呢？」過去這幾年，食品開發界總算也開始重視食物
品質，全球食物系統現在不只需要解決飢餓問題，還要廣泛地
為不論貧富老幼，提供品質較好的飲食 [6]。

當我正在思考著該如何闡述有關食物品質的論點時，突
然想起童話故事〈三隻山羊嘎啦嘎啦〉（The Three Billy Goats
Gruff），曾經一度是我大兒子小時候最愛的故事，故事裡有
三隻山羊渴望吃些比較好的食物，河的對岸有著三隻羊從未
見過，最甜、最翠綠的草地，但是要到對岸，山羊們必須過
橋，再加上橋上住著一隻山精，誰要是敢靠近，就會被一口吃
下肚，幸運地山羊們用計騙過山精，安全過橋抵達對岸的甜美
草場。

「而它們抵達了甜美翠綠草場」對我來說比「而他們再也
不會挨餓了」更是合適的食物態度。三隻山羊的故事在意的不
只是食物的量，還有品質、多元性及享受，山羊們要的不是隨
便的草，而是好貨（我想像那片草場一定肥沃、鬱鬱蔥蔥、
又有各種不同草種），提醒人們應該要重新與腳下土地連結，

認清真正食物的美好，學習採集狩獵時代祖先們的直覺。與淨
食運動還有其他許多現代極端飲食方式不同，人類需要的是接
受、擁抱食物，而非遠離食物，食物應當滋養萬物，不該帶來
罪惡感及排斥，大家都是那三隻山羊，不論體型大小都要小心
過橋，不要被山精吃掉，而山精就躺在橋下等著我們經過；
生活中山精會以不同的形式出現，端看我們處於哪種人生狀
態，問題在於我們應該如何智取山精以到達甜美的草場，也就
是一種可以真正帶給我們喜悅與健康的飲食方式。

　　我不能假裝知道過了橋後是什麼光景。有些人說未來食物
一定會包含吃昆蟲，有些人說是海藻，但是我們飲食體系所
需迫切的改變一定不是一種食物能解決的，因為根據過往經
驗，任何時間點一個社會的飲食方式牽扯到的面向非常多，包
含政治、經濟、教育及工作型態等，我的直覺認為「甜美翠綠
草場」的樣貌，每個地方都會非常不一樣，因為人們將重新取
回、重塑被全球化食物系統同質化的當地食物，我們希望回到
土地本身，了解周遭土地最適合產出的食物為何，而不是一味
地希望農人種出世界彼端的食材。人類需要的改變是飲食文化
與食材，不管第五階段最後會長什麼樣子，每個人應該踏出的
第一步就是改變對食物的態度，下一步就是踏上那座通往改變
的橋；世界各地都可以看到一些有希望的跡象，改變正一點一
點發生中。

智利殺了東尼虎

當我問波普金，他到底是從哪裡、看到什麼，才讓他這麼有自信，認為人類一定可以從當下自我毀滅式的飲食模式脫離改變，他只回答我：「智利」。

2016 年智利含糖飲料人均攝取量全球之冠，消耗高鹽、高糖、高油包裝零食、點心及薯片的份量也不遑多讓，家家戶戶購買的食物超過一半是高度加工食品，智利人的肥胖比例是南美洲第二高，僅次於墨西哥。根據智利衛生部估計，現在約有 66％的智利成年人過重或肥胖，而八〇年代卻是營養不良比較常見，目前為止，聽起來都似曾相識，所有拉丁美洲國家都步上美國及歐洲的後塵，用更迅速的腳步成為營養變遷最嚴重的受害者[7]。

唯一不同的地方在於 2016 年智利政府實施了史上最嚴格食物法案，對不健康食物課徵超高稅率，含糖汽水需多課徵 18％，是目前最高的含糖稅。不過這只是開始而已，政府此一大膽作為雖廣受公共衛生專家歡迎，但是食品產業的說客們都說此舉侵門踏戶。2016 年智利食品法規定，麥片製造商需將外盒包裝上的卡通人物移除，以改變包裝食品的友善象徵，滿滿糖霜的麥片外包裝上不會再有可愛的兔子、北極熊，避免大眾認為這些產品對於開心的童年不可或缺，2018 年一份紐約時報的標題，將智利的法規改制總結成：「智利殺了東尼虎」[8]。

　　將早餐麥片上的卡通人物移除只是食物法規改革一小部分，智利政府全力打擊令人發胖的飲食文化，相關法案最主要的推動倡議者是小兒科醫生出身的參議員吉多‧吉拉迪（Guido Girardi），他認為零食裡的糖分可以算是本世紀之毒。吉拉迪自 2007 年開始便在智利全國宣傳施行較為嚴苛的食物法規，但是相關法規施行的時間一直因為企業利益而延後，最終還是贏來勝利，相關食品法規得以正式立法。他自己描述這是一場非常難打的游擊戰，智利的學校不得販賣高度加工食品，如巧克力或洋芋片，而健達出奇蛋則全國禁賣，因為裡面包有玩具，認為是一種騙誘孩童攝取糖分的象徵[9]。

　　智利新食品法規中最嚴峻莫過於新的食品標示規定。過去其實食品營養標示也有用以說服大眾採取較健康的飲食模式，不過老實說，這些嘗試基本上都沒有實質效用，因為如果只是將食品內容的脂肪或每包裝含幾份等資訊臚列於包裝上，那民眾必須具備相對應的知識才能做出健康的食物選擇，這就表示我們預設消費者大多理性、受過教育，同時還可以不受時間與金錢限制，自由地選購食物，更能像營養師般無比在意自身健康。

　　目前為止，世界上大部分的食品成分標籤，經證實對減緩飲食相關疾病沒有成效，因為標籤上的訊息太難懂、繁瑣，而且完全沒有考慮消費者在超市的行為模式，常常你需要瞇著眼用力看才能算出來這份的大小以及上面的顏色碼到底代表什麼

訊息，許多研究都顯示會閱讀包裝營養成分表大多是高收入的消費者，本來就比較重視健康飲食的族群，所以這些食品標示原本立意是希望消弭健康不平等的現況，但反而卻造成反效果[10]。

智利政府決心要讓國內的食品標籤更清楚、更容易理解，自 2014 年起規定必須在孩童食物如調味乳、高含糖優格與早餐麥片包裝上增加一系列警語，簡單的六角形標示，寫著「警告：此產品高含糖」、「警告：此產品高含鹽」、「警告：此產品高含飽和脂肪」、「警告：此產品高含卡路里」等，智利政府盡力警告國民醜陋山精的位置。就美國的食品標示標準，這樣的標示要求太過唐突，紐約大學食品政策教授瑪莉安・奈索（Marion Nestle）大力讚揚，認為智利實施的新法規太驚人了，一箭穿心，不過對於吉拉迪參議員還有其他智利公衛說客來說，現行的食品標示尚未完善，吉拉迪認為規範適用的品項還不夠多，沒有辦法發揮全然的效用。另外食品製造商可以選擇警語印製的顏色，通常會使用紅色、綠色或藍色，這些有正面聯想意涵的顏色[11]。現在，智利政府規定警語必須以黑色印製，同時該要求也擴大適用於一般智利超市中數千件食品。

黑色的警語不只出現在餅乾、點心食品的包裝上，也出現在許多之前號稱是健康食品的產品上，如優格、輕食沙拉醬、濃縮果汁及穀物棒等，雖然預測智利政府的舉措最終會減

緩多少肥胖率還太早，但是現在就已經可以觀察到消費者行為開始改變了，民眾漸漸懂得避開特定幾種食物。受訪調查超過40％的智利人現在都會使用黑標來幫助自己選購食品，2018年派翠西亞・桑切斯（Patricia Sanchez），兩個孩子的媽告訴紐約時報記者，她之前從來不曾閱讀食品包裝標示，但是新標示你不注意都不行[12]。

在撰寫本書的同時，也有一些國家響應智利的做法，透過立法規定食品包裝警語制度，如秘魯、以色列及烏拉圭，巴西及加拿大也在考慮跟進當中。

不過智利的新食品法規並非受到所有人歡迎。2017年夏天，我在智利首都聖地牙哥遇到一位可愛的婦人，她是位烹調的愛好者，跟我抱怨說她最愛的海鹽現在竟然被標上黑色標籤，好像在說湯裡加一撮鹽，跟一份薯條的鹽份一樣多；也有人說沒有必要將糖及鹽（或任何食物）妖魔化，因為我們可能會讓人面對食物選擇時非常焦慮。

然而無庸置疑的是，新法規讓食品產業動起來了，超過20％的智利食品都改了配方以符合新法規要求，超過1,500件都嘗試減糖、減油來避免被貼上黑標，可口可樂公司說智利境內販賣的商品有65％都是低糖或減糖的產品[13]。

其實這類法規也讓食品業者的工作輕鬆了一些。食物政策專家科琳娜・霍克斯（Corinna Hawkes）告訴我說，她遇過很多跨國食品公司代表都跟她表示，公司也希望可以降低產品中

糖的含量，不過很難執行，因為要是他們的產品不夠甜，消費者就會選購其他品牌同類型產品，智利這種全盤式的食品標示及稅率改革創造了一個公平的場域，如此一來沒有任何一間企業會因為減糖而營收受到影響。

改變產品配方製作低糖版本已經是產業界的基本方針了，不論徵收糖稅與否，我必須承認低糖、高加工食品對我來說還遠遠算不上是那片甜美翠綠草場，有些長期追蹤研究顯示低熱量的甜味劑仍然與第二型糖尿病罹患風險與體重增加有關，但是雖然新配方的食品還不算是完美，只要食品產業能因此多花點心思提升產品的健康，也是美事一樁[14]。

拉丁美洲開始看起來像是世界食物改革的領頭羊。巴西的卡洛斯・蒙太羅（Carlos Monteiro）說：「現代飲食與其所造成的傷害，無所作為已經不是一個選項了。」蒙太羅身為公共衛生與營養學教授，協助巴西政府所制定的官方營養指南公認世界第一，他的飲食指南不是希望教育民眾哪種營養素該吃多少，而是以真實人類會吃的食物觀點擬定，建議大部分選擇「極少加工食品」，同時也認可油、脂肪、糖及鹽用於烹煮，可以打造多元又美味的飲食狀態，這份指南也鼓勵同桌共食，認為社交生活是很自然的行為。

墨西哥超過70％的人口過重或肥胖，近期墨西哥的飲食習慣與含糖飲料稅的發展都很令人驚奇，說到墨西哥的含糖飲料稅，是世界其他國家制定類似含糖稅的參考最佳範例，包

含 2018 年春天英國實施的新稅制也是參考墨西哥後制定。墨西哥含糖飲料稅每一公升增加 1 披索的稅，差不多就幾分錢而已，業界大力批評該稅制，自 2014 年 1 月實施以來，對於降低墨西哥國家境內的肥胖與糖尿病沒有任何顯著的效果；就數據來看沒錯，不過新稅制才施行沒幾年，現在要下斷論還太早。然而現在很清楚發現，墨西哥新稅制大大地改變了全球汽水喝最多國家的飲料習慣，根據北卡羅萊納州大學研究分析稅制對於消費行為的影響，調查超過 7 千戶家庭消費行為發現，新稅制實施第一年間，購買含糖汽水的比例就下降 5.5%，第二年 2015 年銷售比例持續下探到 9.7%，最主要的減量族群來自最低收入家庭，這個族群也是罹患飲食相關疾病最主要的一群，同時也看到未加稅的飲料，主要是瓶裝水的銷售量增加[15]。

　　有些人認為墨西哥的含糖稅還不夠高，所以才沒有顯著效果，不過數據清楚顯示即使只有小幅調整食物飲料的價格，也能對消費者行為有很大的影響力，特別是加上新的食物訊息成效更佳。如同智利一樣，墨西哥的含糖飲料稅其實是一場大規模運動的一小部分，希望可以減少大眾對於垃圾食物及汽水飲料的正面聯想。2012 年「彭博慈善基金會」（Bloomberg Philanthropies）提供亞歷杭德羅‧卡斯提奧（Alejandro Castillo）活動經費，其致力於長期推動墨西哥「垃圾食物趕出校園」的運動；卡斯提奧舉辦一系列親子活動，並將含糖甜食包裝上的卡通人物塑造成「垃圾食物集團」，東尼虎變成

「虎哥」或「糖之王」，他同時還出品一系列電視廣告：「12大匙」，相當於一瓶汽水裡面的糖分含量，有張海報上畫著兩個孩童被迫灌食汽水，上面寫著：「你會餵孩子一次吃下12大匙糖嗎？那你為什麼要讓他們喝汽水？」[16]

墨西哥與智利激進的食物法規及相關廣宣運動已開始漸收成效，改變大眾對於食物的集體想法。想想看今天的智利孩童再也不會將巧克力早餐麥片與可愛的卡通人物聯想在一起，去除卡通外衣，就只剩下一包厚重糖霜、沒什麼營養又無聊的早餐麥片，簡單來說就是一碗泡在牛奶裡軟塌的高糖玉米片。

如果我的數學成績長這樣，早就失業了！

改變整個食物環境是件嚴峻的工程，而且對多數國家來說似乎還是個遙不可及的夢想，因為許多政府不願意起身對抗食物產業界，很容易就把食物問題的尺度看得太大，就好像面對氣候變遷，一個國家無能為力一樣，變成失敗主義者，不過或許我們不會一口氣翻轉整個食物環境，但改善民眾吃的品質，或許我們可以嘗試從小地方一步一腳印做起。

人類食物內容深深影響周遭環境，但是環境並非泛指全球大環境，每天每個人都在個人的「微環境」中作了一系列的飲食選擇，而這個「微環境」可能是一間商店、餐廳、美食街或者是家庭餐桌。劍橋大學行為與健康研究單位主任德雷莎・瑪

爾托（Theresa Marteau）進行了為期 4 年的研究計畫，實驗重新設計「微環境」能否將人們自然而然引導上較健康飲食的正途，她對如何說服人們少吃點肉、或是怎樣可以有效地讓人減少進食分量，都很感興趣 [17]。

瑪爾托與同事發現，只要環境些微改變就能大大影響我們餐飲的選擇。舉例來說，改變酒杯的大小，就能影響人們喝多喝少，如果希望說服民眾減少飲酒，只要請酒吧、餐廳等場所換小一號的酒杯（這當然是要酒吧、餐廳願意配合辦理），就能輕易達成。我跟瑪爾托說：「這樣未免也太容易了吧！」她說：「就是這樣沒錯！」

她指出這個方法美好之處就在於沒有人需要出面制止或控制他人該喝多少，數十年打滾於食物與行為研究，瑪爾托學會一件事，人們非常討厭別人告訴自己「你吃太多了」，但是如果是調整環境，就能夠無痛改變人類飲食行為 [18]。

行為科學家使用「選擇架構」（Choice architecture）這個詞來描述透過環境設計引導出較健康的飲食選擇。我個人覺得這個想法很好，打造一個只有好選項的空間，大家的食慾可以在裡面恣意奔放，與現在我們的生活環境很不同，人們健康飲食的意志，在面對環境中隨處可見的過量飲食暗示面前瓦解。

如果我們想要改變飲食習慣，最好的時間點就是學齡兒童階段，可悲的是美國很多學校受到各大垃圾食物品牌施壓，不得不陳列相關產品於學生食堂。2018 年休士頓的學校與達美

樂披薩公司簽了一份 4 年 8 百萬的合約，號稱為學童量身打造特殊的「聰明披薩」，調整內容物讓披薩得以符合學校食物標準。2016 年根據學校食物品質倡議者貝蒂娜・伊萊莎・西格爾（Bettina Elias Siegel）的調查，「聰明披薩」已經遍佈美國全國 47 個州 6,000 多個校區，她指出，即使「聰明披薩」已經比原來的達美樂披薩健康，出現在校園內會增加學童對於達美樂的品牌認可及品牌忠誠度，基本上這些食品企業就是在利用學校食堂，灌輸孩童垃圾食物是正常的食物[19]。

　　不過學校還是可以變成孩童學習健康飲食的優良環境，有時還比家裡更有效。2017 年春天我拜訪位於林肯郡的華聖堡小學（Washingborough Academy），一間公立小學，學生在校的時間全數都用來打造與食物健康的關係。學校教務長傑森・歐洛克（Jason O'Rourke）上任第一個舉措就是去找當地企業贊助種植蘋果樹，而且只種當地品種，每個班級都有自己的小菜圃，家政烹飪課就用自己種的蔬菜，有時還可以提供學校食堂。歐洛克帶我參觀校園的時候，我還聽見有個班級的學生正激烈討論著究竟紅甜椒是水果還是蔬菜；他還特別帶我去看學校的點心站，竟然有一群學生在準備番薯瑪芬，等等下課時間要賣的健康點心，我還看到學生親手採摘包心菜、切韭菜，烹煮韭菜馬鈴薯湯。

　　用英國學校平均值來看，華聖堡小學花了非常多時間、注意力在食物上，歐洛克是我遇過擁有最不凡食物思維的教

育長，因為擔憂英國孩童肥胖率太高，而決志要為此做些改變。英國 4 歲學齡兒童每 5 位就有 1 位有過重或肥胖的問題，小學畢業約 11 歲，變成每 3 位就有 1 位，歐洛克尷尬地說：「如果我的數學成績長這樣，我早就失業了。」更讓他感到不可思議的是，英國教育系統目前還不認為學童健康特別重要，他就決定至少在華聖堡小學，一定要讓學生學習到新的食物文化，同等重視食物的享受與健康。

2016 年有機會認識歐洛克，是因為我們兩人同屬於一個團體「風味學校」（Flavour School），希望可以與志同道合的朋友攜手為英國建置新的食物教育系統，架構參考瑞典及芬蘭的感知食物教育「求知系統」（Sapere system），該系統實行超過 20 年，概念就是要以學童自己的感官感受來學習認識食物本質，而非透過講授教學，因此在典型的「風味學校」課堂中，學生可能會戴上抗噪耳機，然後嘗試「吵鬧」及「安靜」的食物（芹菜吵鬧、草莓安靜），或者學生可能會聞罐子裡的香料，然後辨識出是哪一種香料[20]。

歐洛克對於「風味學校」的無限可能性感到興奮，因為他發現華聖堡小學的學生剛來的時候，許多人嚴重缺乏對於食物風味、口感的最基本知識。在我拜訪的前幾個月，華聖堡小學的主廚在菜單上新增了一道烤雞腿，但是他很沮喪發現大部分學生都沒吃，後來才知道原來即便雞肉是孩童肉類首選，但是他們只看過無骨、裹粉、雞塊型態的雞肉，後來老師必須半強

迫學生試試看這塊深色、有嚼勁的肉塊，不斷安撫他們說，沒錯這真的是雞肉。

　　雖然這只是英國一個角落裡的一間小學，但是歐洛克覺得自己的工作是在推廣正面的食物文化，試圖導正外面世界的飲食歪風，在校園範圍內，教職員可以擔任孩童食物選擇的建築師。歐洛克常說就飲食習慣來說，學校老師比起學生家長更容易傳遞正面影響，因為親子關係帶著許多情緒層面；大部分的學校裡，如果有同學生日，全班會用糖分滿滿的蛋糕及餅乾來慶祝，但是在華聖堡小學，壽星的生日禮物就是可以自己選一本書捐給學校圖書館，書裡會夾有一張寫著學生姓名的書卡。即使只是一間學校改變食物文化，還是會產生漣漪效應，影響所及絕對不止於校園。2017 年「風味學校」夏季學期的某個周五，華聖堡小學的老師要求 6、7 歲的學生觀察不同種的蘋果，然後描述顏色及外型，紅色或綠色、閃亮或黯淡、圓形或梨形，之後大家再一起品嘗；之後的周一早上，有好幾個家長跟學校回報說，週末帶小孩去採買，小孩竟然像之前要糖果一般，吵著買各種不同的蘋果。

用橄欖來慶祝

　　我們大部分的飲食習慣都是自小養成，一旦養成就非常難改正（但也不是不可能），看看全球孩童飲食與體重的數據就

知道，未來我們與食物的關係並不樂觀，很可能只會比過去糟糕，大部分的國家都正經歷更嚴重的孩童肥胖及垃圾食物猖狂，不過至少還有一個地方，孩童肥胖率不升反降，這都需要感謝老師、家長、政府、公衛、社工、心理醫師、運動教練及營養師，多方攜手協力，甚至連超市及速食連鎖企業，都投入一份心力。

阿姆斯特丹見證孩童肥胖率下降，城市人口超過 100 萬，自 2012 至 2015 年間，過重或肥胖的孩童百分比下降 12 個百分點，自 21％下降至 18.5％，受惠的族群包含城市中最貧窮的孩子，多是來自移民家庭，他們原先的孩童肥胖情形都較荷蘭白人家庭嚴重。迎來這改變並非運氣，需歸功於一項傑出的倡議：「阿姆斯特丹健康體重計畫」（Amsterdam Healthy Weight Programme, AHWP），計畫終極目標希望城市中沒有任何一個孩子有「不健康的成長環境」，並且於 2033 年前所有孩子都有健康的體重，基於計畫目前成就，達成終極目標絕非遙不可及 [21]。

我們經常聽到有人說「負責任的飲食」，其實很多時候背後的意思就是「這不干我的事！」就像「負責任的飲酒」（Drink responsibly），是政府對於重度飲酒人士的政令廣宣，彷彿嗜酒只是個人調皮搗蛋而不是一種疾病，同樣地，在那些一輩子都不需要減重的人眼中，經常覺得過重根本就是個人不負責任的表現。此論述最大的盲點就是孩童，怎麼能說孩童肥

胖是孩子自己的責任？他們根本沒有權力決定自己要吃什麼[22]。

　　舉露絲（Ruth）為例，她年僅 14 歲居住於阿姆斯特丹，是個嚴重肥胖的蘇利南少女，但因為過重，露絲隨時處於肝臟衰竭的高風險中。以蘇利南文化審美觀來看，體態豐腴女性才是美麗的象徵，不幸的是，露絲生長於荷蘭，無數資訊不斷告訴她，纖細身材才是理想型，因此她陷入憂鬱，厭惡穿不進牛仔褲的自己，這個問題影響城市貧民區的蘇利南及土耳其孩童，露絲的父母自幼離異，雙方都沒有提供健康的食物，父親是計程車司機，很少在家，更別說是關心露絲的三餐內容，也不允許她獨自出門，要是沒有外在的協助，露絲想要為自己的健康「負起責任」、找到不同的飲食方式，機會渺茫。不過現在多虧了「阿姆斯特丹健康體重計畫」，露絲接受密切的諮商，還有各種為她量身客製的協助，包含加入健身房、健康飲食與採購課程等[23]。

　　世界上各個城市中還有許多像露絲一樣的肥胖孩童，感覺上除了自己的父母外，好像沒有人在意他們的日子有多困難，一般人看到像露絲一樣的人，我們會覺得這不是我的問題，而阿姆斯特丹成功案例就像一記警鐘，敲醒社會事不關己的心態，同時照顧著孩童的身心靈健康。

　　2012 年阿姆斯特丹市議會開始執行「阿姆斯特丹健康體重計畫」，目的要翻轉大眾對於孩童健康「常態」的認知，跟荷蘭其他城市相比，阿姆斯特丹過重孩童的比例不尋常地高

（21％，其他城市約 13％）。市議會已經不願再坐視不管了，副市長艾瑞克・伯格（Eric van der Burg）推動了一系列不容妥協的改革，包含運動賽事禁止速食廣告，學校裡面唯一的飲料就是水與無糖牛奶，果汁不行，所有包裝點心如巧克力、蛋糕等也不准進入校園，一開始老師們發現，需要主動說服眾多家長相信市售果汁及壓榨果汁並不健康，因為他們原本以為這些含糖飲料應該等於水果，並含有滿滿的維生素，好不容易在計畫執行 5 年後，終於看到「以水解渴」變成常態，政府也不遺餘力協助增設超過 50 座公共飲水機 [24]。

「阿姆斯特丹健康體重計畫」全方位就各面向推展，因為深知孩童肥胖是個棘手、複雜的大問題，無法歸咎於單一個人或原因，社會科學界將看起來無法解決的問題稱做「棘手問題」（wicked problems），因為大多複雜難解，看不到盡頭，同時也因太過龐雜，許多問題交疊叢生，無從介入起，不過「阿姆斯特丹健康體重計畫」讓我們看到肥胖這個棘手問題也是有解答的 [25]。

「阿姆斯特丹健康體重計畫」其中一個主要執行管道就是透過學校教育，希望運動及健康飲食變成每位學生日常生活的一部分，城市的領袖們目標希望所有學校變得健康，不過其中超過 120 所學校決心更進一步，加強注重學生的體能活動與飲食。過去學生習慣帶蛋糕、甜食來學校與同學慶生，而阿姆斯特丹的父母與世界各地的父母一樣，都會相互比較，希望自己

提供的點心更為慷慨、豐盛，顯示自己對孩子的愛有多深，不過現在這 120 所學校新增一條規則，希望學生慶生只能使用健康食物，如水果、蔬菜等，現在最流行的生日派對聖品就是蔬菜串，將番茄、切丁起司與綠橄欖等串起，與朋友一同分享喜悅，用橄欖來慶祝吧 26！

　　阿姆斯特丹學童在學校獲得的健康資訊，校外生活中也不斷接受正增強，除了完全禁止不健康食物的行銷活動，還有數個食品連鎖企業加入「健康阿姆斯特丹商業聯盟」（Healthy Amsterdam Business Network），一起為城市孩童健康努力；要是學童走進學校附近任一間麥當勞，他們除了蘋果之外什麼也買不了，一定要有成年人陪同才能買；社會領袖持續與家長溝通，分享充足睡眠、與家人同桌共食對於小孩健康的重要性，「阿姆斯特丹健康體重計畫」也協助資源與教育程度不足的家庭做出健康的生活選擇，要是沒有外力幫助，有時候這些生活困苦的家庭還真的不知道提升飲食健康要從何開始，因為日常生活中有許多更加迫切的問題，如收入過低、居住環境太差等。

　　阿姆斯特丹向世界展示，當我們停止將低品質飲食視為個人意志力不足的問題，並且回過頭來處理問題的根源，會是多好的光景。2017 年計畫召集人發表了執行報告，裡頭有許多令人驕傲的成績，特別是將計畫的成果帶給貧窮族群共享，2012 年設定的多項目標都已如期達成；5 歲孩童肥胖比例大幅

下降、計畫特定實施的社區 5 個裡面有 4 個過重孩童的數字下滑。而且健康生活已經變成阿姆斯特丹都市規劃中一項重要指標,現在任何未來都市計畫一定要設計內建運動功能,計畫執行團隊察覺,現在談論孩童健康的態度有著根本性的改變,以往常聽到的是孩童健康是「父母小孩自己的責任」,但是現在則是「我們大家的責任」[27]。

數世紀以來,城市的規模取決於城市可以餵養的人數,因此相對地城市本身也會直接影響市民的飲食習慣;現在不論城市還是近郊都設計成會引人發胖的環境,每天我們必須繞過無數鼓勵過量飲食的店家,街道上也擠滿車量,根本沒有空間可以讓人(尤其是孩童)走路或騎自行車。阿姆斯特丹則展現另一種城市樣貌,認為城市繁榮與否,端看對孩童照護所投入的心力與成果。

蔬食的趣味

大家都知道現代飲食習慣中一大問題,就是大部分國家、大部分人類都不愛吃蔬菜,而且大家都覺得這是個棘手的問題,因為蔬菜就真的不好吃啊!但是如果這可以改變的呢?要是我們能夠學會愛上蔬菜呢?

不像南韓或葡萄牙,英國人跟蔬菜的關係不是很好,早期人們都會把蔬菜水煮成灰色、無味的悲劇,有時候會加一點小

蘇打粉，讓蔬菜顏色翠綠些。二戰後數十年間，英國人其實吃很多蔬菜，不過大多人是出於義務而非喜好，當時英國民間不成文的飲食建議為「一肉二蔬菜」，大家會把蔬菜放進嘴裡，但是不一定享受吃蔬菜的過程，所以旁邊一定要配上肉、馬鈴薯，還有滿滿的肉汁。1985 年調查數據顯示，成年英國人每天約攝取 400 公克的蔬菜，相當接近今天世界衛生組織（World Health Organisation）所建議的攝取數值[28]。

不久後這種「一肉二蔬菜」的飲食結構漸漸式微，取而代之的是便利食品及沒有規則可循的飲食文化，一旦失去吃蔬菜的義務，英國人的盤子裡就再也沒有綠色了，小時候被迫吃下過熟軟爛的韭菜、搭配於事無補的白醬，長大後也為人父母了，不再逼迫自己的孩子做經歷一樣的苦難。2017 年英國成年人平均每日攝取 128 公克蔬菜，大約等同於 1.5 份[29]，而小孩蔬食攝取種類第二名是甜番茄醬烤豆子罐頭[30]。

過去十年間，英國以及其他國家都興起一股蔬食的革命，透過大廚及食譜書作者，如尤坦・奧圖蘭吉（Yotam Ottolenghi）之輩的巧手，讓白花椰菜也可以讓人垂涎欲滴，藉由教導英國人接受、熱愛異國料理，綠色蔬菜也變成搶手食材，不論是中國的白菜還是義大利的恐龍羽衣甘藍都頗受好評。對於許多現代英國人來說，蔬食體驗好像一種神奇的遊戲，宛如蒐集神奇寶貝圖鑑一樣，我們在小農市集中認識了各種小時候學校食堂不曾使用的新蔬食：粉白相間的甜菜根、羅

馬青花菜、橘色的番茄、黃色的櫛瓜等。

　　然而，值得擔心的是英國最需要補充蔬食的族群，並沒有受惠於此次蔬食革命。英國有許多人飲食已經像彩虹般多色繽紛，但是還是有許多人吃得遠遠不足。食物基金會（Food Foundation）執行長安娜・泰勒（Anna Taylor）說：「人們都很清楚自己應該多吃蔬菜，但是知識的普及度並沒有轉換成蔬菜的攝取量。」正是因為對於英國蔬食低攝取率感到憂心，泰勒決定推動「請吃豆」（Peas Please）運動，一場 3 年期、很有野心的自費計畫，攜手 8 個不同的組織，包含農人、醫院、超市與外燴業者，目的是讓無論哪個收入階層的人都能輕鬆吃蔬食。泰勒認為，單單多吃菜這個舉措，就能大幅改善人類的健康與環境。她說：「這些美味新蔬食如紫色的蘿蔔，要是只在小農市集才能看到就太可惜了。」

　　在今天自由的社會，蔬菜要重新回到餐盤上就必須人們由衷想吃才行，「請吃豆」運動的目標就是讓英國人平均每天多吃一份蔬菜。泰勒承認這是一件很不容易的事，他們花很多時間募款、製作廣告宣傳，希望讓民眾覺得吃蔬菜是很時髦的事。食物基金會為處理食物健康政策的獨立組織，分析英國 2010 至 2016 年間所有食物廣告所支應的金額，發現蔬菜只占 1.2％，相對地，花在蛋糕、餅乾、糖果及冰淇淋則持續上升：2010 年為 18.8％、2015 年為 22.2％；而 2015 年花在蔬菜廣告的總金額為 1,200 萬英鎊，汽水則逼近 8,700 萬英鎊。

所以要讓蔬菜在日常飲食中占有一席之地相當困難，對手都砸大錢在行銷，期望可以讓垃圾食物看起來更無害可人，但是「請吃豆」運動透過個人發起的群眾小額募資製作蔬菜廣告，希望可以為花椰菜跟洋芋片製造一個公平競爭的環境[31]。

　　英國與其他國家之所以蔬菜吃不夠的另一個原因，就是因為在人們最常採買的地方——超級市場，蔬菜陳列的櫃位很少。「請吃豆」運動團隊成功接洽大型超市企業如森寶利超市，承諾一定會準備蔬菜陳列於店內「新鮮且鼓舞人心的地基上」（其實就是冷藏櫃最下層），森寶利超市也正在實驗聘僱店內的蔬菜處理員，顧客可以自在挑選各式蔬菜，拿來處理櫃台，蔬菜處理員就按照顧客需求切分蔬菜，不論是切絲、切波浪、切條或滾刀都難不倒他們，而且還不用額外收費。

　　另一個參與計畫的企業是葛雷格（Gregg's）烘焙坊，低成本連鎖企業，葛雷格承諾 2018 至 2020 年間要賣出含 1,500 萬份蔬菜的三明治與沙拉。泰勒告訴我說之所以會接觸葛雷格，原因就是希望這場蔬食運動不只讓都會菁英階層受惠，就像阿姆斯特丹一樣，「請吃豆」運動也是採取多面向推動。許久以來，一個人蔬菜攝取多寡都被當作純粹是個人的選擇，但要是社會普遍把包心菜當笑話、或不把蔬菜看作每餐基本的元素，就已經離開個人選擇喜好的範疇了。泰勒認為要解決英國的飲食問題需要採取「食物系統」方法，在眾多介入方式之中，「請吃豆」運動團隊還努力要讓社區內的便利商店也賣新

鮮蔬菜，方便低收入家庭也能輕易取得。

　　促成「請吃豆」運動的契機之一就是紐約市的「健康倉儲」（Healthy Bodegas）計畫。在紐約市很多區域的主要採買場所就是便利商店，傳統上來說，這類店家的產品多是高加工食品，架上生命週期較長，但是 2005 年紐約市衛生局推動健康食品進倉儲的活動，到 2012 年，計畫就幫助了數千間商店用較低的成本進貨販售各式新鮮食材，特別是蔬菜及水果 [32]。

　　低收入家庭跟其他家庭都一樣，要是幫他們移除障礙，也會愛上、享受吃蔬菜的。2013 及 2014 年亞歷山卓羅斯慈善組織（Alexandra Rose Charity）透過哈克尼區的兒童中心，發放超過 81 個家庭蔬菜水果免費兌換券，可以於當地市集使用，同時也提供蔬食烹調課程給想學的人，計畫成果不只是短期補充營養，更改變了長期的飲食習慣與口味，家長們反映說家裡正在實驗看看不同的蔬菜，如甜菜根，感謝羅斯的餐券（現在漢默史密斯、蘭貝斯、富勒姆及哈克尼四區都有發放），許多家庭願意選擇自己從沒有嘗試過的蔬食，有個母親說她跟孩子之前都對蔬菜興致缺缺，現在則喜歡沙拉勝過印度捲餅 [33]。

　　「請吃豆」運動希望可以推動一股愛吃蔬菜的風氣，影響全國，現在已經有些成果，英國各地出現新的蔬食愛好者，2016 至 2017 年間，國內甜菜根的銷售額成長 3,400 萬英鎊，年成長約 6%，超市也對蔬菜低碳水義大利麵替代商品的成功很驚訝，有櫛瓜麵、白花椰庫司庫司、冬南瓜（butternut squash）千層麵等，這類商品扶搖直上的銷售額表示蔬食不只是社會菁英階層的專利，也有機會可以拓展新消費族群。

到今天為止，讓英國人愛吃菜的任務還尚未結束，英國及美國都還有還長的路要走，還不清楚最後會不會跟越南或印度一樣有著蔬食為主的飲食習慣。這個問題誠如許多專家在「蔬食高峰會」（Vegetable Summit）中點出，是個雞生蛋、蛋生雞的問題，超市裡大部分的新鮮農產品，種植方式都是統一化作業、重量不重質，所以都不是非常美味（也比早期的蔬菜含較少的營養素）。

大部分西方消費者因為過去學校、家裡烹煮過頭的蔬菜埋下深深的陰影，所以也不期待蔬菜會有多好吃，覺得平淡無味的紅蘿蔔、空洞癱軟的櫛瓜純屬蔬菜正常發揮，不過正因為我們還沒有學會對蔬菜品質有所要求，所以又怎麼可能讓人們轉而投奔蔬菜的懷抱呢？

料理從種子開始

現在大部分的食譜都有個問題，起步太晚了，假設你想要煮美國經典料理烤南瓜或冬南瓜，需要一系列前置手續來彌補農產品自身根本的風味不足。進烤箱之前，食譜會建議先加入許多油、鹽，還有許多楓糖漿，用來隱藏底下那橘紅色的瓜肉本身水含量高又沒有風味的事實。

　　不過要是食譜料理第一步不是一系列調味，而是從最根本的種子做起呢？這個創新的點子是由美國名廚丹‧鮑勃（Dan Barber）所提出。2009年鮑勃在他位於紐約的餐廳石倉藍山（Blue Hill at Stone Barns）親自宴請一群作物培植人員，他帶了培植員之一的麥克‧馬茲雷克（Michael Mazourek）參觀他的廚房，有位廚師準備了一顆冬南瓜，鮑勃問馬茲雷克說：「如果你的栽植技術這麼好，為什麼不讓冬南瓜味道好一點呢？」鮑勃想知道為什麼農人不願意縮小冬南瓜體積，降低含水量，讓風味更加濃郁。馬茲雷克也是位助理教授，任教於康乃爾大學，專長於植物培植及基因改良，他回答說：「我從事培植這麼多年，沒有人曾經要求我要選擇風味比較好的品種。」

　　鮑勃與馬茲雷克這段對話有可能就是未來農業改良的契機。在兩人相遇的當時，馬茲雷克已經開始培育新品種的迷你南瓜，但是發現市場接受度很低，因為迷你南瓜不符合大家對於好南瓜外觀的既定印象，在與鮑勃的談話後，馬茲雷克花了幾年發明了蜂蜜南瓜（Honeynut），在極短的時間內改變了整個美國南瓜市場。

　　蜂蜜南瓜證明消費者願意多花一些錢，買個比較小、但味道濃郁的蔬菜，蜂蜜南瓜在2015年甫問世於小農市集，2017年就已經占了美國東北部總南瓜種植量的90%，並透過喬式超市等健康食品商家與餐點DIY配送服務等通路賣出數百萬

顆。鮑勃的終極目標是希望蜂蜜南瓜以及其他同等美味的蔬菜，可以在隨處可見的大型連鎖超市如沃爾瑪中買得到[34]。

蜂蜜南瓜體型較小但密度比一般的冬南瓜要高，端看你還吃了什麼，基本上一顆就是一份蔬果，皮很薄，不用削皮就可以直接吃（順便達成剩食減量），而且內含的胡蘿蔔素是一般南瓜的 3 倍，最大的不同還是在於風味濃郁程度，本身就像是調好味了什麼都不需要再多加。馬茲雷克在開發新植株的尾聲，選了幾種表現比較出色的品種，特別請鮑勃來料理，烹煮後發現蜂蜜南瓜本身風味就很足夠，不需要額外添加黑糖或楓糖漿來調味[35]。

鮑勃認為蜂蜜南瓜的成功象徵著翻轉長久以來驅動現代農業發展的價值觀，他說當時馬茲雷克帶著「縮水版」的冬南瓜去見幾間農產品大廠企業代表，並且描述新品種風味多驚人，但還是多次碰了一鼻子灰；有人說新品種不符合應該有的外貌，也有人說消費者不可能願意多花 10% 至 20% 來買個小了 60% 的南瓜，兩種說法後來證明都大錯特錯[36]。

由於重點在於風味與成熟，蜂蜜南瓜種植與行銷方式與現今多數蔬菜正好相反。舉例來說，冬南瓜通常是尚未成熟、青綠色就預先採摘，因為這樣可以避免瓜果在藤上腐敗的風險，這個步驟幫了物流及零售業者但對消費者一點好處都沒有，我們只會經常買到不夠熟的南瓜。

相反地，馬茲雷克細心培育蜂蜜南瓜，所以等待表皮由

青綠轉淡蜂蜜色澤，這個時候正好成熟、也是採收的絕佳時機，鮑勃說：「這款南瓜90%的精采都歸功於已經足夠成熟，我們竟然願意吃不熟的南瓜，真是瘋了！」

2018年鮑勃創立了新公司Row 7，旨在改變蔬菜的栽植方式，最終希望可以推廣至所有作物。鮑勃希望蜂蜜南瓜只是第一步，他心中有個宏偉的「民主化風味」計畫，希望可以讓最多人體會到蔬菜的美味。不像現在多數的種子品種，蜂蜜南瓜並沒有申請專利，反而開放給所有想種的人。鮑勃的Row 7，史上第一間廚師與作物培育人員合作的種子公司，現在已經開發出7種不同的蔬菜種子（還在努力開發更多種），包含青椒、馬鈴薯、「大膽複雜」小黃瓜還有連小朋友都愛的甜菜根[37]。這款甜菜根稱為獾焰甜菜（Badger Flame Beet），由一位來自威斯康辛的培育人員開發，起先與鮑勃討論說為什麼有這麼多人不喜歡吃甜菜根，後來發現原因是甜菜根裡含的一種化合物土臭素（geosmin），帶有泥土、煮過血液的味道，有些人喜歡，但更多人覺得噁心（包含我自己的小孩），因此培育人員決定培植不含土臭素的品種，最後終於養出一種甜菜根，甜度高、味純粹、幾乎沒有泥土味，甚至可以直接生吃，鮑勃將獾焰甜菜視為學習享受甜菜根獨特風味的入門良藥[38]。

鮑勃的計畫方針很聰明，他不是大聲疾呼、指責大家都錯了，怎麼可以不愛南瓜或甜菜根呢？反而找到一個中間區

域，給大家一個克服既定偏見的機會——胡蘿蔔多給和棍子少用。計畫也不多著墨於傳統食材，而是前瞻找尋更多美味的可能，如果這是未來食物的樣貌，可能就不會那麼黯淡無趣了。

過去許多嘗試改善飲食的人忽略了食欲的重要性，過去 2 年間，作為「風味學校」學程一部分，我舉辦了一系列食物感官工作坊，與當地國小 4、5 歲的孩童面對面交流。孩子們通常覺得不喜歡吃某種食物是件不好的事，但是要是問題不是出在孩子身上、而是食物本身與烹調方式呢？令人驚訝的是，孩子們不喜歡吃蔬菜水果大多有非常好的理由，因為大賣場的蔬果味道真的不太好，許多孩童跟我說他們討厭吃番茄，因為吃起來冷冰冰又水水的，不過當我給他們試吃體積小、味道甜、成熟度夠、室溫溫度的番茄，許多自詡為恐番茄族群的人都被招降了。

如果我們想要跨過這座橋，達到較好的飲食方式，我們需要更廣泛、更經濟的健康飲食概念擁抱所有人以及他們的食欲，而不是關閉感覺。就如同我們觀察到的一樣，營養變遷牽涉全球喜好的改變，提供進食歡樂的場域，絕大部分都被高度加工食品與速食佔據了，但是其實可以不必如此。

在華盛頓特區，營養師恰敏・瓊斯（Charmaine Jones）的許多患者都是非裔美國人，認為要改變速食為主的飲食習慣有相當難度，因為他們把所有健康食物貼上「白人食物」的標籤。瓊斯大部分的患者都是低收入的黑人女性，罹患第二型糖

尿病、高膽固醇或心臟病，不管有多想獲得健康，要是周遭環境塑造的健康飲食願景會讓他們感到排擠、陌生，要改變飲食方式就不是件容易的事。其中一位瓊斯的病患，37 歲的資訊工程師塔妮莎・高登（Tanisha Gordon），她沉迷於漢堡、墨西哥玉米餅及炸雞的速食飲食，一吃就上癮，即使已經確診罹患前期糖尿病，高登向赫芬頓郵報的記者說，主流市場上賣的健康食品絕大多數對她來說就是白人的食物，她說：「這些奢華的沙拉，有這麼多種不同的素材，像是核桃還有醃洋蔥。」她需要找到跟自己食欲有共鳴的健康飲食方式，才能改變飲食現況，因此瓊斯會教她的患者如何製作健康的靈魂食物，提供安慰作用也攝取到足夠的營養 [39]。

這種正向的文化改變要能擴及到所有人，政府需要出面背書，承認高品質食物（我說的是能夠維持健康、同時大家真的想吃的食物）不是奢侈而是必需品；1948 年的世界人權宣言（Universal Declaration of Human Rights）指出，食物是基本人權：「人人有權享受為維持本人健康和福利所需的生活水準，包括食物。」問題在於宣言發布這麼多年以來，我們還是停留在解決飢餓的範疇，老實說飲食標準設定實在太低了，一個人如果只是沒有挨餓並不表示擁有足夠的營養，正如流行病學家達里烏什・莫扎法里安（Dariush Mozaffarian）所觀察的，他在推特上說：「餵飽了，但發育不良又有糖尿病，真的不能算是勝利。」[40]

　　過去幾年間，食物政策專家終於開始制定方針，為全民提升飲食品質，不論是貧窮國家中受營養不良之苦的窮人，還是富裕、中等收入國家肥胖的人，大家都需要提升食物品質。如我們在今村文昭的研究所看到的，我們吃的東西很重要，飲食品質與避免不健康飲食也很重要，這也是為什麼有些非洲國家擁有全球最健康的飲食模式，因為當地為世界少數幾處以多種全麥、蔬菜及豆類作為正常每日飲食一部分，而不是為了減重而買的特別食材。

　　重新談回飲食品質，我們需要思考如何讓人們多吃某種特定食物、同時少吃另些特定食物，這表示不只是需要告訴人們該怎麼吃，更要幫助大眾改變喜好成為偏好健康飲食。根據塔夫茨大學研究員計算，美國每年因為堅果種子攝取不足致死的人數（59,374 名）高於因為攝取含糖汽水的人數（51,694 名），但是你有看過任何公衛文宣廣告在宣傳多吃榛果的喜悅與好處嗎[41]？

　　就像阿姆斯特丹展現的一樣，現代飲食的問題不可能只用單一方法處理，解決肥胖問題需要多方、多面向同時推進，需要創造一個容易取得、喜歡健康食物的環境，同時也移除人們購買健康食物的障礙，並且提供經濟利基給願意追求質而非量的農人，還要重新規劃我們居住的城市，讓選擇健康食物非常便利，要是我們的職場也能開始轉念，不再把停下手邊工作、吃午餐視為柔弱的象徵，那就真的太好了[42]。

　　學習飲食的環境不是你選的、採買食物的商店不是你設計的，要是你攝取過量的糖與精煉油，那真的該受責備的應該不是你，而是你所存在的世界、環境。不管什麼時代一定會有人堅持飲食問題就是純粹個人責任問題，政府介入食品市場是不對的，但是這個前提必須是我們所處於的飲食環境自然且正常，就好比隨處可見含糖飲料及甜點就是上帝的旨意，但是事實上，幾乎所有我們現在吃的東西都很新，對於幾十年前的人來說可能還非常怪異，因此我們可以確信人類的飲食習慣能夠並且將會有另一次的大變遷。

　　人類從未如今日這般嗜吃零食、暴飲暴食，從未吃過這麼無味的麵包或這麼多無味的香蕉；人類也不曾吃這麼少種類的食物，就世界平均來看，或者有這麼多種超級食物，同時又有這麼多薯條；人類從未煮過這麼多雞肉、也不曾有過這麼多不同飲食法、喝這麼多杯冷壓有機果菜汁；人類從未對食物如此迷惘，不明白食物的本質為何。

　　不過如果歷史有教會我們什麼的話，那就是人類不會永遠用我們現在的方式進食，在這個飲食詭異的年代，我們可以放心的是，未來的飲食，最好的部分比過往都好，而最壞的部分不會一直留著，不論你現在在哪裡、怎麼吃，我希望你能到達自己的甜美翠綠草場。

後記

改善飲食的 13 個友善建議

　　我先前說過，人類的飲食困境絕非個人選擇問題，但這並不是說不值得嘗試從自身做起，嘗試改善飲食方式，在等待新型進化食物文化成形同時（可能需要漫長努力與等待），還是有些個人層面可以執行的任務，讓我們可以享受現代食物又不被其吞噬。這些個人的小改變看起來枝微末節，其實不然，而且有時候這也是我們唯一有的選擇，沒有什麼問題比決定放什麼進自己的嘴巴裡更個人、私密的了，所以大膽自在忽略所有不適合自己的事物吧！

建議 1：新食物、老食器

　　我們回不去曾祖父母那一輩的飲食方式，但是我們可以使用他們那年代的食器（盤子、碗、杯子），現代飲食經常連盤子都沒有了，所以吃飯變得毫無儀式感，紙盒裝食物、用手指、塑膠叉子吃，然後用完就丟（我是說叉子，不是手指），

新方法不一定都是好方法，傳統瓷器盤子真的是好東西，不只好用、耐用又美觀，一個好盤子，不論是藍白相間還是純白，可以支撐起一餐豐盛，帶給你好心情。只要有機會，應該多使用瓷器餐具，不只對環境好，對自己也好。想想看先前舊金山日裔美國人採用美式飲食之後的受心臟疾病折磨之窘迫，飲食的儀式感相當重要，坐下來好好用瓷器吃頓飯，比起隨便拿著包裝紙吃，對身心靈更有修復作用，雖然生活不可能讓我們每餐都使用瓷器餐具，但是越能將飲食的儀式感常態化，對我們越好。

為什麼要用老盤子？主要是因為通常比較小，近年來食物份量激增不是速食產業的專利，我們最愛的自家烹調料理也越來越大份，而餐盤的大小也隨之成長，五〇年代的「大」餐盤直徑約 25 公分，然而今天的「中」餐盤直徑就達 28 公分，盤子變大了，也讓我們不由自主地吃進超過需求的份量[1]，五〇年代看起來大份滿足的份量，到了現代反而覺得寒酸。

酒杯容量的增幅更是誇張，劍橋大學行為與健康研究單位主任德雷莎・瑪爾托（Theresa Marteau）研究發現，英國自 16 世紀至現代，酒杯大小成長 7 倍，16 世紀的酒杯就是個 70 毫升的小杯，到了 2016、2017 年，酒杯平均大約可裝 449 毫升，即便說大部分人不會裝滿 450 毫升，但還是驚人[2]。

一旦開始使用老餐盤、老酒杯，我發現人會重新調整自己對於該吃、該喝多少的本能認知，影響力擴及至外出用餐、使

用不同餐盤；許多人早已忘記正常食量的概念，我完全不意外，因為市售包裝食物都在傳遞令人困惑的訊息，不知究竟該吃多少才是正常，通常早餐穀物片包裝上的建議量都太少，為了就是要讓每份所含熱量看起來比較低。2010 年一項研究調查 1,500 位南韓老年人，發現大家對於各種食物每份的多寡有非常一致且正確的知識，因為都還是維持韓國傳統的飲食方式，知道一份米飯是 75 公克、一份菠菜是 40 公克。

在你想要花大錢嘗試各種現代飲食法之前，先去最近的二手商店買個最小的盤子，坊間還有很多而且非常便宜，這些老盤子是你的好朋友，可以幫助你控管飲食份量，不需要斤斤計較攝取的卡路里、或戒除某特定食物族群，另一種方法就是採取中式合菜的飲食方式，幾道大份量的菜上桌，一家人圍著桌、自己拿取需要的份量，到飽腹為止；你也可以嘗試印度拼盤組，一個 25 公分直徑大鋼盤，放上數個小碗，可以同時控制每餐的份量及多元性。

也可以使用碗，2016 年起因為盤子比較貴，所以碗的人氣漸漸高漲，還有許多當代廚師推波助瀾發明一系列「碗餐」（bowl food），滿滿一碗、養眼擺盤、有肉有飯，還有搶眼鮮豔蔬菜，看起來就相當美味。

這些小盤或碗裡，你可以放上最愛的各種食物，利用食器的容量限制，建構一餐的結構，想想該先吃哪種食物；如果說一餐不只是一塊肉加上一些蔬菜，那麼還可以有些什麼？也可

以是一大份蔬菜，用少量的肉或魚調味；還可以是三道風味迥異的蔬菜與豆類料理，搭配麵條或米飯及醃菜，基本上其實什麼都可以，只要可以讓你覺得飽足滿意，勇敢試試看祖父母那輩沒吃過的水果及香料，也無需過度害怕澱粉及脂肪，眼前的食物一定對你有幫助。

建議 2：不要喝「像是水」的東西

有些健康大師會直接說：「有熱量的就別喝。」但是在一個擁有卡布奇諾及紅酒的世界，這麼說有點不切實際；另外「有熱量的就別喝」這句話留下一個可能性，好像鼓勵人們可以一口氣喝下 2 公升人工甜味劑健怡可樂，雖然沒有熱量但還是有其他風險。在人體生物學更能掌握液體的熱量之前，有個建議方針：只要不是喝水（包含果汁）就當作吃點心，喝之前問問自己：「我渴嗎？還是餓了？我想喝飲料有什麼特殊原因嗎？」如果是因為渴了，喝水是最好的方法。

避免含糖冷飲（包含星冰樂等飲料）最好的方法就是糖分戒斷，直到甜味對你沒有吸引力，方法同樣適用於含糖熱飲。就像是改變任何習慣一樣，口味需要一些時間調適，初期很辛苦，常感到動搖，但是熬過初期，你會對自己口味改變的程度感到驚訝，而且不敢想像自己之前竟然可以喝這麼甜。

理想世界中，政府應該要有許多舉措來保護國民及孩童

免於含糖飲料的危害，同時人們應該共同厭惡汽水、擁抱純水；茶是其中的例外，中國肥胖情形爆發，恰好與無糖綠茶被其他飲料取代的時機點相符；茶的種類千百種，從綠茶到紅茶、從有咖啡因到無咖啡因的花草茶，或許可以是現代人渴望不同飲料的解答，滿足口腹之欲又不用攝取過量的糖或人工甜味劑。另外，即使是紅茶加牛奶，熱量還是比咖啡牛奶低，同時可以控制煮茶時間，掌握咖啡因的濃度，要是喝花草茶的話，就完全沒有咖啡因的問題了，如果你覺得花草茶有點無聊，可以拿一些新鮮薄荷或薑末，在熱水中浸泡三分鐘，濾出雜質、倒入陶瓷馬克杯中，就是一杯提神、寧神的飲料了。

另一個例外是自製調味水，我已經注意到現在健身房與飯店都開始流行在水壺中放入小黃瓜或柑橘切片，讓水帶有一絲風味，但又不用加糖或甜味劑。我遇過一位土耳其主廚，說他會製作一種「永恆水」（everlasting water），首先將一種土耳其特產的柿子切碎，加水淹過後浸泡，數小時後再濾出果肉，他說柿子的味道一開始若有似無，但會越來越濃烈，水最後會充滿成熟果香。

建議3：少花心思在點心、多關注正餐

假如我們不曾開始忽略正餐，點心也沒有機會可以像今日，佔據人類飲食生活這麼大一部分，我們應該努力於規劃美

味、暖心的一日三餐，而不是沉迷於每口 100 大卡的點心。針對點心，科琳娜・霍克斯（Corinna Hawkes）教授曾說：「大部分的點心如爆米花等，重新包裝寫上健康兩字，仍對人類飲食毫無價值。」因為裡面含的不過是精煉油及精製穀物。

如我們在第一章談到的，營養變遷其中一個元素就是麵包及主食類食物品質下降，即便如此，麵包還是比坊間十之八九的點心更優質、更實在，霍克斯說：「想要健康點心，那就吃片全麥麵包吧！」

建議 4：改變自己的口味

我們都知道轉換成自己愛吃的東西比強迫你吃不愛的容易，人們常誤以為享受會是個問題，好像我們只懂得享受高糖、高油、高鹽的包裝食物，但是食物要是不能帶來幸福，根本稱不上是食物，想要避免活在無趣的世界，最有效的方法就是開發新的食物愛好，直到找到自己真正享受、又對身體真正有益的食物。

許多飲食問題說穿了就是我們覺得該吃的跟想吃的東西不一樣；白花椰菜令人感到脅迫、巧克力則感到愛，這也不意外，這類高糖、高脂肪、高鹽的食物花了大把金錢於行銷，不斷洗腦民眾這類食物會帶來多少享受，反過來想，白花椰菜也可以變成大眾渴望的食物，南韓就是最好的例子，當健康食物

受大眾喜愛，如韓式泡菜，吃得又多又心甘情願。

建議 5：轉移重點

　　不需過度擔憂自己的飲食夠不夠完美（不只是因為追求完美飲食會讓吃飯變得非常不愉快），與其劃下絕對界線，還不如專注於轉移飲食重點，讓自己往健康飲食的大方向邁進。對大部分的人來說，「少吃肉」、「少吃糖」比起完全不吃肉跟糖，來得容易達成，如今村文昭研究顯示，重要的是飲食的模式，人們需要克服的難題反而是周遭惡意滿滿的環境，不斷散播關於飲食內容非常不平衡的訊息；飲食內容超過 50％為高度加工食品（正是美國及英國的現況），與僅占 20％，兩者有相當大的差異，究竟健康的飲食模式看起來長什麼樣子？許多營養師都推薦地中海飲食，由橄欖油、魚肉、堅果、蔬菜、豆類及水果為主，也有人喜歡較新的北歐飲食，多含莓果、深色穀物如黑麥、大麥及燕麥等、芥菜籽油、高脂魚類如鯡魚及鮭魚等，但是我們多數不住在地中海及北歐，需要發明自己的健康飲食模式。今村文昭告訴我說，自他從日本搬到美國、英國後，時常問大家健康的當地飲食方式長什麼樣，但是沒有人可以給他滿意的答覆，竟然沒有人知道健康的美國飲食該是什麼模式，實在令人擔憂，不過也可以轉念視此危機為轉機，未來飲食模式還是白紙一張，我們得以恣意揮灑。

標議 6：飲食計量改用比例

許多現代人都在擔心自己蛋白質攝取是否足夠，判斷線索就是，如果你會擔心的話，通常攝取量應該夠，但是很可能蛋白質與碳水化合物的比值較低，你就可以依比例調整，將馬鈴薯泥或白飯換成豆類或豆莢，或是把三明治換成丹麥式午餐，黑麥麵包配煙燻魚，或一碗香氣四溢的咖哩配烙餅（麵包吃一半、享受多一倍）。

建議 7：先吃蛋白質、蔬菜後吃澱粉

西方飲食文化通常是由傳遞麵包籃開始，但中國傳統飲食上，米飯或麵條都是最後才吃，這有老祖先的智慧在其中。2017 年一項小型研究調查 16 位第二型糖尿病患者的飲食習慣發現，如果餓的時候先吃蛋白質、蔬菜，比起先吃澱粉，更能有效降低血糖，另外先吃蔬菜的方法也會讓你不知不覺中多吃了許多青菜。面對我那個最年幼的挑食孩子，我也會用這個方法讓他多吃點蔬菜，每餐開始我都會先給他一碟蔬菜，讓他用手抓著吃，現在他好像被制約了，沒有先把蔬菜吃完（除非是蘑菇，他很討厭吃蘑菇），他就不會去動盤子裡其他食物，但我也沒有建議要絕對遵守這個規則，現在有許多「一鍋料理」，如燉菜或湯餃、越南河粉等，所有食材元素完美結合，

一起吃也無妨[4]。

建議 8：食物多樣化

全球標準飲食，誠如我們先前所見，只有單調的幾種食物，包含動物製品、小麥、米飯、玉米、糖、精煉植物油及香芽蕉，有鑑於單調的飲食模式導致了目前世界大規模的健康危機，合理推斷我們應該要增加食物的多樣性，用「不尋常」的方式組合食材，以改善我們的健康。這並不容易，再加上許多我們的食物選擇都由販售通路幫我們先選好了，但是只要有機會，就要擴大自己的食物種類。

倫敦國王學院遺傳性流行病學教授蒂姆·斯佩克特（Tim Spector）指出，進食的時候，我們不只是餵飽自己，也要餵飽消化系統中的微生物，健康的微生物需要多樣化的飲食，並且獲益於發酵食物，如醃黃瓜或優格。試試李子與梨子、黑麥與小麥、不同種類的蘋果、特殊的起司、能入手的各式蔬菜，不要放過嘗試的機會，但是不用認為食材一定要是流行或昂貴的，鯡魚、罐頭沙丁魚也能跟野生鮭魚一樣好，如果你很幸運找到有籽葡萄，買下來，然後享受種子在你嘴裡的感覺。

建議 9：給食物應有的時間

　　考量不同的工作類型，可能找不出時間幫自己煮中餐或晚餐，從生活中擠出烹調的時間需要一些心力，但絕非不可能，只要有閒暇塊狀時間，就拿來準備或享受美食吧！用壓力鍋煮咖哩，省事省時，冰箱冷藏一晚，隔天享受絕妙滋味；或者可以一次準備多天份的午餐，分裝冷藏，這是現在流行的備餐方法，一天就把一週的餐食備妥，就可以一次解決時間不足、伙食不健康兩個問題。

　　如果我們不給食物應有的時間，就是在說我們認為食物不重要，曾經我遇過一位女性，她說經常有人跟她抱怨自己沒有時間可以煮飯，她都會回答說：「那你怎麼有時間看電視？」

建議 10：學會煮自己想吃的

　　很多電視上或雜誌裡的料理根本對於日常生活沒有幫助，坊間多是精緻蛋糕、宴會大菜的食譜，卻沒有什麼適合日常料理的湯品、燉菜食譜，學會製作絲綢質地奶油糖霜的效益很差，還不如腦中有值得信賴的美味快炒、蔬菜派基本配方，可以依據冰箱有的食材靈活運用。

建議 11：口味不用趕流行

流行食物不只太貴，而且如前所示，會是食物詐欺的首要目標，大膽選用一些被忽略的食物，可以省錢又能增加自己食物多樣性，有嫩洋白菜葉就不用選羽衣甘藍，秋天的時候採免費的黑莓，冷凍起來就不花一堆冤枉錢買黑莓或其他超級食物。

建議 12：知道自己吃了什麼

不要擔心自己不知道那些祖父母輩認識的食材，但要是你連眼前的食物都無法辨識，就值得好好擔心一下。對抗全球化食物體系的強力舉措就是覓食模式的再現。哥本哈根米其林名店諾瑪餐廳（NOMA）主廚瑞恩・瑞茲匹（Rene Redzepi）曾說：「每個人都要是個覓食者，探索周遭環境的可食性，讓地域性食材回歸飲食根本。」瑞茲匹熟知丹麥土地上多種原生可食葉菜，風味獨特且各自迥異，讓商店賣的羅曼生菜像個笑話。在他的烹調中，他會使用甜的酢醬草，帶有零陵香豆、辣水芹及檸檬般的酸味，我自己也曾經在春天野外尋找野生大蒜，我很訝異，品質絕佳、香氣濃郁的大蒜就在身邊，免費等著我。

但是一般大眾該怎麼辦呢？不是每個人都有時間可以在早

上通勤之前來場野外覓食，但是我們還是可以將覓食者有的好奇心帶到日常飲食中，看著眼前的食物，問自己這個能不能吃，只要我們能辨識出盤子裡食物的種類，就算是個長足的進展。

2018 年春天，我跟正值青春期的兒子在南京，他已經來學中文 9 個月了。那天我跟他們一群朋友吃飯，點了一道豬絞肉、蔬菜炒冬粉，這是兒子特別幫我點的，他在這邊已經吃了很多次、覺得特別好吃，看著我即將成年的兒子獨立了，還能用我聽不懂的語言點菜，我很驕傲，我說：「這道綠豆麵點得真好。」他回答：「媽，妳說錯了，這是米線。」我們就在當場友善地你一言、我一語地討論起究竟冬粉是用綠豆還是用米做的（順道一提，是用綠豆做的）；之後回想，我覺得很奇怪怎麼會有人這麼喜歡一道菜，但是卻不知道你吃進肚裡的是什麼原料。

我們無法避免在全球市場中吃飯生活，只是認識食材不會提升你的飲食多樣性與品質，但是還是有幫助，至少可以叫出你盤子上的食物。

建議 13：使用你的感官

現代食物難題之一就是現在的世界同時感官訊息超載又感官隔離，透過社群媒體，每個人都不斷受到食物畫面的轟

炸，不過使用人類感官與食物互動的機制卻消失了，依賴包裝上的說明來選食物，而不是使用人類五感來告訴我們該怎麼選，蛋白棒產品問世就是最好的證據，這種飲食方式令人沮喪，也有點沒有人性。

　　現代人飲食過量的問題，部分也是因為除了味覺之外，人類其他的感官都持續處於半飢餓的狀態，要是今天這餐是你花時間自己慢慢煮出來的，你會聞到、觸摸到每一個經手的食材，烹調的過程中就可以餵飽其他感官，真的需要吃進嘴的份量反而比較少。

　　即便是在忙碌的日子，我們還是可以用食物來餵飽所有感官，廚房裡常備一小鍋新鮮香草，有小花園的話也可以自己種，情緒低落的時候，摘一片薄荷葉，搓揉後靠近鼻子，深呼吸，會有幫助。

　　嘗試用耳朵、鼻子、雙手和嘴巴來了解你的食物，在品嚐之前仔細聞、觸摸、觀察食物，看看柳橙一瓣瓣的構造，學會分辨新鮮與無味的大蒜，了解檸檬與醋酸味的不同；試著釋放除了甜味之外的各種風味，享受葡萄柚及菊苣的苦味，注意新鮮吐司剝開時的聲音，在肉桂加入米飯前先好好聞一聞，細細感受芹菜梗上的小波浪，將自己的五感，完全沉浸於食物中，你一定會有截然不同的體會。

致謝詞

　　本書自無數次與多國人士對談中誕生，萬分感謝許多人願意慷慨分享自己的飲食人生，如果底下我疏忽忘了點名感謝誰，還請多見諒。

　　最大的人情莫過於許多各界學者，終其一生鑽研人類飲食改變的方式，以及其如何影響人類健康。本書深深受到巴里・波普金的研究工作啟發，尤其是有關「營養變遷」的理論，如果你有興趣閱讀更多世界營養的資訊，我非常推薦你找波普金的眾多研究論文（一小部分有列在本書的參考書目中）。

　　我透過會晤、訪問無數各領域專家，受益著實良多，特別希望感謝埃克托爾・阿瓦德、麗莎・阿本特（Lisa Abend）、格雷米・阿倫（Graeme Arendse）、耶米西・阿里比薩拉、卡羅・布萊克（Carol Black）、沙夏・柯莉亞（Sasha Correa）、般若・得賽伊、維克拉姆・多克特、琳恩・多恩布拉斯特、翠克・德雷克、克里斯・艾略特、史都華・佛林特（Stuart Flint）、特琳・哈內曼、凱瑞・哈特、科琳娜・霍克斯、朱利安・赫恩、奧莉亞・赫克莉絲、今村文昭、凱斯林・凱瑞

吉、科林・庫里、麥可・克朗德、安托萬・路易斯、麥可・
馬穆、芮妮・麥奎格、德雷莎・瑪爾托、奇亞拉・米希內歐
（Chiara Messineo）、傑森・歐洛克、巴里・波普金、路德中
心的瑞貝卡・普（Rebecca Puhl）、安瑪莉・拉佛蒂、娜娜・
羅格瓦達托蒂、尼蘭哈娜・羅依（Nilanjana Roy）、亞歷克
斯・茹斯密、喬安・沙文（Joanne Slavin）、查克・茲雷特
（Zack Szreter）、恩理柯・維哥利（Enrico Vignoli）、王丹、
亞倫・瓦德（Alan Warde）及尹艾迪。

　　書中幾個章節段落是發想於各地的傑出媒體報紙，非常
感謝編輯及出版社同意讓我在書中再現；第七章中有關健康
飲食的段落，部分根據 2017 年 8 月 11 日《衛報》〈為什麼
我們會相信淨食〉（Why we fell for clean eating）（感謝編輯
克萊兒・隆瑞格〔Clare Longrigg〕及強納森・夏寧〔Jonathan
Shainin〕）；書中有關代餐的部分，有些想法先前曾刊登在
《坦克》雜誌（Tank magazine）2016 年秋季刊〈未來食物〉
（Food of the future）一文中（感謝編輯湯馬士・羅區〔Thomas
Roueche〕）第三章有關麵包歷史的部分，沿用部分我 2016
年 6 月 21 日獲刊於《倫敦論文》（London Essays）〈不再有
每日的麵包〉（No more daily bread）文章；第八章有關孟買
烹飪計畫，先前已見於《觀察者》（The Observer）2017 年 6
月 18 日刊物中〈社群媒體與食譜大爆炸時代〉（Social media
and the great recipe explosion）一文中，感謝編輯賈瑞斯・格朗

迪（Gareth Grundy）及亞倫・詹金斯（Allan Jenkins）。

我個人對食物的想法因為無數次與親友、同事及家人交流而更臻精進，特別感謝凱薩琳・布萊斯（Catherine Blyth）、卡洛琳・波依路（Caroline Boileau）、席拉・狄倫（Sheila Dillon）、米蘭達・朵依（Miranda Doyle）、羅莎林德・鄧恩（Rosalind Dunn）、蘇菲・哈娜（Sophie Hannah）、露西・強斯通（Lucie Johnstone）、英格麗特・庫普（Ingrid Kopp）、亨利塔・雷克（Henrietta Lake）、艾爾佛利達・波納爾（Elfreda Pownall）、莎拉・雷（Sarah Ray）、凱西・盧希曼（Cathy Runciman）、麗莎・盧希曼（Lisa Runciman）、羅絲・盧希曼（Ruth Runciman）、蓋瑞・盧希曼（Garry Runciman）、娜塔莎・盧希曼（Natasha Runciman）、安迪・桑德斯（Andy Saunders）、艾比・史考特（Abby Scott）、羅絲・史格（Ruth Scurr）、希瓦納・托馬賽立（Sylvana Tomaselli）、安德魯・威爾森（Andrew Wilson）及艾瑪・沃爾夫（Emma Woolf）；同時也要感謝我在「風味學校」裡的好朋友、好同事，包括傑森・歐洛克、傑若汀・吉伯特（Geraldine Gilbert）、尼克・威金森（Nick Wilkinson）、莎莉・布朗（Sally Brown）、凱特・摩里斯（Kate Morris）及哈蒂・依萊斯（Hattie Ellis）。

因為主題牽涉面向之廣，我認為我先前的著作都沒有這麼有趣的過程，從概念統整到文字撰寫，我非常感謝大西洋兩岸的出版社給我的引導與支持，一路上陪著我整理思緒、

潤飾文字，感謝 Basic Books 出版社的勞拉・黑默特（Lara Heimert）與 Fourth Estate 出版社的路易・海恩斯（Louise Haines），沒有比這兩位更聰慧的編輯了。同時我也想感謝 Fourth Estate 出版社的莎拉・提克特（Sarah Thicket）與派翠克・哈卡敦（Patrick Hargadon）以及其他員工，還有史蒂夫・哥夫（Steve Gove）的專業審稿協助。我非常感謝 Basic Books 出版社整個團隊，包括凱蒂・藍布萊特（Katie Lambright）、凱西・歐多茲克（Kelsey Odorszyck）、利茲・威索（Liz Wetzel）、依絲・艾凡思（Issie Ivens）、南西・雪帕（Nancy Sheppard）及艾莉・芬柯（Allie Finkel），也感謝才華洋溢的安納貝爾・李（Annabel Lee）插畫酒杯及各式食物，包含泡麵及甘藍菜等。

我非常幸運可以擁有兩位傑出的代理人，隨時支援各種需求，特別感謝紐約的柔依・帕格納曼塔（Zoe Pagnamenta）及倫敦 United Agents 的莎拉・巴拉德（Sarah Ballard），同時也要感謝 United Agents 的艾莉・凱倫（Eli Keren），林林總總幫了我好多忙。

我特別感謝艾莉・凱倫、卡洛琳・波依路、湯姆・盧希曼（Tom Runciman）、大衛・盧希曼（David Runciman），協助閱讀初期手稿，提供我精進意見。

最後無須多言，我個人承擔書中所有錯誤。

參考書目

Abend, Lisa (2013), 'Dan Barber. King of kale'. *TIME*, 18 November

Adair, Linda S. and Popkin, Barry (2012), 'Are child eating patterns being transformed globally?' *Obesity Research* 13: 1281–99

Adams, Jean and White, Martin (2015), 'Prevalence and sociodemographic correlates of time spent cooking by adults in the 2005 UK Time Use Survey'. *Appetite* 92: 185–91

Anonymous (1954), 'Now Comes Quinoa: it's a substitute for spinach, dear children all'. *New York Times*, 7 March

Anonymous (2017), 'Should we officially recognise obesity as a disease?' Editorial, *The Lancet Diabetes and Endocrinology* 5: 7 June

Aribisala, Yemisi (2016), *Longthroat Memoirs: Soups, Sex and Nigerian Taste Buds*. London: Cassava Republic Press

Aribisala, Yemisi (2017), *Chimurenga Chronic: We Make Our Own Food*, April 2017

Ascione, Elisa (2014), 'Mamma and the totemic robot: towards an anthropology of Bimby food processors in Italy', in *Food and Material Culture: Proceedings of the Oxford Symposium on Food and Cookery*

Bagni, U.V., Luis, R.R. et al. (2013), 'Overweight is associated with low haemoglobin levels in adolescent girls'. *Obesity Research and Clinical Practice* 7: e218–e229

Bahadoran, Zahra, Mirmiran, Parvin et al. (2015), 'Fast food pattern and cardiometabolic disorders: a review of current studies'. *Health Promotion Perspectives* 5: 231–40

Barber, Dan (2014), *The Third Plate: Field Notes on the Future of Food*. New York: Little, Brown

Basu, Tanya (2016), 'How Recipe Videos Colonised Your Facebook Feed'. *The New Yorker*, 18 May

Becker, Gary (1965), 'A theory of the allocation of time'. *The Economic Journal* 75: 4935–17

Biggs, Joanna (2013), 'Short cuts'. *The London Review of Books*, 5 December

Bloodworth, James (2018), *Hired: Six Months Undercover in Low-Wage Britain*. London: Atlantic

Bodzin, Steve (2014), 'Label it: Chile battles obesity'. *The Christian Science Monitor*, 6 January

Bonnell, E.K., Huggins, C.E. et al. (2017), 'Influences on dietary choices during day versus night shift in shift workers: a mixed methods study'. *Nutrients* 26: 9

Boseley, Sarah (2017), 'Amsterdam's solution to the obesity crisis: no fruit juice and enough sleep'. *The Guardian*, 14 April

Bowlby, Rachel (2000), *Carried Away: The Invention of Modern Shopping*. London: Faber and Faber

Brannen, Julia, O'Connell, Rebecca, and Mooney, Ann (2013), 'Families, meals and synchronicity: eating together in British dual earner families'. *Community, Work and Family* 16: 417–34

Brewis, Alexandra (2014), 'Stigma and the perpetuation of obesity'. *Social Science Medicine* 118: 152–8

Brewis, Alexandra A., Wutich, Amber, Falletta-Cowden, Ashlan et al. (2011), 'Body norms and fat stigma in global perspective'. *Current Anthropology* 52: 269–76

Burnett, John (1983), *Plenty and Want: A Social History of Food in England from 1815 to the Present Day*. Abingdon: Routledge

Burnett, John (2004), *England Eats Out: A Social History of Eating Out in England from 1830 to the Present Day*. London: Routledge

Caballero, Benjamin and Popkin, Barry (2002), *The Nutrition Transition: Diet and Disease in the Developing World*.

Cambridge, MA: Academic Press

Cahnman, Werner (1968), 'The stigma of obesity'. *Sociological Quarterly* 9: 283–99

Cardello, Hank (2010), *Stuffed: An Insider's Look at Who's (Really) Making America Fat and How the Food Industry Can Fix It*. New York: Ecco

Caro, Juan Carlos, Ng, Shu Wen, Taillie, Lindsey Smith, Popkin, Barry (2017), 'Designing a tax to discourage unhealthy food and beverage purchases: the case of Chile'. *Food Policy* 71: 86–100

Carroll, Abigail (2013), *Three Squares: The Invention of the American Meal*. New York: Basic Books

Child, Lydia (1832), *The Frugal Housewife: Dedicated to those who are not Ashamed of Economy*. London: T.T. and J. Tegg

Choi, S.K., Choi, H.J. et al. (2008), 'Snacking behaviours of middle and high school students in Seoul'. *Korean Journal of*

Community Nutrition. 13: 199–206

Clark, Melissa (2014), 'Just don't call it a grain: quinoa is a flexible addition to the table'. *New York Times*, 16 April

Clement, Bethany Jean (2014), 'The San Francisco toast trend hits Seattle'. *The Stranger*, 19 March

Clements, Kenneth W. and Chen, Dongling (2009), 'Affluence and food: a simple way to infer incomes'. *American Journal of Agricultural Economics* 92

Clifton, Peter, Carter, Sharayah, et al. (2015), 'Low carbohydrate and ketogenic diets in type 2 diabetes'. *Current Opinion in Lipidology* 26: 594–5

Close, Michael, Lytle, Leslie and Viera, Anthony J. (2016), 'Is frequency of fast food and sit-down restaurant eating differentially associated with less healthful eating habits?' *Preventive Medicine Reports* 4

Colchero, M.A., Molina, Marina et al. (2017), 'After Mexico implemented a tax, purchases of sugar-sweetened beverages decreased and water increased'. *The Journal of Nutrition* 147: 1552–7

Cooper, Derek (2000), *Snail Eggs and Samphire: Dispatches from the Food Front*. London: Macmillan

Coudray, Guillaume (2017), *Cochonneries: Comment la charcuterie est devenue un poison*. Paris: La Decouverte

Cowen, Tyler (2012), *An Economist Gets Lunch: New Rules for Everyday Foodies*. New York: Plume

Cuadra, Cruz Miguel Ortiz (2006), *Eating Puerto Rico: A History of Food. Culture and Identity*, trans. Russ Davidson. Chapel Hill:

University of North California Press

Currie, Janet, DellaVigna, Stefano, Mofretti, Enrico et al. (2010), 'The effect of fast food restaurants on obesity and weight gain'. *American Economic Journal* 2: 32–63

Datamonitor (2015), 'Savoury snack industry profile USA', November 2015

David, Elizabeth (2010), *Spices, Salt and Aromatics in the English Kitchen*. London: Grub Street

De Crescenzo, Sarah (2017), 'Perfect bar finds missing ingredient'. *San Diego Business Journal*, 27 July

Demmler, Kathrin, Ecker, Olivier et al. (2018), 'Supermarket shopping and nutritional outcomes: a panel data analysis for urban Kenya'. *World Development* 102: 292–303

Desai, Prajna (2015), *The Indecisive Chicken: Stories and Recipes from Eight Dharavi Cooks*. Mumbai: SNEHA

De Vries, Gerard, de Hoog, Josta et al. (2016). *Towards a Food Policy*. The Hague: Netherlands Scientific Council

DiMeglio, D.P. and Mattes, R.D. (2000), 'Liquid versus solid carbohydrate: effects on food intake and body weight'. *International Journal of Obesity Related Metabolic Disorders*, 24: 794–800

Doak, Colleen, Adair, Linda, Monteiro, Carlos and Popkin, Barry (2000), 'Overweight and underweight coexist within households in Brazil, China and Russia'. *Journal of Nutrition* 130:2965–71

Dunn, Elizabeth (2018), 'How delivery apps may put your favorite restaurant out of business'. *The New Yorker*, 3 February

Dunn, Rob (2017), *Never Out of Season: How having the food we*

want when we want it threatens our food supply and our future.
New York: Little, Brown

Eckhardt, Cara (2006), 'Micronutrient malnutrition, obesity and chronic disease in countries undergoing the nutrition transition: potential links and programme/ policy implications'. International Food Policy Research Institute, FCND discussion papers

Erikson, Gary (2004), *Raising the Bar: Integrity and Passion in Life and Business, the Story of Clif Bar Inc*, New York: Jossey-Bass

Fahey, Jed and Alexander, Eleanore (2015), 'Opinion: Current Fruit Breeding Practices: Fruitful or Futile?' www.freshfruitportal.com

Fiolet, Thibault, Srour, Bernard et al. (2018), 'Consumption of ultra-processed foods and cancer risk: results from Nutrinet-Sante prospective cohort'. *British Medical Journal* 360: k322

Fisher, J.O., Wright, G., Herman, A.N. et al. (2015), '"Snacks are not food": low-income, urban mothers' perceptions of feeding snacks to their pre-school children'. *Appetite* 84: 61–7

Food and Agriculture Organisation of the United Nations (2016), 'Table and Dried Grapes: FAO-OIV Focus 2016'. FAO and OIV

Fresco, Louise (2015), *Hamburgers in Paradise: The Stories Behind the Food We Eat*. Princeton: Princeton University Press

Fu, Wenge, Gandhi, Vasant P., Cao, Lijuan, Liu, Hongbo, Zhou, Zhangyue (2012), 'Rising consumption of animal products in China and India: national and global implications'. *China and World Economy*, 88–106

Fulkerson, J.A., Larson, N. et al. (2014), 'A review of associations between family or shared meal frequency and dietary and weight status outcomes across the lifespan'. *Journal of Nutrition Education and Behavior*, 46: 2–19

Furore, Katherine (2012a), 'Front-end merchandising boosts impulse sales'. *Professional Candy Buyer*, September and October 2012

Furore, Katherine (2012b), 'Product placement drives impulse sales', *Professional Candy Buyer*, November and December 2012

Gay, Roxane (2017), *Hunger: A Memoir of (My) Body*. New York: HarperCollins

Goldfield, Hannah (2014), 'The trend is toast', *New Yorker*, 2 May

Guthrie, J.F. (2002), 'Role of food prepared away from home in the American diet, 1977–8 versus 1994–6: changes and consequences'. *Journal of Nutrition Education and Behaviour* 34: 140–50

Haddad, Lawrence, Hawkes, Corinna, Webb, Patrick et al. (2016), 'A new global research agenda for food'. *Nature*, 30 November

Haggblade, S., Duodu, K.G. et al. (2016), 'Emerging early actions to bend the curve in Sub-Saharan Africa's Nutrition Transition'. *Food Nutrition Bulletin*, 37: 219–41

Hahnemann, Trine (2016), *Scandinavian Comfort Food: Embracing the Art of Hygge*. London: Quadrille

Hamilton, Lisa (2014), 'Who owns the world's greatest superfood?' *Harper's Magazine*

Hansen, Henning O. (2013), *Food Economics: Industry and Markets*. Abingdon: Routledge

Harvey, Simon (2017), 'Strong UK performance boosts Arla Foods' figures'. *Just-Food Global News*, 27 August

Hawkes, Corinna (2004), 'The role of foreign direct investment in the nutrition transition'. *Public Health Nutrition* 8: 357–65

Hawkes, Corinna (2006), 'Uneven dietary development: linking the policies and processes of globalization with the nutrition transition, obesity and diet-related chronic diseases'. *Globalization and Health* 2: 4

Hawkes, Corinna (2012), 'Food policies for healthy populations and healthy economies'. *British Medical Journal* 344: 27–9

Hawkes, Corinna, Smith, T.G., Jewell, J. et al. (2015), 'Smart policies for obesity prevention'. *The Lancet* 385: 2410–21

Hawkes, Corinna, Friel, Sharon, Lobstein, Tim and Lang, Tim (2012), 'Linking agricultural policies with obesity and noncommunicable diseases: a new perspective for a globalising world'. *Food Policy* 37: 343–53

Hercules, Olia (2015), *Mamushka: Recipes from Ukraine and Beyond*. London: Mitchell Beazley

Hess, Amanda (2017), 'The hand has its social media moment'. *New York Times*, 11 October

Hess, Julie and Slavin, Joanne (2014), 'Snacking for a cause: nutritional insufficiencies and excesses of U.S. children, a critical review of food consumption patterns and macronutrient and micronutrient intake of U.S. children'. *Nutrients* 6: 4750–9

Hollands, Gareth J., Shemilt, Ian, Marteau, Theresa et al. (2013), 'Altering micro-environments to change population health behaviour: towards and evidence base for choice architecture' *British Medical Council Public Health* 12: 1218

Hong, E. (2016), 'Why some Koreans make $10,000 a month to eat on camera'. https://qz.com/592710/why-some-koreansmake-

10000-a-month-to-eat-on-camera/

Hu, Winnie (2016), 'With food hub, premium produce may reach more New Yorkers' plates'. *New York Times*, 5 September

Imamura, Fumiaki, Micha, Renata, Khatibzadeh, Shahab et al. (2015a), 'Dietary quality among men and women in 187 countries in 1990 and 2010: a systematic assessment'. *Lancet Global Health* 3: e132–42

Imamura, Fumiaki, O'Connor, Laura, Ye, Zheng et al. (2015b), 'Consumption of sugar-sweetened beverages, artificially sweetened beverages and fruit juice and incidence of type 2 diabetes' *British Medical Journal* 351: h3576

Jabs, J. and Devine, C.M. (2006), 'Time scarcity and food choices: an overview'. *Appetite* 47: 196–204

Jacobs, Andrew and Richtel, Matt (2017), 'How big business got Brazil hooked on junk food'. *New York Times*, 16 September

Jacobs, Marc and Scholliers, Peter, eds (2003), *Eating Out in Europe: picnics, gourmet dining and snacks since the late eighteenth century*. London: Berg

Jacobsen, Sven-Erik (2011), 'The situation for quinoa and its production in southern Bolivia: from economic success to environmental disaster'. *Journal of Agronomy and Crop Science*, 22 May

Jahns, Lisa, Siega-Riz, Anna Maria, Popkin, Barry (2001), 'The increasing prevalence of snacking among US children from 1977 to 1996'. *Journal of Pediatrics* 138: 493–8

Jastran, Margaret, Bisogni, Carole et al (2009) 'Eating routines: embedded, value based, modifiable and reflective', *Appetite*, 52:

127–136

Johansen, Signe (2018) *Solo: The Joy of Cooking for One*, London: Bluebird

Kammlade, Sarah and Khoury, Colin (2017), 'Five surprising ways people's diets have changed over the past fifty years'. https://blog.ciat.cgiar.org/five-surprising-ways-peoplesdiets- have-changed-over-the-past-50-years/

Kamp, David (2006), *The United States of Arugula: the Sun Dried, Cold Pressed, Dark Roasted, Extra Virgin Story of the American Food Revolution*. New York: Broadway Books

Kan, Kamhon and Yen, Steven T. (2003), 'A Sample Selection Model with Endogenous Health Knowledge: Egg Consumption in the USA', in Rickertsen, Kyrre and Chern, Wen S. (2003), *Health, Nutrition and Food Demand*. Wallingford: Cabi International

Kant, Ashima and Graubard, Barry I. (2004), 'Eating out in America 1987–2000: trends and nutritional correlates'. *Preventive Medicine* 38, 243–9

Kant, Ashima and Graubard, Barry (2015), '40 Year trends in meal and snack eating behaviors of American adults'. *Journal of the Academy of Nutrition and Dietetics*, 2212–2672

Kateman, Brian, ed. (2017), *The Reducetarian Solution*. New York: Tarcher/Putnam

Kearney, John (2010), 'Food consumption trends and drivers', *Philosophical Transactions of the Royal Society of London B*, 27 September, 365: 2793–2807

Keats, Sharada and Wiggins, Steve (2014), *Future Diets: Implications for Agriculture and Food Prices*. London: Overseas

Development Institute

Kelly, Bridget, Halford, Jason C.G., Boyland, Emma J. et al (2010) 'Television food advertising to children: a global perspective',

Khaleeli, Homa (2016), 'The truth about working for Deliveroo, Uber and the on-demand economy'. *The Guardian*, 15 June

Khoury, Colin (2017), 'How diverse is the global diet?' http://blog. ciat.cgiar.org/how-diverse-is-the-global-diet/

Khoury, Colin, Bjorkman, Anne D. et al. (2014), 'Increasing homogeneity in global food supplies and the implications for food security'. *Proceedings of the National Academy of Sciences of the United States of America* 111: 4001–6

Khoury, Colin, Achicanoy, Harold A. et al. (2016), 'Origins of food crops connects countries worldwide' *Proceedings of the Royal Society B*, vol. 283

Kim, Soowon, Moon, Soojae and Popkin, Barry (2000), 'The nutrition transition in South Korea' *American Journal of Clinical Nutrition* 71: 44–53

Kludt, Amanda and Geneen, Daniel (2018), 'Dan Barber wants to revolutionize the way the world grows vegetables'. Eater. com, 1 March

Konnikova, Maria (2018) *The Confidence Game: The Psychology of the Con and Why We Fall for It Every Time* London: Canongate Books

Krishnan, Supriya, Coogan, Patricia F. et al. (2010), 'Consumption of restaurant foods and incidence of type 2 diabetes in African American women'. *American Journal of Clinical Nutrition* 91: 465–71

Kvidahl, Melissa (2017), 'Market trends: bars'. *Snack Food and Wholesale Bakery* 106: 14–20

Lang, Tim and Mason, Pamela (2017), *Sustainable Diets: How Ecological Nutrition can Transform Consumption and the Food System*. Abingdon and New York: Routledge

Lang, Tim and Millstone, Erik (2008), *The Atlas of Food: Who Eats What, Where and Why*. London: Routledge

Laudan, Rachel (2016) '"A Good Cook": On My Mother's Hundredth Birthday', www.rachellaudan.com, October 12th

Lawrence, Felicity (2004) *Not on the Label: What really goes into the food on your plate*, London: Penguin

La Vecchia, Carlo and Majem, Luis Serra (2015) 'Evaluating trends in global dietary patterns', *The Lancet Global Health*, 3:PE114-PE115

Lawler, Andrew (2016), *How the Chicken Crossed the World: The Story of the Bird that Powers Civilisations*. London: Gerald Duckworth

Lee, H.S., Duffey, K.J. and Popkin, Barry (2012), 'South Korea's entry to the global food economy: shifts in consumption of food between 1998 and 2009'. *Asia Pacific Journal of Clinical Nutrition* 21: 618–29

Lee, Min-June, Popkin, Barry and Kim, Soowon (2002), 'The unique aspects of the nutrition transition in South Korea: the retention of healthful elements in their traditional diet'. *Public Health Nutrition* 5: 197–203

Ley, Sylvia H., Hamdy, Osama et al. (2014), 'Prevention and management of Type 2 diabetes: dietary components and nutritional strategies'. *The Lancet*, 2014: 1999–2007

Levy-Costa, Renata et al. (2005), 'Household food availability in Brazil: distribution and trends (1974–2003). *Rev. Saude Publica* vol. 39

Lloyd, Susan (2014), 'Rose vouchers for fruit and veg – an evaluation report'. City University, London, www.alexandra rose.org.uk

Lopez, Oscar and Jacobs, Andrew (2018) 'In a town with little water, Coca-Cola is everywhere. So it diabetes', *New York Times*, July 14th

Lymbery, Philip with Oakshott, Isabel (2014), *Farmageddon: The True Cost of Cheap Meat*. London: Bloomsbury

McGregor, Renee (2017), *Orthorexia: When Healthy Eating Goes Bad*. London: Nourish Books

Madeley, Julian (1999), *The Egg Market: The Effect of Increasing Processing, New Technologies and Shifting Demand in the USA and Europe*. Uckfield: Nuffield Farming Scholarships Trust

Manjoo, Farhad (2017) 'How Buzzfeed's Tasty Conquered Online Food', *New York Times*, July 27th

Markley, Klare S. (1951), *Soybeans and Soybean Products*. New York: Interscience Publishers

Marmot, Michael and Syme, S.L. (1976) 'Acculturations and coronary heart disease in Japanese-Americans', *American Journal of Epidemiology*, 104: 225–47

Mattes, R.D. (2006), 'Fluid energy – where's the problem?' *Journal of the American Dietetic Association*, 106: 1956–61

Maumbe, Blessing (2012), 'The rise of South Africa's quick service restaurant industry'. *Journal of Agribusiness in Developing and Emerging Economies* 2: 147–66

Mead, Rebecca (2013), 'Just add sugar'. *New Yorker*, 4 November

Meades, Jonathan (2014) *An Encyclopedia of Myself*, London: Fourth Estate

Mellentin, Julian (2018), 'Keeping trend connecting: both Siggi's and Noosa have been successful in the US by leveraging key trends in dairy'. *Dairy Industries International* 83: 14

Mendis, Shanti et al. (2014), 'Global status report on noncommunicable diseases', World Health Organisation

Menzel, Peter and d'Aluiso, Faith (2005). *Hungry Planet: What the World Eats*. New York: Ten Speed Press

Micha, Renata, Khatibzadeh, Shahab, Shi, Peilin et al. (2015), 'Global, regional and national consumption of major food groups in 1990 and 2010: a systematic analysis including 266 country-specific nutrition surveys worldwide'. *British Medical Journal Open*

Micha, Renata, Shulkin, Masha L. et al. (2017), 'Etiologic effects and optimal intakes of foods and nutrients for risk of cardiovascular diseases and diabetes: systematic reviews and meta-analyses from the Nutrition and Chronic Diseases Expert Group (NutriCoDE)'. *Public Library of Science*, 27 April

Mikkila, V., Vepsalainen, H. et al. (2015), 'An international comparison of dietary patterns in 9-11 –year-old children'. *International Journal of Obesity Supplements* 5: S17–S21

Millstone, Erik and Lang, Tim (2008), *The Atlas of Food: Who Eats What, Where and Why*. London: Earthscan, 2nd edn

Mintel (1985), *Crisps, Nuts and Savoury Snacks*. London: Mintel Publications

Monteiro, Carlos (2009), 'Nutrition and health: the issue is not food, nor nutrients, so much as processing'. *Public Health Nutrition* 12: 729–31

Monteiro, C.A., Moubarac, J.-C, Cannon, G., Ng, S.W., Popkin, Barry (2013), 'Ultra-processed products are becoming dominant in the global food system'. *Obesity Reviews* 14: 21–8

Moreira, Pedro A. and Padrao, Patricia D. (2004), 'Educational and economic determinants of food intake in Portuguese adults: a cross-sectional survey'. *BMC Public Health*, 4: 58

Morley, Katie (2016), 'Smoothie craze sees berry sales reach □1bn – overtaking apples and bananas'. *Daily Telegraph*, 23 May

Moss, Michael (2014), *Salt, Sugar, Fat: How the Food Giants Hooked Us*. London: W.H. Allen

Murray, Christopher et al. (2016), 'Global, regional, and national comparative risk assessment of 79 behavioural, environmental and occupational, and metabolic risks or clusters of risks, 1990–2015: a systematic analysis for the Global Burden of Disease Study 2015'. *The Lancet* 388: 1639–724

Nago, Eunice, Lachat, Carl et al. (2010), 'Food, energy and macronutrient contribution of out-of-home foods in schoolgoing adolescents in Cotonou, Benin'. *British Journal of Nutrition* 103: 281–8

Nestle, Marion (2018), *Unsavory Truth: How Food Companies Skew the Science of What We Eat*. New York: Basic Books

Newman, C.L., Howlett, Elizabeth et al. (2014), 'Implications of fast food restaurant concentration for preschool-aged childhood obesity'. *Journal of Business Research* 67: 1573–80

Ng, S.W., Popkin, Barry (2012), 'Time use of physical activity: a shift away from movement across the globe'. *Obesity Reviews* 13: 659–80

Nguyen, Binh and Powell, Lisa (2014), 'The impact of restaurant consumption Among US adults: effects on energy and nutrient intakes'. *Public Health Nutrition* 17: 2445-2452

Nielsen, Samara Joy, Popkin, Barry (2014), 'Changes in beverage intake between 1977 and 2001'. *American Journal of Preventive Medicine* 27: 205–10

Norberg, Johan (2016), *Progress: Ten Reasons to Look Forward to the Future*. London: Oneworld Publications

O'Brien, Charmaine (2013), *The Penguin Food Guide to India*. London: Penguin

Oliver, Brian (2016), 'Welcome to Skyr, the Viking "superfood" waking up Britain'. *Observer*, 27 November

Olson, Parmy (2016), 'Here's how Deliveroo built an army of 5000 drivers in just 3 years'. *Forbes*, 17 February

Orfanos, P. et al. (2007), 'Eating out of home and its correlates in 10 European Countries'. *Public Health and Nutrition* 10: 1515–25

Packer, Robert (2013), 'Pomegranate juice adulteration'. *Food Safety Magazine*, February, online edition

Perelman, Deb (2018), 'Never Cook At Home'. *New York Times*, 25 August

Piernas, Carmen and Popkin, Barry (2009), 'Snacking increased among U.S. adults between 1977 and 2006'. *Journal of Nutrition*

325–32

Piernas, Carmen and Popkin, Barry (2010), 'Trends in snacking among U.S. children'. *Health Affairs*, 29: 398-404

Pomiane, Edouard de (2008), *Cooking in Ten Minutes or, The Adaptation to the Rhythm of Our Time*, trans. Peggie Benton. London: Serif

Popkin, Barry (2001), 'The nutrition transition and obesity in the developing world'. *Journal of Nutrition* 131: 871S–873S

Popkin, Barry (2002), 'The Dynamics of the Dietary Transition in the Developing World', in Caballero, Benjamin and Popkin, Barry (2002), *The Nutrition Transition: Diet and Disease in the Developing World*, 111–28. Amsterdam and London: Academic Press

Popkin, Barry (2009), *The World is Fat: the Fads, Trend, Policies and Products that are Fattening the Human Race*. New York: Avery

Popkin, Barry (2011), 'Contemporary nutrition transition: determinants of diet and its impact on body composition'. *Proceedings of the Nutrition Society* 70: 82–91

Popkin, Barry, Adair, Linda and Ng, Shu Wen (2012), 'Now and then: the global nutrition transition: the pandemic of obesity in developing countries'. *Nutrition Review* 70: 3–21

Popkin, Barry, Fengying, Shufa du, Zhang, Zhai Bing (2010), 'Cohort profile: the China Health and Nutrition Survey – monitoring and understanding socio-economic and health change in China, 1989–2011'. *International Journal of Epidemiology*, 39: 1435–40

Popkin, Barry and Gordon-Larsen, P. (2004), 'The nutrition

transition: worldwide obesity dynamics and their determinants'. *International Journal of Obesity* 28: S2–S9

Popkin, Barry and Hawkes, Corinna (2016), 'Sweetening of the global diet, particularly beverages: patterns, trends and policy responses'. *Lancet Diabetes Endocrinology* 4: 174–86

Popkin, Barry and Nielsen, S.J. (2003), 'The sweetening of the world's diet'. *Obesity Research* 11: 1325–32

Pollan, Michael (2013), *Cooked: A Natural History of Transformation*. New York: Penguin Books

Powell, L.M. and Bao, Y. (2009), 'Food prices, access to food outlets and child weight'. *Economics and Human Biology* 7: 64–72

Puhl, Rebecca and Heuer, Chelsea (2010), 'Obesity stigma: important considerations for public health'. *American Journal of Public Health*. 100: 1019–28

Rajah, Kanes K., ed. (2002), *Fats in Food Technology*. Sheffield: Sheffield Academic Press

Rao, Tejal (2018), 'Seeds only a plant breeder could love, until now'. *New York Times*, 27 February

Roberts, Paul (2008,) *The End of Food*. New York: Houghton, Mifflin Harcourt

Rognvaldardottir, Nanna (2002), *Icelandic Food and Cookery*. New York: Hippocrene Books

Romero, Simon and Shahriari, Sara (2011), 'A food's global success creates a quandary at home'. *New York Times*, 20 March

Richardson, S.A., Goodman, N. et al. (1961), 'Cultural uniformity in reaction to physical disabilities'. *American Sociological Review* 26: 241–7

Rickertsen, Kyrre and Chern, Wen S. (2003), *Health, Nutrition and Food Demand*. Wallingford: Cabi International

Robinson, John and Godbey, Geoffrey (1997), *Time for Life: The Surprising Ways Americans Use their Time*. Philadelphia: Penn State University Press

Saladino, Dan (2017), 'Hunting with the Hadza'. BBC Radio 4 *Food Programme*, first broadcast 2 July

Sax, David (2014), *The Tastemakers: Why We're Crazy for Cupcakes but Fed up with Fondue*. New York: Public Affairs

Schmit, Todd M. and Kaiser, Harry M. (2003), 'The Impact of Dietary Cholesterol Concerns on Consumer Demand for Eggs in the USA', in Rickertsen, Kyrre and Chern, Wen S. (2003), *Health, Nutrition and Food Demand*. Wallingford: Cabi International

Schwartz, Barry (2004), *The Paradox of Choice: Why Less is More*. New York: Harper Perennial

Seccia, Antonio, Santeramo, Fabio G. and Nardone, Gianluca (2015), 'Trade competitiveness in table grapes: a global view' *Outlook on Agriculture* 44: 127–34

Severson, Kim (2016), 'The dark (and often dubious) art of forecasting food trends'. *New York Times*, 27 December

Simpson, Stephen J. and Raubenheimer, David (2012) *The Nature of Nutrition: A Unifying Framework from Animal Adaptation to Human Obesity*, Princeton: Princeton University Press

Smil, Vaclav (2002), 'Food Production', in Caballero and Popkin, *The Nutrition Transition*

Smith, Andrew (2009), *Eating History: Thirty Turning Points in the*

Making of American Cuisine. New York: Columbia University Press

Smith, L.P., Ng, S.W. and Popkin, B.M. (2013), 'Trends in U.S. home food preparation and consumption. Analysis of national nutrition surveys and time use studies from 1965–6 to 2007–8'. *Nutrition Journal* 12: 45

Sole-Smith, Virginia (2018). *The Eating Instinct: Food Culture, Body Image and Guilt in America*. NewYork: Henry Holt and Co.

Soskin, Anthony B. (1988), *Non-traditional Agriculture and Economic Development: The Brazilian Soybean Expansion 1962–1982*, Westport, Connecticut: Praeger

Spector, Tim (2017), 'I spent three days as a hunter-gatherer to see if it would improve my gut health'. www.theconveersation. com, 30 June

Steel, Carolyn (2013), *Hungry City: How Food Shapes Our Lives* (reissue). London: Vintage

Tandoh, Ruby (2018), *Eat Up: Food, Appetite and Eating What you Want*. London: Serpent's Tail

Thornhill, Ted (2014), 'Crumbs, would you pay □2.40 for a slice of TOAST? New "artisanal toast bars" springing up in San Francisco selling posh grilled bread'. *Daily Mail*, 25 January

Tomiyama, A. Janet (2014), 'Weight stigma is stressful: a review of evidence for the cyclic obesity/weight-based stigma model'. *Appetite* 82: 8–15

Townsend, N. (2015), 'Shorter lunch breaks lead secondaryschool students to make less healthy dietary choices: multilevel analysis of cross-sectional national survey data'. *Public Health Nutrition*

18: 1626–34

Trentmann, Frank (2016), *Empire of Things: How We Became a World of Consumers, from the Fifteenth Century to the Twenty First*. London: Penguin

Tshukudu, Mpho and Trapido, Anna (2016), *Eat Ting: Lose weight. Gain health. Find yourself.* Cape Town: Quivertree Publications

Van Dam, Rob M. and Hunter, David (2012), 'Biochemical Indicators of Dietary Intake', in Willett, Walter (ed.), *Nutritional Epidemiology*. Oxford: Oxford Scholarship Online

Van den Bos, Lianne (2015), 'The war of "origin" yoghurts'. *Food Magazine*

Verhoeven, Aukje A.C., Adriaanse, Marieke A., de Vet, Emely et al. (2014), 'It's my party and I eat if I want to: reasons for unhealthy snacking'. *Appetite* 84: 20–7

Vorster, Hester H., Kruger, Annamarie et al. (2011), 'The nutrition transition in Africa: can it be steered in a more positive direction?' *Nutrients* 3: 429–41

Walvin, James (2018), *Sugar: The World Corrupted, from Obesity to Slavery*. New York: Pegasus

Wang, Dantong, van der Horst, Klazine et al. (2018), 'Snacking patterns in children: a comparison between Australia, China, Mexico and the U.S.'. *Nutrients* 10: 198

Wang, Dong D., Leung, Cindy et al. (2014), 'Trends in dietary quality among adults in the United States 1999 through 2010'. *JAMA International Medicine* 174: 1587–95

Wang, Zhihong, Zhai, Fengying, Zhang, Bing and Popkin, Barry (2012), 'Trends in Chinese snacking behaviors and patterns and the social-demographic role between 1991 and 2009'. *Asia Pacific Journal of Clinical Nutrition*, 21: 253–62

Warde, Alan (2016), *The Practice of Eating*. Cambridge: Polity

Warde, Alan and Martens, Lydia (2009), *Eating Out: Social Differentiation, Consumption and Pleasure*. Cambridge: Cambridge University Press

Warde, Alan and Yates, Luke (2015), 'The evolving content of meals in Great Britain: results of a survey in 2012 in comparison with the 1950s'. *Appetite* 84: 299–308

Warde, Alan and Yates, Luke (2016), 'Understanding eating events: snacks and meal patterns in Great Britain'. *Food, Culture & Society*, 1–22

Warren, Geoffrey (1958), *The Foods We Eat*, London: Cassell

Watt, Abigail (2015), 'India's confectionery market to grow 71% in 4 years'. *Candy Industry* 180(3): 12–13

Whitney, Alyse (2017), 'Honeynut Squash is a tiny squash with a big history'. *Bon Appetit*, 30 November

Whittle, Natalie (2016), 'The fight against food fraud' *Financial Times*, 24 March

Widdecombe, Lizzie (2014), 'The End of Food'. *The New Yorker*, 5 May

Wiggins, Steve and Keats, Sharada (2015), *The Rising Cost of a Healthy Diet: Changing Relative Prices of Foods in High-income and Emerging Economies*, London: Overseas Development Institute

Willett, Walter (2013), *Nutritional Epidemiology*. 3rd edn, New York, Oxford: Oxford University Press

Wilson, Bee (2008), *Swindled: From Poison Sweets to Counterfeit Coffee*. London: John Murray

Wilson, Bee (2018), 'Yes, bacon really is killing us'. *Guardian*, 1 March

Winson, Anthony (2013), *The Industrial Diet: The Degradation of Food and the Struggle for Healthy Eating*. Vancouver and Toronto: UBC Press

Wolf, A., Bray, G.A. and Popkin, B.M. (2008), 'A short history of beverages and how our body treats them'. *Obesity Reviews* 9: 151–64

Yano, K., Blackwelder, W.C. et al. (1979), 'Childhood cultural experience and the incidence of coronary heart disease in Hawaii Japanese men'. *American Journal of Epidemiology*, 109: 440–50

Yajnik, C.S. (2018), 'Confessions of a thin-fat Indian'. *European Journal of Clinical Nutrition* 72: 469–73

Yajnik, C.S. and Yudkin, John S. (2004), 'The Y-Y paradox'. *The Lancet* 363 (9403): 163

Yajnik, C.S., Fall, C.H.D., Coyaji, K.A. (2003), 'Neonatal anthropometry: the thin-fat Indian baby. The Pune Maternal Nutrition Study'. *International Journal of Obesity*, 27, 173–80

Yoon, Eddie (2017), 'The Grocery Industry Confronts a New Problem: Only 10% of Americans Love Cooking'. *Harvard Business Review*, 27 September

Zaraska, Marta (2016), *Meathooked: The History and Science of Our 2.5-Million-Year Obsession with Meat*. New York: Basic Books

Zaraska, Marta (2017), 'Bitter truth: how we're making fruit and veg less healthy'. *New Scientist*, 2 September

Zhai,F.Y. Du, S.F. et al. (2014), 'Dynamics of the Chinese diet and the role of urbanicity, 1991–2011' *Obesity Reviews* 1: 16–26

Zhou, Yijing, Du, Shufa et al. (2015), 'The food retails revolution in China and its association with diet and health'. *Food Policy* 55: 92–100

Zupan, Z., Evans, A., Couturier, D.-L., and Marteau, Theresa (2017), 'Wine glass size in England from 1700 to 2017: a measure of our time'. *British Medical Journal*, 359

注釋

序論　採集與狩獵

1　Fahey and Alexander (2015); Zaraska (2017).

2　Food and Agriculture Organisation of the United Nations (2016); Seccia et al. (2015).

3　https://www.thelancet.com/pdfs/journals/lancet/PIIS0140-6736(17)32366-8.pdf, accessed September 2018.

4　Micha et al. (2015).

5　Lang and Mason (2017).

6　Cited in https://www.thelancet.com/journals/lanpub/article/PIIS2468-2667(18)30021-5/fulltext

7　https://www.thelancet.com/journals/lanpub/article/PIIS2468-2667(18)30021-5/fulltext; Jacobs and Richtel (2017).

8　Cardello (2009); Jacobs and Richtel (2017).

9　Cardello (2009).

10　https://www.theguardian.com/society/2018/may/24/themediterranean-diet-is-gone-regions-children-are-fattest-in-europe,accessed May 2018.

11　Konnikova (2018).

12　https://www.thelancet.com/pdfs/journals/lancet/PIIS0140-6736(17)32366-8.pdf

13 Simpson and Raubenheimer (2012).

第一章　飲食文化變遷

1 Caballero and Popkin (2002).

2 https://www.nytimes.com/2017/01/21/opinion/sunday/why-2017-may-be-the-best-year-ever.html?_r=0, accessed September 2017.

3 Norberg (2016).

4 Smil (2002).

5 Norberg (2016).

6 http://www.telegraph.co.uk/news/uknews/1526403/Overweightpeople-now-outnumber-the-hungry.html, accessed October 2017

7 Haddad, Hawkes et al. (2016); Micha et al. (2015).

8 Ley et al. (2016); Imamura et al. (2015b); Popkin (2010).

9 Imamura et al. (2015a).

10 Micha and Mazaffarian 2010.

11 Willett (2013); Van Dam and Hunter (2012); Imamura et al. (2015a).

12 Micha et al. (2015); Imamura et al. (2015a).

13 Micha (2015).

14 La Vecchia and Majem (2015).

15 https://qz.com/473598/west-africans-have-some-of-the-healthiestdiets-in-the-world/, accessed August 2018.

16 Vorster et al. (2011).

17 Tshukudu and Trapido (2016); Haggblade et al. (2016).

18 Tshukudu and Trapido (2016).

19 Haggblade (2016).

20 Popkin (2009).

21 Popkin (2009).

22 Popkin (2001); Popkin (2002); Popkin (2011); Popkin (2012).

23 https://ciat.cgiar.org/the-changing-global-diet/about/, accessed August 2018; Khoury, Bjorkman et al. (2014).

24 https://ciat.cgiar.org/the-changing-global-diet/about/, accessed August 2018.

25 Khoury et al. (2016).

26 https://ciat.cgiar.org/the-changing-global-diet/about/, accessed August 2018.

27 'Hunting with the Hadza', BBC Radio 4 The Food Programme, broadcast 3 July 2017.

28 http://www.fao.org/biodiversity/components/plants/en/, accessed July 2018.

29 https://ciat.cgiar.org/the-changing-global-diet/country-exploration/, accessed August 2018.

30 Mikkila et al. (2015).

31 Mikkila et al. (2015).

32 Khoury et al. (2016).

33 https://grapevine.is/mag/articles/2013/12/02/the-mythical-bananakingdom-of-iceland/, accessed May 2017; http://www.atlasobscura.com/articles/bananas-in-iceland, accessed May 2017.

34 http://old.qi.com/talk/viewtopic.php?t=33214&start=0&sid=7c4 0f7412386dffcc75c72aa66bee5d6, accessed May 2017.

35 https://grapevine.is/mag/articles/2013/12/02/the-mythical-

bananakingdom-of-iceland/, accessed May 2017.

36 http://www.fao.org/3/a-i7409e.pdf, accessed August 2018.

37 Dunn (2017).

38 Dunn (2017).

39 Lawrence (2004).

40 Rögnvaldardóttir (2002).

41 Rögnvaldardóttir (2002).

42 Lawrence (2004); Walvin (2018).

43 Roberts (2008).

44 Lawrence (2004); Roberts (2008).

45 Walvin (2008); Lang and Mason (2017).

46 Hawkes (2006).

47 https://ciat.cgiar.org/the-changing-global-diet/country-exploration/, accessed July 2018.

48 Hawkes (2006).

49 Hawkes (2006).

50 Lopez and Jacobs (2018); Hawkes (2006); Eckhardt et al. (2006).

51 Doak et al. (2005).

52 Bagni et al. (2011).

53 https://www.nytimes.com/1998/05/26/business/putting-africacoke-s-map-pushing-soft-drinks-continent-that-has-seen-hard-hard.html, accessed July 2018.

54 Jacobs and Richtel (2017).

55 https://www.nestle.com/csv/case-studies/allcasestudies/door-to-doorsalesoffortifiedproducts,brazil, accessed April 2018; Jacobs and Richtel (2017).

56 Popkin (2009); Kelly et al. (2010).

57 Popkin (2002); Wang et al. (2014).

58 Kim, Moon and Popkin (2000).

59 Lee, Popkin and Kim (2002).

60 Lee, Popkin and Kim (2002).

61 Lee, Popkin and Kim (2002).

62 Kim, Moon and Popkin (2000).

63 Popkin (2009): Kim, Moon and Popkin (2000).

64 Lee, Duffey and Popkin (2012).

65 Wiggins and Keats (2015).

66 Keats and Wiggins (2014).

67 Hahnemann (2016).

68 Keats and Wiggins (2014).

第二章　飲食需求落差

1 http://psychologyofeating.com/ancestral-eating/, accessed April 2018.

2 Popkin, Adair and Ng (2012).

3 Fresco (2016).

4 Yajnik (2018).

5 Yajnik (2018).

6 Yajnik et al. (2003).

7 Yajnik (2018).

8 Yajnik (2018).

9 Yajnik and Yudkin (2004).

10 Yajnik and Yudkin (2004).

11 https://www.economist.com/news/briefing/21734382-multinationalbusinesses-relying-indian-consumers-face-

disappointment-indiasmissing-middle, accessed April 2018; Popkin, Adair and Ng (2012).

12 https://video.vice.com/bg/video/the-new-face-of-diabetes/57fbfd 04117c9766b44ad74b, accessed May 2018.

13 Popkin (2009); Wolf, Bray and Popkin (2008); Popkin and Hawkes (2016).

14 Popkin (2009); https://www.ft.com/content/c4bc7f92-0791-11e6-9b51-0fb5e65703ce, accessed April 2018.

15 Popkin (2009).

16 http://www.euromonitor.com/soft-drinks-in-latin-america-keeping-aglobal-bright-spot-bright/report, accessed July 2018.

17 Wolf, Bray and Popkin (2008).

18 Wolf, Bray and Popkin (2008).

19 Wolf, Bray and Popkin (2008); Mattes (2006).

20 Wolf, Bray and Popkin (2008).

21 Mattes (2006).

22 Mattes (2006).

23 https://www.independent.co.uk/life-style/food-and-drink/news/starbucks-new-frappuccinos-contain-as-much-sugar-as-a-litre-ofcoke-10310044.html, accessed June 2018.

24 Richardson et al. (1961).

25 Cahnman (1968).

26 Brewis et al. (2011); Tomiyama (2014).

27 Anonymous (2017).

28 Puhl and Heuer (2010).

29 Tomiyama (2014); Brewis et al. (2014).

30 Puhl and Heuer (2010).

31 Brewis (2014).

32 www.uconnruddcenter.org, accessed May 2018.

33 Cahnman (1968).

第三章　吃下肚的經濟

1 De Vries et al. (2016).

2 https://ciat.cgiar.org/the-changing-global-diet/, accessed August 2018.

3 Levy-Costa et al. (2005).

4 https://ciat.cgiar.org/the-changing-global-diet/, accessed August 2018.

5 Hawkes (2006).

6 Markley (1951).

7 Hawkes (2006).

8 https://www.bbc.com/news/business-42390058, accessed July 2018.

9 Menzel and D'Aluiso (2005).

10 Hawkes (2004); Hawkes (2006).

11 Hawkes (2006).

12 Hawkes (2006).

13 Monteiro (2009); http://archive.wphna.org/wp-content/uploads/2016/01/WN-2016-7-1-3-28-38-Monteiro-Cannon-Levy-et-al-NOVA.pdf, accessed July 2018.

14 Fiolet et al. (2018).

15 Fiolet et al. (2018).

16 Monteiro, Moubarac et al. (2013); Walvin (2018).

17 http://archive.wphna.org/wp-content/uploads/2016/01/WN-

2016-7-1-3-28-38-Monteiro-Cannon-Levy-et-al-NOVA.pdf, accessed July 2018.

18 https://www.theguardian.com/science/2018/feb/02/ultra-processedproducts-now-half-of-all-uk-family-food-purchases, accessed July 2018.

19 Morley (2016).

20 Burnett (1983).

21 Burnett (1983); http://www.bbc.co.uk/news/magazine-17353707, accessed November 2017.

22 https://ciat.cgiar.org/the-changing-global-diet/, accessed August 2018.

23 Burnett (1983).

24 FAO.org, accessed November 2017.

25 Millstone and Lang (2008).

26 http://www.latimes.com/food/sns-dailymeal-1859223-cook-bread-snot-bad-you-it-s-flour-20171127-story.html, accessed November 2017.

27 Lang and Mason (2017).

28 Hansen (2013).

29 Clements and Chen (2009).

30 Clements and Chen (2009).

31 Clements and Chen (2009); USDA Economic Research Service, based on data from Euromonitor; https://www.ers.usda.gov/data-products/ag-and-food-statistics-charting-the-essentials/food-prices-andspending/,accessed June 2018.

32 USDA Economic Research Service, based on data from Euromonitor.

33 Hansen (2013); Wiggins and Keats (2015).

34 Hansen (2013).

35 Kearney (2010); https://www.cancerresearchuk.org/2015/10/26/ processed-meat-and-cancer-what-you-need-to-know-1, accessed July 2018; Coudray (2017); Wilson (2018).

36 https://antoinelewis.com/, accessed August 2018.

37 Fu et al. (2012); Zaraska (2016).

38 Fu et al. (2012); Zaraska (2016).

39 O'Brien (2013).

40 Hansen (2013); Lawler (2016).

41 Hansen (2013).

42 http://www.independent.co.uk/life-style/food-and-drink/kfc-doubledown-burger-uk-launch-chicken-bacon-burger-taste-review-a7991121.html, accessed November 2017.

43 Lymbery and Oakeshott (2014).

44 Lang and Mason (2017).

45 Lang and Mason (2017).

46 https://gardenandgun.com/articles/leah-chase-queen-creole-cuisine/,accessed July 2018.

47 https://www.washingtonpost.com/lifestyle/food/im-a-fan-ofmichael-pollan-but-on-one-food-policy-argument-hes-wrong/2017/12/04/c71881ca-d6cd-11e7-b62d-d9345ced896d_story.html?utm_term=.1a16a77fcd0a, accessed August 2018.

48 Wiggins and Keats (2015).

49 Wiggins and Keats (2015).

50 Cowen (2012).

51 Bloodworth (2018).

52　Powell and Bao (2009).

53　Wiggins and Keats (2015).

54　Wilson (2008).

第四章　沒時間吃飯

1　Marmot and Syme (1976).

2　Quoted in Yano et al. (1979).

3　Jastran et al. (2009).

4　Trentmann (2016); https://stats.oecd.org/Index.aspx?DataSetCode=ANHRS, accessed April 2017.

5　Trentmann (2016).

6　Email correspondence between Frank Trentmann and the author, April 2017.

7　Carroll (2013).

8　https://www.h5.scb.se/tus/tus/, accessed May 2017.

9　Brannen et al. (2013).

10　Brannen et al. (2013).

11　http://metro.co.uk/2013/01/01/fat-nhs-doctors-setting-badexample-in-poorly-developed-obesity-services-3333903/

12　Bonnell et al. (2017).

13　Bonnell et al. (2017).

14　Townsend (2015).

15　Child (1832).

16　Robinson and Godbey (1997).

17　http://www.bbc.co.uk/news/av/business-28139586/india-tacklesfood-waste-problem, accessed May 2018.

18　Becker (1965).

19 Becker (1965).

20 Becker (1965).

21 Trentmann (2016).

22 Jabs and Devine (2006).

23 Becker (1965).

24 Pomiane (2008).

25 Kant and Graubard (2015).

26 Watt (2015).

27 http://www.business-standard.com/article/specials/funds-drop-statesecurities-from-portfolio-199101501061_1.html, accessed February 2017.

28 Zhai et al. (2014).

29 Wang et al. (2018).

30 Popkin (2009).

31 Hawkes (2006).

32 Hawkes (2006).

33 Fisher et al. (2015).

34 Hess and Slavin (2014).

35 https://workinprogress.oowsection.org/2017/11/14/to-understandhow-families-eat-consider-what-food-means-to-parents/

36 Datamonitor (2015); Mintel (1985).

37 http://www.hartman-group.com/hartbeat/638/as-snackification-infood-culture-becomes-more-routine-traditional-mealtimes-getredefined, accessed June 2017.

38 Choi et al. (2008).

39 https://www.washingtonpost.com/politics/more-americans-

livingalone-census-says/2014/09/28/67e1d02e-473a-11e4-b72e-d60a9229cc10_story.html?utm_term=.8d3a1f5216bf, accessed December 2017.

40　Hong (2016).

41　Basu (2016).

42　Manjoo (2017).

43　Hess (2017).

44　Hess (2017).

45　Johansen (2018).

46　Fulkerson et al. (2014).

47　https://www.theguardian.com/technology/2016/dec/22/why-timemanagement-is-ruining-our-lives, accessed August 2018.

第五章　可改變的食客

1　https://www.bonappetit.com/recipe/tuscan-kale-chips, accessed April 2018; Abend (2013); https://www.tastecooking.com/10thanniversary-kale-salad-know/, accessed April 2018.

2　Kamp (2006).

3　'Get ready for some serious food envy: The 20 most Instagrammed meals from around the world', Daily Mail, 15 May 2016.

4　Saffron Alexander, 'Cloud Eggs: Instagram's favourite new food fad', Daily Telegraph, 8 May 2017.

5　https://www.buzzfeed.com/jesseszewczyk/its-official-hipsters-havetaken-rainbow-food-too-fucking?utm_term=.cndMEW5BD2#.ogQJ3Q2WMr, accessed December 2017.

6　Oliver (2016).

7　Harvey (2017).

8   https://www.forbes.com/sites/phillempert/2016/06/16/food-trendsvs-food-fads/#c0a619036550, accessed October 2017.

9   Sax (2014).

10 Van den Bos (2015).

11 Van den Bos (2015).

12 Van den Bos (2015); Mellentin (2018).

13 Mead (2013).

14 https://www.sbs.com.au/food/article/2018/02/23/why-african-foodnext-big-thing, accessed July 2018.

15 'Now Comes Quinoa', *New York Times*, 7 March 1954.

16 Jacobsen (2011).

17 https://www.theguardian.com/environment/2013/jan/25/quinoagood-evil-complicated, accessed October 2017.

18 Hamilton (2014).

19 https://1flank.wordpress.com/2016/07/08/avacados-and-themexican-drug-cartels/, accessed October 2017; https://www.voanews.com/a/mexico-deforestation-avocados/3574039.html

20 https://www.theguardian.com/cities/2017/may/18/avocado-policetancitaro-mexico-law-drug-cartels, accessed October 2017; https://1flank.wordpress.com/2016/07/08/avacados-and-the-mexican-drugcartels/,accessed October 2017.

21 https://www.gov.uk/government/uploads/system/uploads/attachment_data/file/350726/elliot-review-final-report-july2014.pdf, accessed October 2017; Whittle (2016).

22 https://www.foodsafetymagazine.com/signature-series/pomegranatejuice-adulteration/, accessed October 2017.

23 Packer (2013).

24 https://www.foodbev.com/news/global-coconut-water-marketforecast-for-growth-of-over-25/, accessed October 2017.

25 https://www.theguardian.com/lifeandstyle/2017/jul/09/coconut-oildebunked-health-benefits-big-fat-lie-superfood-saturated-fats-lard, accessed October 2017.

26 Nestle (2018).

第六章　不用煮晚餐了

1 Popkin (2010).

2 https://www.theguardian.com/business/2017/feb/16/britonsspending-more-on-food-and-leisure-than-booze-smoking-and-drugs, accessed August 2018.

3 Maumbe (2012); Nago et al. (2010).

4 Menzel and d'Aluisio (2005).

5 Popkin (2009).

6 Burnett (2004); Jacobs and Scholliers (2003).

7 Burnett (2004).

8 Lang and Millstone (2008).

9 https://www.revolvy.com/main/index.php?s=Wing%20Yip&item_type=topic, accessed December 2017; Burnett (2004).

10 Millstone and Lang (2008).

11 Warde and Martens (2009).

12 Lang and Mason (2017).

13 Guthrie (2002).

14 Orfanos et al. (2007).

15 http://foodfoundation.org.uk/wp-content/uploads/2016/11/FFVeg-Doc-V5.pdf, accessed December 2017.

16 Krishnan et al. (2010).

17 Bahadoran et al. (2015); Powell et al. (2012).

18 Krishnan et al. (2010).

19 Newman, Howlett and Burton (2014).

20 Currie et al. (2010).

21 https://www.theguardian.com/business/2017/sep/24/deliveroovaluation-hits-2bn-after-food-delivery-firm-raises-new-funds, accessed December 2017; https://www.forbes.com/sites/parmyolson/2016/02/17/deliveroo-army-5000-drivers-3-years/#5384960d20bd, accessed December 2017

22 https://www.statista.com/statistics/259168/pizza-deliveryconsumer-spending-in-the-us/; Dunn (2018).

23 Dunn (2018).

24 Khaleeli (2016).

25 Cuadra (2006); http://www.bl.uk/learning/resources/foodstories/index.html, accessed December 2017.

26 Tandoh (2018); Lang and Mason (2017).

27 Sole-Smith (2018).

28 Zhou et al. (2015); https://yourbusiness.azcentral.com/profit-marginsupermarket-17711.html, accessed August 2018.

29 Meades (2014).

30 Bowlby (2000).

31 Bowlby (2000).

32 Bowlby (2000).

33 Demmler et al. (2018).

34 'Eataly World and the Future of Food', Gastropodcast, 10 October 2017.

35 David (2010).

36 https://www.lrb.co.uk/v40/n13/john-lanchester/after-the-fall, accessed August 2018.

37 https://cambridgefoodhub.org/impacts/good-food-for-all/, accessed December 2017.

38 Biggs (2013).

39 https://www.trusselltrust.org/2017/11/07/foodbank-demand-soarsacross-uk/, accessed December 2017.

40 https://civileats.com/2016/08/15/why-this-food-bank-is-turningaway-junk-food/, accessed August 2018.

41 Hu (2016).

42 Hu (2016).

第七章　飲食法百百種

1 Schwartz (2004).

2 https://longreads.com/2018/02/13/hierarchy-of-needs/, accessed April 2018.

3 http://www.businessinsider.com/trader-joes-where-less-is-more-2011-5?IR=T, accessed April 2018; https://www.ft.com/content/be5e8d52-7ec6-11e4-b83e-00144feabdc0, accessed April 2018.

4 https://www.ft.com/content/7df72c04-491a-11e6-8d68-72e9211e86ab, accessed August 2018.

5 https://www.beyondceliac.org/research-news/View-Research-News/1394/postid--81377/, accessed August 2018; Clifton et al. (2015).

6 https://www.statista.com/statistics/612166/us-food-releated-dietaryrestrictions-

searches/, accessed June 2018.

7　http://www.newhope.com/food/veganism-rise-among-healthconscious-consumers, accessed June 2018; https://www.theguardian.com/lifeandstyle/2018/apr/01/vegans-are-coming-millennialshealth-climate-change-animal-welfare, accessed September 2018.

8　Kateman (2017).

9　https://www.thevegetarianbutcher.com/products, accessed November 2017; http://uk.businessinsider.com/what-the-impossible-burgertastes-like-2016-7, accessed August 2018.

10　McGregor (2017).

11　McGregor (2017).

12　Erikson (2004); Mintel data cited in email to author from Melissa Kvidahl.

13　De Crescenzo (2017).

14　Quoted in Kvidahl (2017).

15　Erikson (2004).

16　https://www.theguardian.com/lifeandstyle/2017/sep/04/siliconvalley-ceo-fasting-trend-diet-is-it-safe, accessed September 2018.

17　https://queal.com/soylent-eater-survey-results/, accessed June 2018;https://www.npr.org/sections/thesalt/2015/08/31/427735692/arewomen-better-tasters-than-men, accessed August 2017.

18　Widdecombe (2014).

第八章　自煮風尚回歸

1　Perelman (2018).

2 Ferdman (2015); Pollan (2013).
3 Pollan (2013).
4 Conversation with author, 1 November 2017; Yoon (2017).
5 Conversation with author, 1 November 2017; Yoon (2017).
6 Pollan (2013).
7 Martin (2017).
8 https://www.telegraph.co.uk/culture/tvandradio/6709518/ Delia-Effect-strikes-again.html, accessed August 2018; https:// www.theguardian.com/lifeandstyle/2014/oct/03/siam-smiles-manchesterrestaurant-review-marina-oloughlin, accessed August 2018.
9 Kowitt (2015).
10 https://www.buzzfeed.com/carolineodonovan/the-not-sowholesome-reality-behind-the-making-of-your-meal?utm_term=.mjYOqRKla#.etQDGWN9g, accessed November 2017; Orlando (2017).
11 Short (2006).
12 https://www.theguardian.com/lifeandstyle/2016/jan/12/ potatognocchi-recipe-rachel-roddy, accessed November 2017.
13 Laudan (2016).
14 Laudan (2016).
15 https://www.telegraph.co.uk/news/politics/11279839/Poor-goinghungry-because-they-cant-cook-says-Tory-peer.html, accessed August 2018.
16 Smith et al. (2013); Adams and White (2015).
17 https://www.theguardian.com/commentisfree/2017/feb/23/ austerity-britain-10-portions-fruit-and-veg, accessed June 2018.

18 Desai (2015).

19 Aribisala (2016).

20 Aribisala (2017).

21 https://www.washingtonpost.com/news/wonk/wp/2015/06/04/ what-gay-couples-get-about-relationships-that-straight-couples-oftendont/?utm_term=.24d60b53ddc1, accessed May 2018.

22 Ascione (2014).

第九章　跨越飲食失調，抵達甜美草場

1 http://www.ifpri.org/news-release/global-hunger-index-2015-factsheet,accessed August 2018; http://www.who.int/ mediacentre/news/releases/2017/world-hunger-report/en/, accessed April 2018.

2 Barber (2014).

3 Popkin (2009).

4 https://www.theguardian.com/commentisfree/2018/may/11/ cutting- out-chocolate-obesity-obesogenic-environment, accessed August 2018.

5 https://www.nytimes.com/2012/05/31/nyregion/bloomberg-plansa-ban-on-large-sugared-drinks.html, accessed August 2018; https://www.usnews.com/opinion/blogs/peter-roff/2013/03/12/ bloombergsoda-ban-fail-a-victory-for-personal-freedom, accessed August 2018.

6 Cooper (2000); https://www.city.ac.uk/news/2016/november/ researchers-call-for-urgent-shift-in-food-research-to-address-worldsrising-nutrition-crisis, accessed May 2018.

7 Caro et al. (2017).

8 Jacobs (2018).

9 Jacobs (2018).

10 Hawkes et al. (2015).

11 Bodzin (2014).

12 https://www.rand.org/blog/2018/03/fighting-obesity-why-chileshould-continue-placing-stop.html, accessed September 2018; Jacobs(2018).

13 Jacobs (2018).

14 Popkin and Hawkes (2016).

15 Colchero et al. (2017).

16 https://www.theguardian.com/news/2015/nov/03/obese-soda-sugartax-mexico, accessed August 2018.

17 https://www.behaviourchangebydesign.iph.cam.ac.uk/, accessed September 2018.

18 Hollands et al. (2013); Zupan et al. (2017).

19 https://www.thelunchtray.com/houston-isd-8-million-contract-fordominos-smart-slice-pizza-betti-wiggins/, accessed August 2018.

20 https://www.flavourschool.org.uk/, accessed August 2018.

21 'Time to Get Tough', Amsterdam,nl/zoblijvenwijgezond, December 2017.

22 'Healthy Weight Programme, Amsterdam: Urban Snapshot'. NYC food policy newsletter, 25 July 2017.

23 Boseley (2017).

24 Boseley (2017).

25 'Time to Get Tough', Amsterdam,nl/zoblijvenwijgezond, December 2017.

26 Boseley (2017); http://www.obesityactionscotland.org/ internationallearning/amsterdam/amsterdams-jump-in-programme/, accessed September 2018.

27 'Time to Get Tough', Amsterdam,nl/zoblijvenwijgezond, December 2017; 'Amsterdam children are getting healthier', City of Amsterdam, April 2017; 'Review 2012–2017, Amsterdam Healthy Weight Programme'.

28 Warren (1958).

29 https://foodfoundation.org.uk/wp-content/uploads/2016/11/ FFVeg-Doc-V5.pdf, accessed June 2018.

30 https://foodfoundation.org.uk/wp-content/uploads/2016/11/ FFVeg-Doc-V5.pdf, accessed June 2018.

31 https://foodfoundation.org.uk/wp-content/uploads/2016/11/ FFVeg-Doc-V5.pdf, accessed September 2018.

32 https://www.theatlantic.com/health/archive/2012/04/the-healthybodegas-initiative-bringing-good-food-to-the-desert/255061/,accessed September 2018.

33 Lloyd (2014).

34 Whitney (2017).

35 Whitney (2017).

36 Kludt and Geneen (2018).

37 Rao (2018).

38 Kludt and Geneen (2018).

39 https://www.huffingtonpost.co.uk/entry/white-people-food_ us_5b75c270e4b0df9b093dadbb, accessed August 2018.

40 @dmozaffarian, 23 August 2018.

41 https://nutrition.tufts.edu/sites/default/files/documents/FIM%20

Infographic-Web.pdf, accessed August 2018.

42 Hawkes et al. (2015).

後記　改善飲食的 13 個友善建議

1   https://www.theguardian.com/lifeandstyle/2016/apr/25/
    problemportions-eating-too-much-food-control-cutting-down,
    accessed May 2018.

2   Zupan et al. (2017).

3   https://www.theguardian.com/science/2018/feb/02/ultra-
    processedproducts-now-half-of-all-uk-family-food-purchases,
    accessed May 2018.

4   Shukla, Alpana P., Andono, Jeselin et al. (2017), 'Carbohydrate-
    last meal pattern lowers postprandial glucose and insulin
    excursions in type 2 diabetes'. *BMJ Open Diabetes Research
    Care* 2017: 1–5

吃的抉擇：翻轉全球化飲食浪潮，從個人生活打造純淨健康、在地美味的聰明擇食指南

原書名：飲食大未來：全球飲食劇烈變遷的年代，給置身豐盛時代卻無比徬徨者的最佳飲食健康指南

THE WAY WE EAT NOW: How the Food Revolution Has Transformed Our Lives, Our Bodies, and Our World

作　　者／碧．威爾森（Bee Wilson）
譯　　者／陳厚任
責任編輯／王瀅晴
封面設計／李岱玲
內頁排版／張靜怡

發 行 人／許彩雪
總 編 輯／林志恆
出 版 者／常常生活文創股份有限公司
地　　址／台北市 106 大安區信義路二段 130 號

讀者服務專線／(02) 2325-2332
讀者服務傳真／(02) 2325-2252
讀者服務信箱／goodfood@taster.com.tw

法律顧問／浩宇法律事務所
總 經 銷／大和圖書有限公司
電　　話／(02) 8990-2588（代表號）
傳　　真／(02) 2290-1628

製版印刷／龍岡數位文化股份有限公司
初版一刷／2023 年 6 月
定　　價／新台幣 480 元
I S B N／978-626-7286-07-4

國家圖書館出版品預行編目 (CIP) 資料

吃的抉擇：翻轉全球化飲食浪潮, 從個人
生活打造純淨健康、在地美味的聰明擇
食指南 / 碧 . 威爾森 (Bee Wilson) 作 . --
初版 . -- 臺北市：常常生活文創股份有限
公司 , 2023.06
　　面；　公分 .
　譯自：The way we eat now : how the
　food revolution has
　transformed our lives, our
　bodies, and our world.

　ISBN 978-626-7286-07-4(平裝)

1.CST: 健康飲食 2.CST: 食物

411.3　　　　　　　　　　112009154

FB|常常好食　網站|食醫行市集